郭霭春中医经典白话解系列

伤寒论

校注白话解 下

郭霭春 张海玲 编著

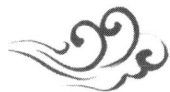

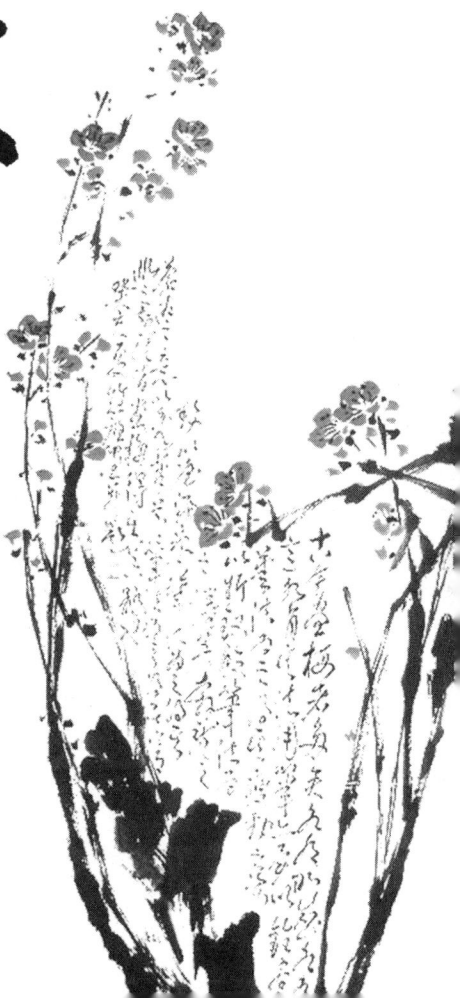

中国中医药出版社
·北京·

U0712159

图书在版编目（CIP）数据

伤寒论校注白话解：全 2 册 / 郭霭春，张海玲编
著 . —北京：中国中医药出版社，2012.11（2023.9 重印）
（郭霭春中医经典白话解系列）
ISBN 978-7-5132-1153-6

Ⅰ.①伤… Ⅱ.①郭…②张… Ⅲ.①《伤寒论》—
注释②《伤寒论》—译文 Ⅳ.① R222.22

中国版本图书馆 CIP 数据核字（2012）第 216975 号

中国中医药出版社出版

北京经济技术开发区科创十三街 31 号院二区 8 号楼
邮政编码　100176
传真　010-64405721
山东润声印务有限公司印刷
各地新华书店经销

开本 880×1230　1/32　印张 16.75　字数 448 千字
2012 年 11 月第 1 版　2023 年 9 月第 9 次印刷
书号　ISBN 978－7－5132－1153－6

定价　（上下册）58.00 元
网址　www.cptcm.com

服 务 热 线　010-64405510
购 书 热 线　010-89535836
维 权 打 假　010-64405753

微信服务号　zgzyycbs
微商城网址　https://kdt.im/LIdUGr
官 方 微 博　http://e.weibo.com/cptcm
天猫旗舰店网址　https://zgzyycbs.tmall.com

如有印装质量问题请与本社出版部联系（010-64405510）
版权专有　侵权必究

目　录

上　册

1

下 册

5

卷五

辨太阴病脉证并治法第六

（273）太阴之为病①，腹满②而吐，食不下，自利[1]益甚，时腹[2]自痛。若下之[3]，必胸下结硬[4]③。

【成注】

太阴为病，阳邪传里也。太阴之脉，布胃中，邪气壅而为腹满。上不得降者，呕吐而食不下；下不得升医统本作"上"者，自利益甚，时腹自痛。阴寒在内而为腹痛者，则为常痛；此阳邪干里，虽痛而亦不常痛，但时时腹自痛也。若下之，则阴邪留于胸下为结硬。经曰：病发于阴，而反下之，因作痞。

【校】

[1] 自利　《脉经》卷七、《病源》卷七并作"下之"。

[2] 时腹　《脉经》卷七作"腹时"。

[3] 若下之　《脉经》卷七无"若下之"三字。

[4] 必胸下结硬　《玉函》卷四"结"作"痞"；《脉经》卷七"胸"上无"必"字；《病源》卷七"硬"作"牢"；《圣惠方》卷八"必胸"五字作"心胸坚满"。

【注】

①太阴之为病　尤怡曰："太阴之脉，入腹属脾络胃，上膈挟咽，故其病有腹满而吐，食不下，自利腹痛等证，然太阴为病，不特传经如是，即直中亦如是，且不特伤寒如是，即杂病亦如是。"

②腹满　此"腹满"与阳明实证腹满不同。太阴腹满为虚，按之柔软不痛，阳明腹满为实，按之硬而疼痛，此其别也。

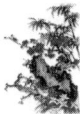

③若下之，必胸下结硬　"下"为误下，则中焦益虚，寒邪乘虚结于膈间，必致胸下结硬。喻昌曰："吐而食不下，则邪迫于上；利甚而腹痛，则邪迫于下，上下交乱，胃中空虚，此但可行温散，设下知而误下之，其在下之邪可去，而在上之邪陷矣。故胸下结硬，胃中津液上结，胸中阳气不布，卒难开也。"

【白话解】

太阴的病理表现是：腹部胀满而呕吐，食不下，自利日益加重，腹部经常自痛。如果下之，胸下部就会痞结而硬。

（274）**太阴中风，四肢烦疼①，阳微阴涩而长②者，为欲愈。**

【成注】

太阴，脾也，主营四末。太阴中风，四肢烦疼者，风淫末疾也。表邪少则微，里向和则涩而长。长者阳也，阴病见阳脉则生，以阴得阳则解，故云欲愈。

【注】

①四肢烦疼　脾主四肢，太阴中风，四肢因之烦疼。钱潢曰："烦疼，谓酸疼而烦扰无措也。"

②阳微阴涩而长　"阳"谓"浮"，"阴"谓"沉"。"阳微阴涩"，言脉轻取则微，重取则涩也。"长"，阳脉也。钱潢曰："于微涩两脉之中，而其脉来去皆长，为阴中见阳长，则阳将回，故为病欲愈也。"

【白话解】

太阴中风，四肢剧痛，脉轻取则微，重取则涩，而且来去皆长的，是病将愈。

（275）**太阴病愈解时，从亥至丑上[1]①。**

【成注】

脾为阴土，王于丑、亥、子，向阳，医统本作"王"故云医统本作"为"解时。

[1] 至丑上　《玉函》卷四作"尽丑"。

【注】

①从亥至丑上　《素问·金匮真言论》："合夜至鸡鸣，天之阴，阴中之阴也。"脾为阴中之至阴，主旺于亥子丑时，故太阴病将愈，当于其时。

【白话解】

太阴病将解的时间，是从夜晚九时至次日早晨三时以前。

（276）太阴病①脉浮者，可发汗②，宜桂枝汤。赵本有"桂枝汤方"详见卷二

【成注】

经曰：浮为在表，沉为在里。太阴病脉浮者，邪在经也，故当汗散之。

【注】

①太阴病　曰"太阴病"则应见腹满、自利、食不下、欲吐等症，本条叙证简略，仅举脉浮即用桂枝汤，似有可疑。

④可发汗　舒诏曰："此言太阴病，是必腹满而吐，腹痛自利矣，证属里阴，脉虽浮亦不可发汗，即令外兼太阳表证，当以理中为主，内加桂枝，两经合治，此一定之法也。今但言太阴病，未见太阳外证，只据脉浮，即用桂枝专治太阳，不顾太阴，大不合法，恐亦后人有错。"

【白话解】

太阴病脉浮的，可以发汗，适宜用桂枝汤。

（277）自利①不渴②者，属太阴③，以[1]其脏有寒[2]④故也。当温之，宜服四逆辈⑤。

【成注】

自利而渴者，属少阴，为寒在下焦；自利不渴者，属太阴，为寒在中焦，与四逆等汤，以温其脏。

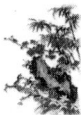

伤寒论校注白话解

【校】

[1] 以 《总病论》卷一无"以"字。

[2] 其脏有寒 《阴证略例·仲景阴证例》引"脏"下无"有"字。

[3] 宜服四逆辈 《玉函》卷四、《脉经》卷七"宜"下并无"服"字。按"服"字，疑衍。成注："与四逆等汤，以温其脏。"似成注本无"服"字。

【注】

①自利 魏荔彤曰："'自利'二字，乃未经误下、误汗、误吐而成者，故知其脏本有寒也。"

②不渴 方有执曰："'自利不渴'，湿胜也。"

③属太阴 周扬俊曰："自利不渴属太阴，自利而渴属少阴，分经辨证，所关甚钜。盖太阴属湿土，热邪而蒸动其湿，则湿有余，故不渴而发黄；少阴属肾水，热邪入而消耗其水，则湿不足，故口渴而多烦燥。"

④脏有寒 指胃肠及脾脏虚寒而言。

⑤宜服四逆辈 指四逆汤、理中汤一类方剂。《广韵·十八队》："辈，类也。"

【白话解】

自行下利而口不渴的，病属太阴，是因为病人脏有虚寒的缘故，应当用温法治疗，适宜服四逆汤类的药。

(278) 伤寒脉浮而[1]缓①，手足自温者，系[2]在太阴②。太阴当发身黄[3]③，若小便自利者，不能发黄。至七八日④，虽暴烦[4]，下利日十余行，必自止[5]，以[6]脾家实，腐秽当去⑤故也[7]。

【成注】

太阴病至七八日，大便硬者，为太阴入腑，传于阳明也。今至七八日，暴烦，下利十余行者，脾家实，腐秽去也。下利烦躁者死；此以脾气和，逐邪下泄，故虽暴烦，下利日十余行，而利必自止。

【校】

[1] 而　《总病论》卷一无"而"字。

[2] 系　《翼方》卷十"系"上有"是为"二字。

[3] 太阴当发身黄　《翼方》卷十"发"下无"身"字；《总病论》卷一"太阴"六字作"小便不利者必发黄"。

[4] 虽暴烦　《翼方》卷十作"烦暴"，"暴"字连下读。成注"暴"上无"虽"字。

[5] 必自止　《玉函》卷四"必自止"句下有"所以然者"四字；《翼方》卷十"必自止"句下有"所以自止者"五字。

[6] 以　《玉函》卷四作"此"。

[7] 当去故也　《玉函》卷四"去"下无"故"字；《圣惠方》卷八"当"作"已"。

【注】

①脉浮而缓　太阳中风脉浮缓，必有发热恶寒等表证，兹脉浮缓，而手足自温，并无其他表证，因之其为病，不在太阳，而在太阴。

②系在太阴　第一八七条"系在"上有"是为"二字。

③太阴当发身黄　第一八七条作"太阴者，身当发黄"。

④至七八日　第一八七条"七八日"下有"大便硬者，为阳明病也"。本条"七八日"下则为"虽暴烦下利"云云，两相对看，可知太阴病欲愈，其趋转有二：一八七条为阴证转阳而成阳明腑实，仍须攻下治疗；本条是正复邪去而成暴烦下利，可不药自愈。（按本条成注"太阴病至传于阳明也"二十一字，乃系一八七条注文，以释本条，经文本无着落，疑两条经文存有或窜或衍之误。）

⑤以脾家实，腐秽当去　谓脾家之正气实，则肠中聚积之腐败物质必排去也。"当"犹"必"也。

【白话解】

伤寒脉浮而缓，手足温暖如常的，是病连及太阴。太阴病理

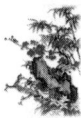

应周身发黄，如果小便通利的，就不会发黄。至第七八日，突然心烦，下利日达十余次，也会自止，这是由于脾胃向来充实，肠中平素聚积的腐败物质必然排出的缘故。

（279）**本太阳病**[1]**，医反下之**①**，因而**[2]赵本作"尔"**腹满时痛者，属太阴也**②**，桂枝加芍药汤主之**③。赵本有"桂枝加芍药汤方"详见卷十

【成注】

表邪未罢，医下之，邪因乘虚传于太阴，里气不和，故腹满时痛，与桂枝汤以解表，加芍药以和里。

【校】

[1]本太阳病　《玉函》卷四"太阳"上无"本"字。

[2]而　同德本、天保本并作"尔"；《翼方》卷十、《百证歌》第四证注并无"而"字。

【注】

①医反下之　太阳病为表证，表证不当下而误下，故曰"反"。

②属太阴也　方有执曰："'腹满时痛'者，脾受误伤，而失其职司，故曰属太阴也。"

③桂枝加芍药汤主之　本汤与小建中汤同治腹痛，两方大致相同，所异者，小建中汤仅多胶饴一味，以之为君，故又能治心悸而烦、虚劳里急等症；本汤无胶饴，以解表为主，而兼和脾止痛，此两汤之别也。

【白话解】

原本是太阳病，医生反而下之，因而腹部胀满时常疼痛的，病属太阴，应当用桂枝加芍药汤治疗。

大实痛者[1]**，桂枝加大黄汤**[2]**主之**①。赵本有"桂枝加大黄汤方"详见卷十

【成注】

大实大满，自可除下之，故加大黄以下大实。

[1] 大实痛者 《翼方》卷十"大"作"其";《百证歌》第四证注"大"上有"其"字。

[2] 桂枝加大黄汤 《百证歌》第四证注"桂枝加"作"则"。

【注】

①桂枝加大黄汤主之 周扬俊曰:"太阳误下,太阴受邪,适胃有宿食,则脾因胃之实而实,亦即因太阳之邪而痛矣,实非大黄不去,痛非去实不除。"舒诏曰:"大实痛者,法主大承气汤,非有太阳表证,不得主用桂枝,此中疑有缺文。"

【白话解】

阳明腑大实、腹部大痛的,应当用桂枝加大黄汤治疗。

(280)**太阴为病**[1]**脉弱**①**,其人续**②**自便利,设当行**③**大黄芍药**④**者,宜减之**⑤**,以其人**[2]**胃气弱,易动**⑥**故也。**赵本注:"下利者先煎芍药三沸"

【成注】

腹满痛者,太阴病也。脉弱,其人续自便利,则邪虽在里,未成大实。欲与大黄、芍药攻满痛者,宜少与之,以胃气尚弱,易为动利也。

【校】

[1] 太阴为病 《翼方》卷十作"人无阴证"。**按:**"为"字衍。本书每经病凡首见,则有"为"字,如曰:"太阳之为病",次见则曰"太阳病",此其例也。

[2] 以其人 《补亡论》卷七"其"下无"人"字。

【注】

①脉弱 太阳证误下之病,可以浮脉验之。太阴为病,则脉不浮而弱,脉弱为正气不足。

②续 不断。《说文·系部》:"续,连也。"

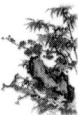

③当行　当用。《周礼·司爟》郑注："行，犹用也。"

④大黄、芍药　柯琴曰："自利因太阳误下者，则腹满时痛，当加芍药，而大实痛者，当加大黄。"邹澍曰："因阴结而腹痛，因腹痛而下痢，不得不用芍药。"

⑤减之　减其用量，所谓小其制也。周扬俊曰："减之者，脾虽受邪，胃气不固，故寒下之味，用之不敢不慎。"

⑥易动　容易发作。《说文·力部》："动，作也。"

【白话解】

太阴病脉弱，病人不断自行下利，假设应当用大黄、芍药的，宜减其用量，这是由于病人胃气弱，容易受损伤的缘故。

辨少阴病脉证并治法第七

（281）少阴之为病，脉微细①，但欲寐②也。

【成注】

少阴为病，脉微细，为邪气传里深也。卫气行于阳则寤，行于阴则寐。邪传少阴，则气行于阴而不行于阳，故但欲寐。

【注】

①脉微细　唐宗海曰："'微'是肾之精气虚，'细'是心之血虚。"

②但欲寐　周扬俊曰："人之精与神，皆藏于肾，故精固而后神清，神清而后气爽。设少阳经气已虚，而邪复弥漫，欲不昏昏如梦，不可得矣。曰'欲寐'，非能寐也。"恽铁樵曰："阴盛阳衰者，无昼夜但欲寐。此但欲寐，乃外感之寒胜，本身阳气衰，神志若明若寐，呼之则精神略振，须臾又惝怳不清，此之谓'但欲寐'。"

【白话解】

少阴病的病理表现是：脉微细，只想睡眠。

（282）少阴病，欲吐不吐[1]，心烦[2]，但欲寐①，五六日[3]，自利而渴②者，属少阴也[4]，虚故引水自救。若小便色白[5]者，少阴病形悉具③。小便白者[6]，以下焦④虚有寒，不能制水[7]，故令色白也[8]。

【成注】

欲吐不吐，心烦者，表邪传里也。若腹满痛，则属太阴；此但欲寐，则知属少阴。五六日，邪传少阴之时。自利不渴者，寒在中焦，属太阴；此自利而渴，为寒在下焦，属少阴。肾虚水燥，渴欲引水自救。下焦虚寒，不能制水，小便色白也。经曰：下利欲饮水者，以有热故也。此下利虽渴，然以小便色白，明非里热，不可不察。

【校】

[1] 不吐　《翼方》卷十作"而不烦"。

[2] 心烦　《翼方》卷十无"心烦"二字。

[3] 五六日　《阴证略例·仲景阴证例》作"六七日"。

[4] 属少阴也　《圣惠方》卷八"属"下无"少"字，"阴"下无"也"字，"属阴"二字连下读。《阴证略例·仲景阴证例》无此四字。

[5] 色白　《翼方》卷十"白"上无"色"字。

[6] 小便白者　《玉函》卷四作"所以然者"；《翼方》卷十"小"上有"其人"二字。

[7] 水　《玉函》卷四、《翼方》卷十并作"溲"。

[8] 故令色白也　《玉函》卷四"故"下无"令"字；《圣惠方》卷八"故令"句下有"宜龙骨牡蛎汤"六字。

【注】

①心烦，但欲寐　程应旄曰："烦证不尽属少阴，故指出'但欲寐'来。"按此"心烦"与阳明胃实心烦及栀豉汤证之虚

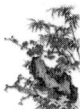

烦不同，应于见证处参详。

②而渴　"渴"乃真阳不足，不能蒸化津液上承。尤怡曰："而渴者，非有热。"

③少阴病形悉具　谓小便白则少阴虚寒之证悉备。

④下焦　在此指肾脏。

【白话解】

少阴病，想吐而吐不出，心烦，只想睡眠，至五六日，自利而口渴的，病属少阴，由于阳虚津不上承，所以想饮水自救。如果小便色清白的，是少阴病的临床表现全部具备了。所以小便清白，是因为肾脏虚寒，不能制水，所以使小便之色清白。

（283）**病人脉阴阳[1]俱紧，反汗出者**①**，亡阳也，此属少阴[2]，法当咽痛，而复吐利**②**。**

【成注】

脉阴阳俱紧，为少阴伤寒，法当无汗；反汗出者，阳虚不固也，故云亡阳。以无阳阴独，是属少阴。《内经》曰：邪客少阴之络，令人嗌痛，不可内食。少阴寒甚，是当咽痛而复吐利。

【校】

[1] 脉阴阳　《九十论》第三十二作"手足"。

[2] 少阴　《九十论》第三十二"少阴"下有"证"字。

【注】

①反汗出者　周扬俊曰："脉至阴阳俱紧，阴寒极矣。寒邪入里，岂能有汗，乃反汗出者，则是真阳素亏，无阳以固其外，遂致腠理疏泄，不发热而汗自出也。"

②法当咽痛，而复吐利　柯琴曰："少阴不藏，上焦从火化而咽痛呕吐，下焦从阴虚而下利不止，宜八味肾气丸主之。"魏荔彤曰："利者，少阴本证，吐而咽痛，则孤阳飞越，欲自上脱，可急回其阳，真武、四逆、附子等汤，斟酌用之。"

【白话解】

病人脉三部俱紧，反而汗出的，是亡阳的表现，这属于病在少阴，按病理应当出现咽痛，并且吐利。

（284）少阴病，咳而下利^①谵语者，被火气劫故也^{[1]②}，小便必难^③，以强责^④少阴汗也^[2]。

【成注】

咳而不利，里寒而亡津液也，反以火劫，强责少阴汗者，津液内竭，加火气烦之，故谵语、小便难也。

【校】

［1］被火气劫故也　《脉经》卷七、《翼方》卷十"被"上并有"是为"二字；《圣惠方》卷八"被"六字作"是为心脏有积热故也"。

［2］也　《脉经》卷七作"出"。

【注】

①下利　"下利"，未必皆被火所致，如三一八条之"或咳"、三一九条之"咳而呕渴"、二八七条之"自下利"、二八八条之"下利"，其病机皆与被火无关，此处应分看，勿连下作解。

②谵语者，被火气劫故也　谵语一般属实证，但亦有虚证。本条之谵语，乃火毒伤阴，心气被夺，神无所守之故也。张锡驹曰："以火劫其汗，则少阴精气妄泄，神气浮越，水不胜火，则发谵语。"

③小便必难　方有执曰："小便与汗，皆血液也，少阴少血，劫汗夺血，则小便为之涸渴，故难也。"

④强责　方有执曰："强责，谓过求也。"慧琳《音义》卷二引《说文》："责，求也。"

【白话解】

少阴病，咳嗽而下利谵语的，是被火攻强行治疗的缘故，小便必然困难，是因为强求少阴汗出伤了津液。

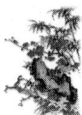

（285）少阴病，脉细沉数[1]①，病为在里[2]②，不可发汗[3]。

【成注】

少阴病，始得之，反发热脉沉者，为邪在经，可与麻黄附子细辛汤发汗。此少阴病，脉细沉数，为病在里，故不可发汗。

【校】

[1] 数　《病源》卷七"数"作"微"。

[2] 病为在里　《翼方》卷十"病"下无"为"字。《补亡论》卷七"病为"作"为病"。检成注同。

[3] 不可发汗　《脉经》卷七"发"下有"其"字；《圣惠方》卷八"不可"句下有"宜承气汤"四字。

【注】

①脉细沉数　"细"为血虚，"沉"为在里，"数"为虚数，脉常一息七八至，按之无力。程应旄曰："沉细沉数，俱是脏阴受邪，与表阳是无相干，法当固密肾阳为主，其不可发汗，从脉上断，非从证上断，麻黄附子细辛汤不可恃为常法也。"唐宗海曰："数脉不忌发汗，见于沉细之中，则为少阴在里之病，故不可发汗。"

②病为在里　周扬俊曰："病在少阴，已入里矣。今云'在里'何耶？此对入腑而言，邪在阴经者，亦属转归阳明腑，盖沉细少阴本脉也，而数则入胃矣。"

【白话解】

少阴病，脉细沉数，是病在里，不可发汗。

（286）少阴病，脉微，不可发汗[1]①，亡[2]阳故也。阳已虚，尺脉[3]弱涩者，复不可下之②。

【成注】

脉微为亡阳表虚，不可发汗；脉弱涩为亡阳里虚，复不可下。

[1] 不可发汗　《翼方》卷十作"忌发其汗"。

[2] 亡　《脉经》卷七作"无"。

[3] 脉　《玉函》卷四、《翼方》卷十并作"中"。

【注】

①不可发汗　钱潢曰："脉微者，阳气大虚，卫阳衰弱，故不可发汗以更竭其阳，为阳气所蒸而为汗，汗泄则阳气亦泄矣。"周扬俊曰："不可汗，可否用四逆加人参汤？"

②复不可下之　钱潢曰："阳气已虚，而尺脉又弱涩者，为命门之真火衰微，肾家之津液不足，不唯不可发汗，复不可下之，又竭其阴精阳气也。"周扬俊曰："不可下，可否用蜜煎导？"

【白话解】

少阴病，脉微，不可发汗，是因为亡阳的缘故。阳气已虚，尺脉弱而涩的，又不可用下法。

（287）少阴病脉紧①，至七八日，自下利，脉[1]暴微②，手足反温，脉紧反去者[2]，为欲解也[3]，虽烦下利，必自愈。

【成注】

少阴病，脉紧者，寒甚也。至七八日传经尽，欲解之时，自下利，脉暴微者，寒气得泄也。若阴寒胜正，阳虚而泄者，则手足厥，而脉紧不去；今手足反温，脉紧反去，知阳气复，寒气去，故为欲解。下利烦躁者逆；此正胜邪微，虽烦下利，必自止。

【校】

[1] 脉　《翼方》卷十"脉"上有"其"字。

[2] 反去者　《玉函》卷四无"反""者"二字。

[3] 为欲解也　《阴证略例·辨少阴脉证》中"为"作"此"。

【注】

①脉紧　紧脉主寒盛。《诊家枢要》："紧有力而不缓也，其

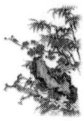

来劲急,按之长……为寒。"唐宗海曰:"'脉紧'句,有手足冷厥意在内。观下文'反温'二字,则知先有手足冷,其后下利欲解,乃反温也。"按"脉紧",在太阳病为病在表,应见发热恶寒等证;在少阴病为病在里,而无发热恶寒。

②脉暴微 上云"脉紧",是少阴病涸阴沍寒之征,延至七八日,则正气犹可相搏,度邪亦可渐退。此承云"脉暴微"者,"微"非微细之谓,乃坚紧之势转缓、转和也。故下曰:"脉紧反去者,为欲解也。"

【白话解】

少阴病脉紧,至第七八日,自行下利,脉象突然转微,手足反而温暖,脉紧反而缓解的,是病将解,虽有心烦、下利,也必然会自愈。

(288)少阴病,下利,若利自止[1],恶寒而蜷卧[2]①,手足温者②,可治[3]。

【成注】

少阴病下利,恶寒,蜷卧,寒极而阴胜也;利自止,手足温者,里和阳气得复,故为可治。

【校】

[1] 下利,若利自止 《活人书》卷九作"下利已"。

[2] 蜷卧 《玉函》卷四、《脉经》卷七、《翼方》卷十"蜷"下并无"卧"字。按:以下条"恶寒"句律之,无"卧"字是。

[3] 可治 《活人书》卷九"可治"下有"宜建中汤"四字。

【注】

①蜷(quán 权)卧 "蜷卧",即蜷曲而卧,形容患者极为恶寒。慧琳《音义》卷三十六引《埤苍》云:"蜷跼,不伸貌也。"

②手足温者 程应旄曰:"手足温者,阳气有挽回之机。"沈明宗曰:"手足温者,乃真阳未离,急用白通、四逆之类,温经

318

散寒，则邪退而真阳复矣，故曰可治。"

【白话解】

少阴病，下利，如果下利能自行停止，虽然恶寒蜷卧，而手足温暖的，尚是可治之证。

（289）少阴病，恶寒而蜷，时自烦[1]，欲去衣被[2]①者可治[3]。

【成注】

恶寒而蜷，阴寒甚也；时时自烦，欲去衣被，为阳气得复，故云可治。

【校】

[1] 时自烦　《脉经》卷七、《阴证略例·举阳证》中"时"下并重"时"字。

[2] 欲去衣被　《脉经》卷七"去"下有"其"字。《活人书》卷九、《阴证略例·举阳证》并作"不欲厚衣"。

[3] 可治　《翼方》卷十"可"上有"不"字。《阴证略例·举阳证》中"可治"作"大柴胡下之"。

【注】

①时自烦，欲去衣被　喻昌曰："'自烦欲去衣被'，真阳扰乱不宁，无大汗出，阳尚未亡，故可治。"程应旄曰："烦而欲去衣被，阳势尚肯力争，而得之'时'与'欲'，又非虚阳暴脱者比，虽前此失之于温，今尚可温而救失也。"

【白话解】

少阴病，恶寒蜷卧，有时心烦，想去掉衣被的，仍是可治之证。

（290）少阴中风，脉[1]阳微阴浮者，为欲愈。

【成注】

少阴中风，阳脉当浮，而阳脉微者，表邪缓也；阴脉当沉，而阴脉浮者，里气和也。阳中有阴，阴中有阳，阴

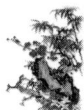

阳调和，故为欲愈。

【校】

［1］脉 《病源》卷七"脉"上有"其"字；《总病论》卷一无"脉"字。

【注】

①脉阳微阴浮 "阳"、"阴"，指寸、尺言。喻昌曰："阳微则外邪不复内入，阴浮则内邪尽从外出，故欲愈。"钱潢曰："风为阳邪，中则伤卫，卫受风邪，则寸口阳脉当浮，今阳脉已微，则知风邪欲解；邪入少阴，唯恐尺部脉沉，沉则邪气入里，今阴脉反浮，则邪不入里，故为欲愈也。"

【白话解】

少阴中风，寸脉微尺脉浮的，是将病愈。

（291）**少阴病欲解时，从子至寅上**[1]①。

【成注】

阳生于子。子为一阳，丑为二阳，寅为三阳，少阴解于此者，阴得阳则解也。

【校】

［1］至寅上 《玉函》卷四作"尽寅"。

【注】

①从子至寅上 方有执曰："子丑寅，阳生之时也。各经皆解于其所王之时，而少阴独如此而解者，阳进则阴退，阳长阴消，子者，少阴生旺之地，故少阴之欲解，必于此时欤！"

【白话解】

少阴病将解的时间，是从夜间十一时至次日早晨五时以前。

（292）**少阴病，吐利**[1]**，手足不逆冷**[2]①**，反发热**②**者，不死。脉不至**赵本注："一作足"**者**[3]**，灸少阴**③**七壮**[4]。

【成注】

经曰：少阴病，吐利躁烦四逆者，死；吐利，手足不厥冷者，则阳气不衰，虽反发热，不死。脉不至者，吐利，暴虚也，灸少阴七壮，以通其脉。

【校】

[1] 吐利 《总病论》卷二、《百证歌》第三十六证注"吐"上并有"其人"二字。

[2] 逆冷 《脉经》卷七、《翼方》卷十、《总病论》卷二、《百证歌》第三十六证注"逆"下并无"冷"字。

[3] 脉不至者 《翼方》卷十"脉"上有"手足逆而"四字，《圣惠方》卷八、《总病论》卷二并无"脉不"四字。

[4] 灸少阴七壮 《翼方》卷十"灸"下有"其"字；《圣惠方》卷八"灸少"五字作"宜葛根半夏汤"。

【注】

①手足不逆冷 少阴病有阳则生，手足不逆冷，是阳气尚未完全衰竭。

②反发热 是阳气来复，阴寒被遏，故下云"不死"。

③灸少阴 即灸少阴经脉循行之穴位。旧注有主灸太溪，有主灸复溜，有主灸涌泉，有主灸气海者，均可参。

【白话解】

少阴病，呕吐下利，手足不厥冷，反而发热的，不是死证。脉不至的，灸少阴经穴位七壮。

(293) 少阴病，八九日，一身手足尽热①者，以热在膀胱，必便血②也。

【成注】

膀胱，太阳也。少阴太阳为表里。少阴病至八九日，寒邪变热，复传太阳。太阳为诸阳主气，热在太阳，故一身手足尽热；太阳经多血少气，为热所乘，则血散下行，必便血也。

【注】

①一身手足尽热 喻昌曰："少阴病难于得热，热则病见阳，

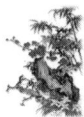

故前条谓手足必逆冷，反发热者不死。然病至八九日，阴邪内解之时，反一身手足尽热，则少阴必无此候，当是脏邪还腑，肾移热于膀胱一证也。以膀胱主表，一身及手足，正躯壳之道，故而尽热也。"舒诏曰："一身手足尽热，明明热现于外，何为热在膀胱？从何辨认？并不知为何治法。"《伤寒补亡论》卷七引常氏云："可桃仁承气汤、芍药地黄汤。"

②必便血　便血有二说，一指尿血，一指大便血。按第一零六条热在膀胱必便血，与本条病证相同，所异者，本条无表证，但两相印证，便血似指大便为是。钱潢谓："热邪虽在膀胱，而血未必从小便出也。"盖有见也。方有执曰："热在膀胱，太阳多血，肾司开合，阴主下降，故热乱则血出于二便也。"

【白话解】

少阴病，至八九日，全身手足皆热，是因为热邪在膀胱，这必然会便血。

（294）**少阴病，但厥无汗**①**，而强发之**②**，必动其血**[1]③**，未知从何道出，或从口鼻，或从目出**[2]**，**赵本有"者"字**是名**[3]**下厥上竭**④**，为难治**⑤。

【成注】

但厥无汗，热行于里也，而强发汗，虚其经络，热乘经虚，迫血妄行，从虚而出，或从口鼻，或从目出。诸厥者，皆属于下，但厥为下厥，血亡于上为上竭，伤气损血，邪甚正虚，故为难治。

【校】

[1] 必动其血　《百证歌》第五十五证注作"则衄血"。

[2] 或从目出　《百证歌》第五十五证注作"耳目中出"，连上为句。

[3] 名　《百证歌》第五十五证注作"为"。

【注】

①但厥无汗　由于阳气衰微，不能温煦四肢，亦难蒸发作

汗。故张锡驹谓："但厥无汗者，阳气微也。"

②而强发之　程应旄曰："五液皆主于肾，故太阳当汗之证，尺中一迟，辄不可汗，乃荣气不足，血少故也，况强发少阴汗乎！"

③必动其血　喻昌曰："强发少阴汗而动其血，势必逆行而上出口窍，以诸发汗药。皆阳药故也。"

④下厥上竭　阳亡于下，厥从上起，故称下厥；阴涸于上，血从上出，故称上竭。如此则少阴阴阳之气俱伤。喻昌曰："下厥者，少阴居下，不得汗而热深也；上竭者，少阴之血尽从上而越竭也。"

⑤为难治　程应旄曰："难治者，下厥非温不可，而上竭则不能用温，故为逆中之逆。"本条无治法，或认为张介宾六味回阳饮（人参、附子、干姜、甘草、熟地、当归）滋阴回阳并用，可以参酌。

【白话解】

少阴病，只是四肢厥冷、无汗，如勉强发汗，必然会扰动血分，不一定从哪个孔窍出血，或者从口鼻出，或者从目中出，这称为"下厥上竭"，是难治之证。

（295）**少阴病，恶寒身蜷而利**①**，手足逆冷**[1]②**者，不治**③**。**

【成注】

《针经》曰：多热者易已，多寒者难已。此内外寒极，纯阴无阳，故云不治。

【校】

[1]逆冷　《脉经》卷七"逆"下无"冷"字。

【注】

①恶寒，身蜷而利　阳气不足故恶寒，恶寒甚故身蜷，兼加下利，则脾胃之阳亦衰，从知阳虚极矣。第二八八条"恶寒蜷卧，手足温"为阳气未败，第二八九条"恶寒而蜷，烦而欲去衣被"为阳气犹在，而此条则于恶寒等证外，加以手足逆冷，是阳

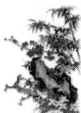

已无自复之能，纯阴无阳，故下曰"不治"。

②手足逆冷　冷由指端向上，过肘则不治。冷由下向上，故曰逆冷。

③不治　舒诏曰："此证尚未至汗出息高，犹为可治，急投四逆汤加人参，或者不死。"

【白话解】

少阴病，恶寒身体蜷卧而且下利，手足厥冷的，是不治之证。

（296）少阴病，吐利①，躁[1]烦②，四逆③者死。

【成注】

吐利者，寒甚于里；四逆者，寒甚于表。躁烦则阳气欲绝，是知死矣。

【校】

[1]躁　丛刊本作"燥"。

【注】

①吐利　"吐利"会使津液涸竭。

②躁烦　"躁烦"会使正气衰微。喻昌曰："上吐下利，因至躁烦，则阴阳扰乱，而竭绝可虞。"

③四逆　四肢逆冷，乃阴盛土败，阳气垂绝矣。按本条证与二九二条吴茱萸汤证相同，而彼云可治，此则云不可治者，盖吴茱萸汤先吐利逆冷，而后躁烦欲死，是阳气尚可与阴邪相争，其云可治者在此。本条证先躁烦后厥逆，是阳气已绝，故云不治也。

【白话解】

少阴病，呕吐下利，烦躁，四肢厥冷的，是死证。

（297）少阴病，下利止[1]而头眩[2]①，时时自冒者②死。

【成注】

下利止，则水谷竭，眩冒则阳气脱，故死。

【校】

[1] 下利止　《总病论》卷一"止"下有"利"字，连下读。

[2] 头眩　《翼方》卷十、《总病论》卷一"眩"上并无"头"字。

【注】

①而头眩　"而"，却也。方有执曰："头眩，俗谓昏晕是也。"

②时时自冒者　《说文·曰部》："冒，蒙而前也。"《广韵·三十七号》："冒，覆也。""自冒"谓有物蒙盖，为之昏迷，"迷"、"冒"双声。其证较头眩为重。钱潢曰："虚阳上冒于巅顶，则阳已离根上脱，阳回之利止可治，阳脱之利止则必死。然既曰死证，则头眩自冒外，或更有恶寒、四肢厥逆等证及可死之脉可知，但未备言之耳。"柯琴曰："冒家自汗则愈。今头眩而'时时自冒'，清阳之气已脱。"

【白话解】

少阴病，下利停止而头眩，常常昏蒙不清的，是死证。

（298）少阴病，四逆，恶寒而身蜷，脉不至[1]①，不烦而躁[2]②者，死。赵本注：一作吐利而躁逆者死

【成注】

四逆，恶寒而身蜷，则寒甚。脉不至则真气绝。烦，热也；躁，乱也。若愤躁之躁，从烦至躁，为热来有渐则犹可；不烦而躁，是气欲脱而争也，譬犹灯将灭而暴明，其能久乎。

【校】

[1] 脉不至　《总病论》卷一"至"下有"而吐利"三字。

[2] 不烦而躁　《总病论》卷一无"不"、"而"二字。

【注】

①脉不至　第二九二之"脉不至"所以不死，因反发热，犹有阳存，而此"脉不至"云死者，则以四逆、恶寒身蜷、不烦而

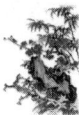

躁，有阴无阳，其为死证明矣。

②不烦而躁　陆渊雷曰："'烦'是自觉证，'躁'则扰动见于外者也。病人呻吟者，多是烦。静卧中时时转侧，手足擗床有声者多是躁。烦属阳，躁属阴，故不烦而躁，其病尤危。"

【白话解】

少阴病，四肢厥冷，恶寒而身体蜷卧，脉不至，不热而躁动的，是死证。

（299）**少阴病，六七日**①**，息高**[1]②**者，死。**

【成注】

肾为生气之源，呼吸之门。少阴病六七日不愈而息高者，生气断绝也。

【校】

[1] 息高　《脉经》卷七"息高"上有"其人"二字。

【注】

①六七日　喻昌曰："'六七日'三字，辨证最细，见六七日寒中少阴之息高，与二三日太阳作喘之表证迥殊也。"

②息高　呼吸短促，不能下达胸腹，呈吸气少、呼气多之现象。程应旄曰："息高者，生气已绝于下而不复纳，故游息仅呼于上而无所吸也。"舒诏曰："肾主收藏，肾气不衰，则收藏自固，气化自裕，而肺气肃然下行；若肾气惫，则收藏之本废矣。真气涣散无归，上进胸中，肺气不得下达，乃息高喘促而死。"

【白话解】

少阴病，至六七日，呼吸气高而不下达的，是死证。

（300）**少阴病，脉微细沉**[1]**，但欲卧，汗出不烦**①**，自欲吐**②**，至五六日**③**，自利，复烦躁**[2]**，不得卧寐**④**者，死。**

【成注】

阴气方盛，至五六日传经尽，阳气得复则愈；反更自利，烦躁，不得卧寐，则正气弱，阳不能复，病胜脏，故死。

[1] 脉微细沉 《病源》卷七"微细"下有"而"字。

[2] 复烦躁 《病源》卷七"复"作"后",属上读。

【注】

①汗出不烦 "烦"属阳。"汗出不烦",乃气脱阳亡。方有执曰:"汗出而不作烦热,亡阳也。"

②自欲吐 此乃胃虚寒而阴邪上逆。方有执曰:"欲吐,经中之邪不退也。"

③至五六日 陈念祖曰:"五日为少阴主气之期,至六日而足其数,视其阴阳胜负何如?其如五六日间真阳自复,或因药力而复,阳复则寒解,否则阴胜而危,故少阴病以五六日为生死之关。"

④复烦躁不得卧寐 陈念祖曰:"上言'不烦欲吐'为里本无热,今则复烦躁,为寒邪逼脏,真寒反为假热也。上言'但欲卧'是阳气受困,今则'不得卧寐'是真阳被逼,无所归而飞越也,此皆阳气外脱,主死。"

【白话解】

少阴病,脉微细沉,只想卧睡,汗出心不烦,病人想呕吐,至第五六日自行下利,反而出现烦躁,不能安静睡卧的,是死证。

(301)**少阴病,始得之①,反发热②,脉沉[1]者,麻黄附子细辛**赵本作"细辛附子"**汤主之。**

【成注】

少阴病,当无热,恶寒;反发热者,邪在表也。虽脉沉,以始得,则邪气未深,亦当温剂发汗以散之。

【校】

[1] 脉沉 《百证歌》第三十九证注"脉"下有"反"字。

【注】

①始得之 钱潢曰:"始得之而即称少阴病,则知非阳经传

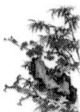

邪，亦非直入中脏，乃本经之自感也。"

②反发热　钱潢曰："'无热恶寒者，发于阴也'。发于阴而又发热，是不当发之热，故云'反'也。"喻昌曰："证在少阴，不当复有发热。若发热者，乃是太阳之表邪，即当行表散之法。但三阴之表法，与三阳迥异。三阴以温经为表，而少阴尤为紧关，故麻黄与附子合用，俾太阳之外邪出，而少阴之真阳不出，才是少阴表法之正。"

【白话解】

少阴病，初得病时，反而出现发热，脉沉的，应当用麻黄附子细辛汤治疗。

麻黄附子细辛赵本作"细辛附子"**汤方：**

麻黄二两，去节。甘热　　**细辛**二两。辛热　　**附子**一枚，炮，去皮，破八片。辛热

【成注】

《内经》曰：寒淫于内，治以甘热，佐以苦辛，以辛润之。麻黄之甘，以解少阴之寒；细辛、附子之辛，以温少阴之经。

右三味，以水一斗，先煮麻黄，减二升，去上沫，内赵本医统本并有"诸"字**药，煮取三升，去滓，温服一升，日三服。**

（302）**少阴病，得之二三日，麻黄附子甘草汤**①**微发汗**[1]**。以二三日无里**[2]赵本医统本并无"里"字**证**②**，故发微汗**[3]**也。**

【成注】

二三日，邪未深也。既无吐利厥逆诸里证，则可与麻黄附子甘草汤，微汗以散之。

【校】

[1] 发汗　《总病论》卷一"汗"上无"发"字。

〔2〕里　元刻本、同德本、天保本并无"里"字；《总病论》卷一"里"作"阳"。

〔3〕发微汗　丛刊本、熊本、同德本、天保本、《总录》卷二十一、《总病论》卷一"发微"二字并作"微发"。《补亡论》卷七"发微汗"作"微微发汗"。

【注】

①麻黄附子甘草汤　周扬俊曰："少阴证见，当用附子；太阳证见，当用麻黄，已为定法。但易细辛以甘草，其义安在？只因得之二三日，津液渐耗，比始得者不同，故去细辛之辛散，益以甘草之甘和。"

②无里证　未见自利、呕吐、躁渴等症。舒诏曰："'无里证'，即不得谓之少阴病；外无太阳证，不得妄用麻黄；且二三日否甚，常有初得少阴，而即腹痛下利，曷可云'二三日无里证'乎，此后人之误也。"

【白话解】

少阴病，得病二三日时，可用麻黄附子甘草汤轻微发汗。因为二三日时，还没有自利、呕吐、烦躁等症状，因此可使病人微微出汗散邪。

麻黄附子甘草汤方：

麻黄二两，去节　甘草二两，炙　附子一枚，炮，去皮（赵本有"破八片"三字）

【成注】

麻黄、甘草之甘，以散表寒；附子之辛，以温寒医统本作"经"气。

右三味，以水七升，先煮麻黄一两沸，去上沫，内诸药，煮取三升，去滓，温服一升，日三服。

（303）少阴病，得之二三日以上①，心中烦，不得卧②，

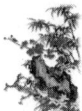

黄连阿胶汤主之③。

【成注】

《脉经》曰：风伤阳，寒伤阴。少阴受病，则得之于寒，二三日已上，寒极变热之时，热烦于内，心中烦，不得卧也。与黄连阿胶汤，扶阴散热。

【注】

①得之二三日以上　尤怡曰："少阴之热，有从阳经传入者，亦有自受寒邪，久而变热者，自二三日以上，谓自二三日至五六日或八九日，寒极而变热也。"

②心中烦，不得卧　方有执曰："少阴病本欲寐，反心中烦不得卧者，风邪客于里，热甚而里不和也。"尤怡曰："热气内动，尽入血中，而诸阴蒙其害矣。盖阳经之寒变，则热归于气，或入于血。阴经之寒变，则热于血，而不归于气。"

③黄连阿胶汤主之　陆渊雷曰："黄连阿胶汤证，非少阴病也，少阴为阳虚，本方证为阴虚。伤寒以六经分类，本方证无所附丽，姑附于少阴篇，谓之少阴病耳。"

【白话解】

少阴病，得病二三日以上，出现心烦，不能安卧，可用黄连阿胶汤治疗。

黄连阿胶汤方：

黄连四两。苦寒　**黄芩**一（赵本作二）两。苦寒　**芍药**二两。酸平
鸡子黄二枚。甘温　**阿胶**三两（赵本注：一云三挺）。甘温

【成注】

阳有余，以苦除之，黄芩、黄连之苦，以除热；阴不足，以甘补之，鸡黄、阿胶之甘，以补血；酸，收也，泄也，芍药之酸，收阴气而泄邪热。

右五味，以水五赵本作"六"升，先煮三物，取二升，去滓，内胶烊尽，小冷，内鸡子黄，搅令相得，温服七合，日三服。

（304）少阴病，得之一二日，口中和①，其背恶寒②者，当灸之③，附子汤主之。

【成注】

少阴客热，则口燥舌干而渴。口中和者，不苦不燥，是无热也。背为阳，背恶寒者，阳气弱，阴气胜也。经曰：无热恶寒者，发于阴也。灸之，助阳消阴；与附子汤，温经散寒。

【注】

①口中和　即无口苦或口燥渴之感觉。柯琴曰："口中，兼咽与舌言。"

②其背恶寒　吴谦曰："背恶寒者，为阴阳俱有之证，如阳明病无太热，口燥渴，心烦，背微恶寒者，乃白虎加人参证也。今少阴病，得之一二日，口中和，其背恶寒者，乃少阴阳虚之背恶寒，而非阳明热蒸之背恶寒也，故当灸之。"柯琴曰："五脏之俞，皆系于背，背恶寒者，俞气化薄，阴寒得以乘之也。"

③当灸之　陈念祖曰："灸膈关以救太阳之寒，灸关元以助元阳之气。"

【白话解】

少阴病，得病一二日，没有口苦或口燥渴的感觉，病人背部恶寒，治疗应当外用灸法，内服附子汤。

附子汤方：

附子二枚（赵本有"炮"字），破八片，去皮。辛热　　茯苓三两。甘平

人参二两。甘温　　白术四两。甘温　　芍药三两。酸平

【成注】

辛以散之，附子之辛以散寒；甘以缓之，茯苓、人参、白术之甘以补阳；酸以收之，芍药之酸以扶阴。所以然者，偏阴偏阳则为病，火欲实，水当平之，不欲偏胜也。

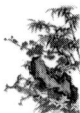

右五味，以水八升，煮取三升，去滓，温服一升，日三服。

（305）**少阴病，身体痛，手足寒**①**，骨节**[1]**痛，脉沉者，附子汤**[2]**主之。**

【成注】

少阴肾水而主骨节，身体疼痛，肢冷，脉沉者，寒成^{医统本作"盛"}于阴也。身疼骨痛，若脉浮，手足热，则可发汗；此手足寒，脉沉，故当与附子汤温经。

【校】

[1] 骨节 《补亡论》卷七"骨节"下有"疼"字。

[2] 附子汤 《圣惠方》卷八作"四逆汤"。《阴证略例·仲景阴证例》引"附子汤"作"术附汤"。

【注】

①身体痛，手足寒 钱潢曰："身体骨节痛，乃太阳寒伤营卫之表证也。在太阳则脉紧，而无手足寒之证，故有麻黄汤发汗之治；此以脉沉而手足寒，则知寒邪过盛，阳气不流，营阴滞涩，故身体骨节背痛耳。且四肢为诸阳之本，阳虚不能充实于四肢，所以手足寒。"

【白话解】

少阴病，出现身体疼痛，手足寒冷，骨关节疼痛而脉沉的，应当用附子汤治疗。

（306）**少阴病，下利便脓血**①**者，桃花汤主之**②**。**

【成注】

阳病下利便脓血者，协热也；少阴病下利便脓血者，下焦不约而里寒也。与桃花汤，固下散寒。

【注】

①下利便脓血 程应旄曰："便脓血而传自下利，是由胃中湿邪下乘而入于肾也，实是肾阳不足，不能载土，所以有此。"

②桃花汤主之　吴谦曰："少阴病诸下利，用温者，以其证属虚寒也。此少阴下利便脓血者，是热伤营也；而不经苦寒者，盖以日久热随血去，肾受其邪，关门不固也，故以桃花汤主之。"

【白话解】

少阴病，下利而便中有脓血的，应当用桃花汤治疗。

桃花汤方：

赤石脂—斤，一半全用，一半筛末。甘温　　**干姜**—两，辛热　　**粳米**—斤（赵本医统本并作升）。甘平

【成注】

涩可去脱，赤石脂之涩，以固肠胃；辛以散之，干姜之辛，以散里寒；粳米之甘以补正气。

右三味，以水七升，煮米令熟，去滓，温服七合，内赤石脂末，方寸匕，日三服。若一服愈，余勿服。

（307）少阴病，二三日至四五日，腹痛[1]①，小便不利②，下利不止便脓血③者，桃花汤主之。

【成注】

二三日以至四五日，寒邪入里深也。腹痛者，里寒也；小便不利者，水谷不别也；下利不止便脓血者，肠胃虚弱下焦不固也。与桃花汤，固肠止利也。

【校】

[1]　痛　丛刊本、熊本并作"满"。

【注】

①腹痛　尤怡曰："脏病在阴，而寒复伤血也，血伤故腹痛。"

②小便不利　尤怡曰："阴病故'小便不利'，与阳经挟热下利不同。"

③便脓血　此为虚寒所致。丹波元坚曰："按里寒便脓血之

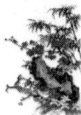

机，盖自下利数日，大肠滑脱，气益内陷，血随下溜而来。《病源》曰：'血渗入于肠，阳虚外泄，故为血痢'，可以见矣。"

【白话解】

少阴病，经二三日至四五日，出现腹痛，小便不利，下利不止而便中有脓血的，应当用桃花汤治疗。

（308）**少阴病，下痢**赵本医统本并作"利"**便脓血**①**者，可刺**②。

【成注】

下焦血气留聚，腐化则为脓血。刺之，以利下焦，宣通血气。

【注】

①下痢便脓血　张璐曰："先下利日久，而后便脓血，则用桃花汤；若不先下利，而下利便脓血，则可刺经穴；若刺经穴不愈，则当从事白头翁汤；设更咽干、心烦不得眠，则又须黄连阿胶汤为合也。"

②可刺　仲景未言可刺何穴，据常器之说，可刺足少阴幽门、交信。钱潢曰："邪入少阴而下利，则下焦壅滞而不流行，气血腐化而为脓血，故可刺之以泄其邪，通行其脉络，则其病可已。"

【白话解】

少阴病，下利而便中有脓血的，可以针刺治疗。

（309）**少阴病，吐利**[1]，**手足厥**赵本作"逆"**冷**①，**烦躁**②**欲死者，吴茱萸汤**[2]**主之**③。赵本有"吴茱萸汤方"详见卷五

【成注】

吐利手足厥冷，则阴寒气甚；烦躁欲死者，阳气内争。与吴茱萸汤，助阳散寒。

【校】

[1] 吐利　《玉函》卷四"吐利"下有"而"字，连下读。

[2] 吴茱萸汤　《总病论》卷一"茱"上无"吴"字。

334

【注】

①吐利，手足逆冷　钱潢曰："吐利，阴证之本证也。或但吐，或但利者，犹可，若寒邪伤胃，上逆而吐，下攻而利，乃至手足厥冷，四肢皆禀气于胃，而为诸阳之本，阴邪纵肆，胃阳衰败而不守，阴阳不相顺接而厥逆。"柯琴曰："四逆者，四肢厥冷，兼臂胫而言。此云手足，是指指掌而言，四肢之阳犹在。"

②烦躁　寒饮相结，阳气遏抑，欲升不得，故烦躁欲死。

③吴茱萸汤主之　本条证之用吴茱萸汤，以呕吐为主，应与阳明病食谷欲呕及厥阴病干呕吐涎沫互参。

【白话解】

少阴病，呕吐下利，手足厥冷，极度烦躁难以忍受的，应当用吴茱萸汤治疗。

(310) **少阴病，下痢**[1]，赵本医统本并作"利"**咽痛，胸满，心烦**①者，赵本无"者"字**猪肤汤**[2]②**主之。**

【成注】

少阴之脉，从肾上贯肝膈，入肺中，则循喉咙；其支别者，从肺出，络心注胸中。邪自阳经传入少阴，阴虚客热，下利，咽痛，胸满，心烦也，与猪肤汤，调阴散热。

【校】

[1] 痢　《圣惠方》卷八、《总病论》卷一并作"利"。

[2] 猪肤汤　《圣惠方》卷八"肤"作"苓"。

【注】

①咽痛、胸满心烦　《灵枢·经脉》："肾少阴之脉入肺中，循喉咙，其支者，从肺出络心，注胸中。"故本条见症有咽痛、胸满心烦。总由阴虚津耗，阳逆于上所致耳。

②猪肤汤　吴谦曰："猪肤者，乃革外肤皮也，其体轻，其味咸，轻则能散，咸则入肾，故治少阴咽痛，是于解热中寓散之意也。"周扬俊曰："仲景于少阴下利心烦，主用猪苓汤；于咽痛者，用甘草桔梗汤；一以导热滋阴，一以散火开邪，上下分治之

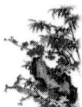

法，亦云尽矣。今于下利、咽痛、胸满、心烦四证兼见，则另立猪肤汤一法者，其义安在？彼肾司开阖，热耗阴液，则胃土受伤，而中满不为利减，龙火上结，则君火亦炽，而心主为之不宁，故以诸物之润，莫猪肤若。"猪肤，有数说：周扬俊谓"肤，革外厚皮也"，钱潢谓"外皮去其内属之肥白为是"。《九折堂读书记》引刘氏曰："肤，是为肉之近外多脂者。"

【白话解】

少阴病，下利，咽喉疼痛，胸部满闷而心烦的，应当用猪肤汤治疗。

猪肤汤方：

猪肤—斤。味甘寒

【成注】

猪，水畜也，其气先入肾。少阴客热，是以猪肤解之。加白蜜以润燥除烦，白粉以益气断利。

右一味，以水一斗，煮取五升，去滓，加白蜜一升，白粉五合，熬香，和 赵本医统本并有"令"字 **相得，温分六服。**

（311）**少阴病，二三日**①**咽痛**②**者，可与甘草汤；不差**③**者，**赵本无"者"字**与桔梗汤。**

【成注】

阳邪传于少阴，邪热为咽痛，服甘草汤则差；若寒热相搏为咽痛者，服甘草汤，若不差，与桔梗汤，以和少阴之气。

【注】

①二三日　喻昌曰："此在二三日，他证未具，故用之。若五六日，则少阴下利呕逆诸证继起，此法并未可用矣。"

②咽痛　少阴邪热客于咽喉所致。

336

③不差　程应旄曰："不差者，经气阻而不通也。"

【白话解】

少阴病，二三日，出现咽喉疼痛的，可服甘草汤；如果服药后病不好转，改服桔梗汤。

甘草汤方：

甘草_{二两}

甘[1]一味，以水三升，煮取一升半，去滓，温服七合，日二[2]服。

【校】

[1] 甘　熊本"甘"作"右"。

[2] 二　熊本"二"作"一"。

桔梗汤方：

桔梗_{一两（医统本有"味"字）。辛甘，微温}　甘草_{二两（医统本有"味"字）。甘平}

【成注】

桔梗辛温以散寒，甘草味甘平以除热，甘梗相合，以调寒热。

右二味，以水三升，煮取一升，去滓，分温_{赵本作"温分"}再服。

（312）少阴病，咽中伤生疮①，不能语言[1]②，声[2]不出者，苦酒③汤主之。

【成注】

热伤于络，则经络干燥，使咽中伤，生疮，不能言语，声不出者，与苦酒汤，以解络热，愈咽疮。

【校】

[1] 语言　《补亡论》卷七作"言语"。检成注同。

[2] 声　《补亡论》卷七作"音"。

【注】

①生疮　即喉部发生疮疡，如喉蛾、喉痈等。尤怡曰："少阴热气随经上冲，咽伤生疮。"

②不能语言　方有执曰："少阴之脉，入肺络心，心通窍于舌，舌热则舌不掉也。"

③苦酒　即米醋。

【白话解】

少阴病，咽喉部因血络损伤而生疮疡，不能说话，发不出声音的，应当用苦酒汤治疗。

苦酒汤方：

半夏洗，破，如枣核大（赵本无"大"字）十四枚。辛温　鸡子一枚，去黄，内上苦酒①著鸡子壳中。甘微寒

【成注】

辛以散之，半夏之辛，以发声音；医统本作"音声"甘以缓之，鸡子之甘，以缓咽痛；酸以收之，苦酒之酸，以敛咽疮。

【注】

①上苦酒　山田宗俊曰："上苦酒，谓上好苦酒。《外台·喉痹篇》引《古今录验》载此方作淳苦酒，可征矣。"

右二味，内半夏，著苦酒中，以鸡子壳，置刀镮[1]赵本作"环"中，安火上，令三沸，去滓，少少含咽之[2]。不差，更作三剂[3]。

【注】

[1] 刀镮　《九折堂读书记》引刘莅庭曰："刀即古钱，今犹传世，其形狭长，柄端有环，以安鸡卵甚适好。"

[2] 含咽之　熊本"含咽之"作"咽下"。

[3] 三剂　熊本"剂"下有"服之"二字。

（313）少阴病咽中[1]痛，半夏散及汤主之[2]①。

【成注】

甘草汤，主少阴客热咽痛；桔梗汤，主少阴寒热相搏咽痛；半夏散及汤，主少阴客寒咽痛也。

【校】

[1] 中　《外台》卷二作"喉"。

[2] 主之　《外台》卷二"之"下有"方"字。

【注】

①半夏散及汤主之　尤怡曰："少阴咽痛，甘不能缓者，必以辛散之，寒不能除者，必以温发之。盖少阴客邪，郁聚于咽嗌之间，既不得出，复不得入，设以寒治，则聚益甚，投以辛温，则郁反通，《内经》：'微者逐之，甚者从之'之意也。半夏散及汤甘辛合用，而辛胜于甘，甘气又温，又特能解客寒之气，亦能劫散咽喉怫郁之热也。"

【白话解】

少阴病，咽喉疼痛，应当用半夏散或半夏汤治疗。

半夏散及汤方：

半夏洗。辛温　桂枝去皮。辛热　甘草炙。甘平。以上各等分

【成注】

《内经》曰：寒淫所胜，平以辛热，佐以甘苦。半夏、桂枝之辛，以散经寒；甘草之甘，以缓正气。

已上三味，赵本作"右三味等分"各别捣筛已，合治之，白饮和，服方寸匕，日三服。若不能散服者，以水一升，煎七沸，内散[1]两方寸匕，更煎赵本作"煮"三沸，下火令小冷，少少咽之。赵本有"半夏有毒，不当散服"二句

辨少阴病脉证并治法第七

伤寒论 校注白话解

【校】

[1] 内散 熊本"散"下有"一"字。

（314）**少阴病，下利**[1]①**，白通汤**[2]②**主之。**

【成注】

少阴主水。少阴客寒，不能制水，故自利也。白通汤温里散寒。

【校】

[1] 下利 山田正珍曰："由下条（三一四条）考之，此条'下利'下，脱'脉微者'三字。"**按**：山田说是。《阴证略例·仲景阴证例》引有"脉微者"三字。

[2] 白通汤 山田宗俊曰："由下条考之，（本条方内）脱'人尿五合'四字。"

【注】

①下利 方有执曰："少阴病而加下利者，不独在经，而亦在脏。寒甚而阴胜也。"吴谦曰："少阴病，但欲寐，脉微细，已属阳为阴困矣；更加以下利，恐降极，阳下脱也。"

②白通汤 山田宗俊曰："白通，即人尿之别称，此方以人尿为主，故云白通汤也。"

【白话解】

少阴病，如果下利而脉微，应当用白通汤治疗。

白通汤方：

葱白四茎。辛温　　**干姜**一[1]两。辛热　　**附子**一枚，生用（赵本无"用"字）去皮，破八片。辛热

【成注】

《内经》曰：肾苦燥，急食辛以润之。葱白之辛，以通阳气；姜附之辛，以散阴寒。

【校】

[1] 一 熊本"一"作"二"。

右三味，以水三升，煮取一升，去滓，分温再服。

（315）少阴病，下利脉微者，与白通汤；利不[1]止①，厥逆无脉②，干呕[2]烦者③，白通加猪胆汁汤主之。服汤[3]脉暴出④者死，微续④者生。

【成注】

少阴病，下利，脉微，为寒极阴胜，与白通汤复阳散寒。服汤利不止，厥逆无脉，干呕烦者，寒气太甚，内为格拒，阳气逆乱也，与白通汤加猪胆汁汤以和之。《内经》曰：逆而从之，从而逆之。又曰：逆者正治，从者反治。此之谓也。服汤脉暴出者，正气因发泄而脱也，故死；脉微续者，阳气渐复也，故生。

【校】

[1] 利不　《脉经》卷七作“下利”。

[2] 干呕　《翼方》卷十“干”下无“呕”字。

[3] 服汤　《脉经》卷七“汤”下有“药其”二字。

[4] 续　《脉经》卷七作“细”。

【注】

①利不止　张志聪曰：“利不止，阴气滞而欲下脱。”

②厥逆无脉　张志聪曰：“‘厥逆无脉’，阴阳之气不相交接矣。”

③干呕烦者　张志聪曰：“干呕而烦，阳无所附，而欲上脱矣。”

④暴出、微续　徐大椿曰：“‘暴出’乃药力所迫，药力尽则气仍绝；‘微续’乃正气自复，故可生也。前云‘其脉即出者愈’，此云‘暴出者死’，盖‘暴出’与‘即出’不同，‘暴出’一时出尽，‘即出’言服药后，少顷即徐徐微续也，须善会之。”

【白话解】

少阴病，如果下利而脉微，给服白通汤；如果下利不止，四肢厥冷而脉象不显见，干呕心烦，应当用白通加猪胆汁汤治疗。

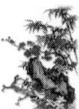

服药后脉突然显露的是死证，脉徐徐渐至的就可以救活。

白通加猪胆汁赵本医统本并有"汤"字**方**：

葱白四茎　干姜一两　附子一枚，生，去皮，破八片　人尿五合。咸寒　猪胆汁一合。苦寒

【成注】

《内经》曰：若调寒热之逆，冷热必行，则热物冷服，下嗌之后，冷体既消，热性便发，由是病气随愈，呕哕皆除，情且不违，而致大益。此和人尿、猪胆汁咸苦寒物于白通汤热剂中，要其气相从，则可以去格拒之寒也。

已上三赵本作"右五"味，以水三升，煮取一升，去滓，内胆汁、人尿，和令相得，分温再服，若无胆亦可用。

（316）**少阴病，二三日不已**①，**至四五日，腹痛**[1]，**小便不利**②，**四肢沉重疼痛**③，**自下利**[2]**者**④，**此为有水气**⑤，**其人或咳**[3]，**或小便利**[4]，**或下利，或呕**⑥**者，真武汤主之**[5]⑦。

【成注】

少阴病二三日，则邪气犹浅，至四五日邪气已深。肾主水，肾病不能制水，水饮停为水气。腹痛者，寒湿内甚也；四肢沉重疼痛，寒湿外甚也；小便不利，自下利者，湿胜而水谷不别也。《内经》曰：湿胜则濡泄。与真武汤，益阳气散寒湿。

【校】

[1] 腹痛　《圣惠方》卷八"腹"上有"心"字。

[2] 自下利　《玉函》卷四作"而利"。

[3] 其人或咳　《阴证略例·仲景阴证例》无"或咳"二字。核之成注，亦未出"或咳"注语。

[4] 小便利　《玉函》卷四、《外台》卷二"便"下并有"自"字；《翼方》卷十"便"下有"不"字。

342

[5] 真武汤主之　　《准绳》作"真武汤去附子加生姜"。

【注】

　　①二三日不已　山田正珍曰："不已者，谓其病不瘥，示前药无效之辞。"

　　②腹痛，小便不利　方有执曰："阴寒内甚，湿胜而水不行也。"

　　③四肢沉重疼痛　方有执曰："寒湿内渗，又复外薄也。"

　　④自下利者　方有执曰："湿既甚而水不行，则与谷不分清，故曰此为有水气也。"

　　⑤此为有水气　柯琴曰："为有水气，是立真武汤本意，小便不利是病根，腹痛不利，四肢沉重疼痛，皆水气为患，因便不利所致。"

　　⑥或咳，或小便利，或不利，或呕　尤怡曰："是水寒之气或聚或散或止。"

　　⑦真武汤主之　喻昌曰："太阳篇中，厥逆、筋惕肉𥆧而亡阳，用真武汤之法已表明之矣。兹少阴之水湿上逆，仍用真武一镇摄之，可见太阳膀胱与少阴肾，一脏一腑，同为寒水，腑邪为阳邪，藉用麻桂为青龙，脏邪为阴邪，藉用附子为真武。"

【白话解】

　　少阴病，二三日不愈，至四五日，出现腹部疼痛，小便不利，四肢沉重疼痛，自行下利的，这是兼有水邪，病人或有咳嗽，或小便通利，或下利，或呕吐，这样病证应当用真武汤治疗。

真武汤方：

茯苓三两。甘平　芍药三两。酸平　生姜三两，切。辛温　白术二两。甘温　附子一枚，炮，去皮，破八片。辛热

【成注】

　　脾恶湿，甘先入脾。茯苓、白术之甘，以益脾逐水。寒淫所胜，平以辛热；湿淫所胜，佐以酸平。附子、芍药、生姜之酸辛，以温经散湿。

343

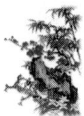

右五味，以水八升，煮取三升，去滓，温服七合，日三服。

后加减法：赵本无"后加减法"四字

若咳者，加五味[1]赵本医统本并有"子"字半升、细辛、干姜各一两。赵本作"细辛一两，干姜一两"

【成注】

气逆咳者，五味子之酸，以收逆气。水寒相搏则咳，细辛、干姜之辛，以散水寒。

【校】

[1] 五味　元刻本"五味"下有"子"字。

若小便利者，去茯苓。

【成注】

小便利，则无伏水，故去茯苓。

若下利者，去芍药，加干姜二两。

【成注】

芍药之酸泄气，干姜之辛散寒。

若呕者，去附子，加生姜，足前成赵本作"为"半斤。

【成注】

气逆则呕，附子补气，生姜散气。《千金》曰：呕家多服生姜。此为呕家圣药。

（317）少阴病，下利清谷①，里寒外热②，手足厥逆[1]，脉微欲绝③，身反不恶寒[2]④，其人面赤色[3]⑤赵本作"色赤"或腹痛，或干呕，或咽痛，或利止[4]，脉不出者，通脉四逆汤主之[5]⑥。

【成注】

下利清谷，手足厥逆，脉微欲绝，为里寒；身热，不恶寒，面色赤为外热。此阴甚于内，格阳于外，不相通也，与通脉四逆汤，散阴通阳。

【校】

[1] 逆 《总录》卷二十一作"冷"。

[2] 不恶寒 《圣惠方》卷八"恶"上无"不"字。

[3] 赤色 《总病论》卷一"赤"下无"色"字。**按**："赤色"应作"色赤"，汤方加减内作"面色赤"可证。

[4] 或利止 《圣惠方》卷八"或"下有"时"字。

[5] 通脉四逆汤主之 《圣惠方》卷八"四逆"上无"通脉"二字。

【注】

①下利清谷 少阴病，寒盛于内，无阳以化，故下利清谷。

②里寒外热 张志聪曰："内真寒而外假热。"

③脉微欲绝 少阴病，有脉微细、脉沉，而此则曰"脉微欲绝"，可知本条证较四逆汤证更为危重。

④身反不恶寒 张志聪曰："内外俱虚，身当恶寒。今反不恶寒，乃真阴内脱，虚阳外浮。"

⑤其人面赤色 本条面赤色，乃虚阳浮越，必兼见寒证，与二零六条阳明病，面合赤色者不同。

⑥通脉四逆汤主之 柯琴曰："温里通脉，乃扶阳之法。脉为司命，脉出则从阳而生，厥逆则从阴而死。"

【白话解】

少阴病，下利不消化的水谷，里真寒而外假热，手足厥冷，脉微欲绝，身反不怕冷，病人面色红赤，或有腹部疼痛，或干呕无物，或咽喉疼痛，或下利停止而脉象不显见，这样病证应当用通脉四逆汤治疗。

辨少阴病脉证并治法第七

345

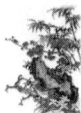

通脉四逆汤方：

甘草二两，炙　附子大者一枚，生用，去皮，破八片　干姜三两，强人可四两

右三味，以水三升，煮取一升二合，去滓，分温再服。其脉即出者愈。

面色赤者，加葱九茎。
【成注】
葱味辛，以通阳气。

腹中[1]痛者，去葱，加芍药二[2]两。

【成注】
芍药之酸，通寒利。腹中痛，为气不通也。
【校】
[1] 腹中　《总病论》卷一"腹"下无"中"字。
[2] 二　《总病论》卷一作"一"。

呕者，加生姜二两。
【成注】
辛以散之，呕为气不散也。

咽痛者，去芍药，加桔梗一两。
【成注】
咽中如结，加桔梗则能散之。

利止脉不出者，去桔梗，加人参二两[1]。赵本有"病皆与方相应者，乃服之"十字

346

【成注】

利止脉不出者，亡血也，加人参以补之。经曰：脉微而利，亡血也。四逆加人参汤主之，脉^{熊校记：□病皆与方相应者，乃可服之。汪本病上增脉字。按旧抄本赵本，此二句皆属正文，直接加人参二两句下，惟乃下无可字，计凡十字，并非成氏注语也。元人开版时漏写，随改作小字，添入夹行，特于上空格以区别之，初无缺字}病皆与方相应者，乃可服之。

【校】

[1] 加人参二两　《总病论》卷一"加人参"句下有"病与方皆相应者，乃与服之"十一字。

(318) 少阴病，四逆①，其人或咳，或悸，或小便不利，或腹中痛，或泄利下重^{[1]②}者，四逆散主之③。

【成注】

四逆者，四肢不温也。伤寒邪在三阳，则手足必热；传到太阴，手足自温；至少阴则邪热渐深，故四肢逆而不温也；及至厥阴，则手足厥冷，是又甚于逆。四逆散以散传阴之热也。

【校】

[1] 泄利下重　《来苏集》卷四"泄利下重"四字，移至"四逆"下。柯琴曰："条中无主证，而皆是或然证，'四逆'下必有阙文，今以'泄利下重'四字，移至'四逆'下，则本方乃有纲目。或咳，或悸，或小便不利，或腹中痛，种种是水气为患，不发汗利水者，'泄利下重'故也，泄利下重，不用白头翁汤者，四逆故也。"

【注】

①四逆　本条证虽云"四逆"，但与阴证之四肢厥逆、内外俱厥冷者有异，凡老人、虚家因气郁、食郁致气机不宣畅者，似亦常见此证。李中梓曰："阴寒而四逆者，非姜附不能疗。此证虽云四逆，必不甚冷，或指头微温，或脉不沉微，乃阴中涵阳之证，唯气不宣通，是以逆冷。"张锡驹曰："凡少阴病四逆，俱属

辨少阴病脉证并治法第七

347

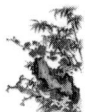

阳气虚寒，然亦有阳气内郁，不得外达而四逆者。"

②泄利下重　指里急后重，而非下利清谷。

③四逆散主之　舒诏曰："腹痛作泄，四肢逆冷，少阴虚寒证也。虚寒协饮上逆而咳，凌心而悸，中气下陷，则泄利下重，此又太阴证也。小便不利者，里阳虚，不足以化其气也。法当重用黄芪、白术、茯苓、半夏、干姜、砂仁、附子、肉桂，以补中逐饮，驱阴止泄，而病自愈，何用四逆散？"

【白话解】

少阴病，四肢厥冷，病人或有咳嗽，或心中跳动不宁，或小便不利，或腹中疼痛，或泄利肛门有下坠感，这种病证，应当用四逆散治疗。

四逆散方：

甘草炙。甘平　**枳实**破，水渍炙干。苦寒　**柴胡**苦寒　**芍药**酸微寒

【成注】

《内经》曰：热淫于内，佐以甘苦，以酸收之，以苦发之。枳实、甘草之甘苦，医统本作"苦甘"以泄里热；芍药之酸，以收阴气；柴胡之苦，以发表热。

右四味，各十分①，捣筛，白饮和，服方寸匕，日三服。

【注】

①各十分　方有执曰："'分'，今之二钱五分也。"

咳者，加五味子、干姜各五分，并主下痢。赵本医统本并作"利"

【成注】

肺寒气逆则咳，五味子之酸，收逆气，干姜之辛，散肺寒。并主下痢者，肺与大肠为表里，上咳下痢，治则颇同。

悸者，加桂枝[1]五分。

【成注】

悸者，气虚而不能通行，心下筑筑然悸动也。桂，犹圭也。引导阳气，若热熊校记：若执以使，汪本执改热，于义不通。按注意，言加桂以导阳，犹之执圭以为使，故上言桂犹圭也，此执字即根圭字来，使读去声，明桂为散中之佐使药，主引导也以使。

【校】

[1] 桂枝 《总病论》卷一"桂"下无"枝"字。

小便不利者，加茯苓[1]五分。

【成注】

茯苓味甘而淡，用以渗泄。

【校】

[1] 茯苓 《总病论》卷一"茯苓"上有"赤"字。

腹中[1]痛者，加附子一枚，炮令坼[2]。

【成注】

里虚遇邪则痛，加附子以补虚。

【校】

[1] 腹中 《总病论》卷一"腹"下无"中"字。

[2] 令坼 《总病论》卷一作"去皮脐"。

泄利下重者，先以水五[1]升，煮[2]薤白三升[3]，煮取三[4]升，去滓，以散三方寸匕[5]，内汤中，煮取一升半，分温再服[6]。

【成注】

泄利下重者，下焦气滞也，加薤白以泄气滞。

【校】

[1] 五 《总病论》卷一作"三"。

[2] 煮 《总病论》卷一无"煮"字。

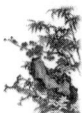

[3] 三升　《总病论》卷一作"一升半"。

[4] 三　《总病论》卷一作"二"。

[5] 三方寸匕　《总病论》卷一"方寸"上无"三"字。

[6] 内汤中，煮取一升半，分温再服　《总病论》卷一作"用薤白汤一盏，前八分，日三四服"。

（319）少阴病，下利①六七日，咳①而呕①渴①，心烦，不得眠②者，猪苓汤主之[1]。赵本有"猪苓汤方"详见卷五

【成注】

下利不渴者，里寒也。经曰：自利不渴者，属太阴，以其脏寒故也。此下利呕渴，知非里寒；心烦不得眠，知协热也。与猪苓汤渗泄小便，分别水谷。经曰：复不止，当利其小便。此之谓欤？

【校】

[1] 猪苓汤主之　《总病论》卷一作"宜猪苓汤"。

【注】

①下利、咳、呕、渴　周扬俊曰："病下利而兼咳呕与渴，心烦不眠，何取于猪苓汤耶？不知证见下利，则小便必不利矣；证见渴，则已移热于膀胱矣。且咳、呕者，必有水饮停积，其势并趋大肠，漫无止期，不得不以猪苓分利前窍，而下利可已，呕、咳与渴亦可已矣。"

②心烦不得眠　本条证心烦不得眠与第三零三条黄连阿胶汤证，症状相同，病理各异，本条有咳、呕、渴等证，是阴虚有热，水气不化所致；黄连阿胶汤仅阴虚水枯，而无兼证，是其别也。沈明宗曰："黄连阿胶汤之心烦不得眠，较此条颇同，而治异何也？盖此条乃少阴风热转入阳明，而致下利，故以猪苓汤驱导水邪还从膀胱而去，急救胃中津液为主。彼条之心烦不得眠，而无下利，乃肾水枯少，故用黄连阿胶汤滋阴清火，急救肾阴为主。"柯琴曰："二三日心烦是实热，六七日心烦是虚烦。"

【白话解】

少阴病，下利已六七日，咳嗽，呕吐，口渴，心烦，不能安卧，这种病证应当用猪苓汤治疗。

(320) **少阴病，得之二三日^[1]①，口燥咽干^[2]①者，急下之②，宜大承气汤。**赵本有"大承气汤方"详见卷五

【成注】

伤寒传经五六日，邪传少阴，则口燥舌干而渴，为邪渐深也。今少阴病得之二三日，邪气未深入之时，便作口燥咽干者，是邪热已甚，肾水干也，急与大承气汤下之，以全肾也。

【校】

[1] 得之二三日　《九十论》第十五作"一二日"。

[2] 口燥咽干　《九十论》第十五作"口干燥"。

【注】

①口燥咽干　汤本求真曰："本条证有少阴病之外观，故师以'少阴病'三字冠之。然实非少阴病，而为阳明病，何则？若真为少阴病，口中必和。但今则不然，反口燥咽干也。"

②急下之　张璐曰："按少阴三急下。一属传经邪热亢极，一属邪热传入胃腑，一属温热发自少阴，皆刻不容缓之证，故当急救欲绝之肾水，与阳明急下三法，同源异派。"尤怡曰："此少阴热併阳明之证，二三日为病未久，而便口燥咽干，热气盛而阴气少矣。盖阳明土，少阴水，热併阳明，则土实而水虚，不特热气伤阴，即土气亦伤水也，故宜急下以泻土而全水。"

【白话解】

少阴病，得病二三日，出现口燥咽干的，应当急速下之，适宜用大承气汤。

(321) **少阴病，自^[1]利清水，色纯青^[2]①，心下必痛，口干燥者，急**赵本作"可"**下之，宜大承气汤^[3]。**赵本注"一法用大柴胡"

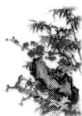

伤寒论校注白话解

【成注】

少阴，肾水也。青，肝色也。自利色青，为肝邪乘肾。《难经》曰：从前来者为实邪。以肾蕴实邪，必心下痛，口干燥也，与大承气汤以下实邪。

【校】

［1］自　《玉函》卷四、《脉经》卷七、《总病论》卷一并作"下"。

［2］色纯青　《脉经》卷七、《翼方》卷十"纯青"并作"青者"。

［3］急下之，宜大承气汤　《总病论》卷一作"大承气汤下之"。

【注】

①自利清水，色纯青　吴谦曰："'自利清水'者，谓下利无糟粕也；'色纯青'者，谓所下皆污水也。"钱潢曰："'清水'固属寒邪，而'青'则又寒色也，故属少阴。"成氏及方注皆以为肝色，误矣。山田宗俊曰："'清'，圊也。'清水'，犹言下水，与清谷、清便、清血、清脓血之清同，非清浊之清也。"

【白话解】

少阴病，自行下利，排出水样粪便，其色纯青，心下部必然疼痛，口干舌燥的，应当急速下之，适宜用大承气汤。

（322）少阴病，六七日[1]，腹胀[2]，不大便①**者，急下之，宜大承气汤。**

【成注】

此少阴入腑也，六七日，少阴之邪入腑之时，阳明内热壅甚，腹满，不大便也。阳明病，土胜肾水则干，急与大承气汤下之，以救肾水。

【校】

［1］六七日　按："六七日"上似脱"得之"二字，证之三一九条"得之二三日，"可证，《千金》卷九"六七日"上有

"得之"二字，亦可证。

[2]胀　《脉经》卷七、《千金》卷九、《翼方》卷十并作
"满"。

【注】

①腹胀，不大便　尤怡曰："'腹胀，不大便'，土实之征也，
土实则水干，故非急下不可。夫阳明居中土也，万物所归，故无
论三阳三阴，其邪皆得还入于胃，而成可下之证。然太阴传阳
明，脏邪还腑，为欲愈也；厥阴传阳明者，木邪归土，不得复木
也；唯少阴则肾邪入胃而胃实，复将消肾，故虽并用下法，而少
阴之法，视太阴厥阴为加峻矣。"

【白话解】

少阴病，得病六七日，如果腹部胀满不大便，就应当急速下
之，适宜用大承气汤。

（323）**少阴病，脉沉**①**者，急温之**[1]②**，宜四逆汤。**赵本有
"四逆汤方"详见卷二

【成注】

既吐且利，小便复利，而大汗出，下利清谷，内寒外
热，脉微欲绝者，不云急温；此少阴病脉沉而云急温者，
彼虽寒甚，然而证已形见于外，治之则有成法；此初头脉
沉，未有形证，不知邪气所之，将发何病，是急与四逆汤
温之。

【校】

[1]急温之　《脉经》卷七"急"下有"当"字。

【注】

①脉沉　汪琥曰："少阴病，本脉微细，但欲寐。今者轻取
之微脉不见，重取之细脉几亡，伏匿而至于沉，此寒邪深中于
里，殆将入脏，温不容不急也。少迟则恶寒身蜷，吐利躁烦，不
得卧寐，手足逆冷，脉不至等，死证立至矣。"

②急温之　尤怡曰："此不详何证，而但凭脉以论治，然苟

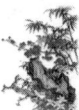

无厥逆下利等证，未可曰急与温法。愚谓学者当从全书会通，不可拘求一文一字之间。"周扬俊曰："脉沉邪深，惧其入脏，故急温之。"

【白话解】

少阴病，脉沉的，应当急速温里，适宜用四逆汤。

（324）少阴病，饮食[1]入口[2]则吐，心中温温欲吐①，复不能吐[3]，始得之[4]，手足寒，脉弦迟②者，此胸中实[5]，不可下也，当吐之[6]③。若膈上有寒饮[7]，干呕者，不可吐也，急赵本作"当"温之[8]④，宜四逆汤。

【成注】

伤寒表邪传里，至于少阴。少阴之脉，从肺出，络心注胸中。邪既留于胸中而不散者，饮食入口则吐，心中温温欲吐，阳气受于胸中，邪既留于胸中，则阳气不得宣发于外，是以始得之，手足寒，脉弦迟，此是胸中实，不可下，而当吐。其膈上有寒饮，亦使人心中温温而手足寒，吐则物出，呕则物不出，吐与呕别焉。胸中实，则吐而物出；若膈上有寒饮，则但干呕而不吐也，此不可吐，可与四逆汤以温其膈。

【校】

[1] 饮食　《总病论》卷二"饮"上有"其人"二字。

[2] 入口　《脉经》卷七、《病源》卷七、《翼方》卷十、《总病论》卷二"入"下并无"口"字。

[3] 心中温温欲吐，复不能吐　《病源》卷七作"或心中温温，欲吐不能，当遂吐之"。吴谦曰："'温温'当作'嗢嗢'。"

[4] 始得之　《病源》卷七"始"上有"若"字。

[5] 此胸中实　《病源》卷七作"此中有寒饮"；《总病论》卷二无"此胸"四字。《阴证略例·仲景阴证例》引"胸"作"胃"。

[6] 当吐之　《脉经》卷七、《翼方》卷十"当"下并有

"遂"字;《病源》卷七"下"作"吐";《圣惠方》卷八"当吐之"句下有"宜瓜蒂散"四字。

［7］饮　《圣惠方》卷八作"欲"，属下读。

［8］急温之　《总病论》卷二"温"上无"急"字。

【注】

①入口则吐，心中温温欲吐　痰滞于胸，故饮食入口则吐。痰涎胶着，故欲吐不能。

②脉弦迟　弦主邪实，迟主气血被阻。

③胸中实，不可下也，当吐之　尤怡曰："夫下气上逆而为吐者，原有可下之例，如《金匮》之食已即吐者，大黄甘草汤主之是也。若始得之脉弦迟者，胸中邪实而阳气不布也，则其病不在下而在上，其治法不可下而可吐，所谓因其高而越之也。"

④有寒饮，干呕者，不可吐也，急温之　"干呕"乃中下焦阳虚不能运化，以致水饮停聚，寒气上逆，故而作呕。如以温药和之，寒去胃和，寒饮自散，故"不可吐也"。

【白话解】

少阴病，饮食入口就吐，即不进食也心中泛恶想吐，又吐不出，开始得病时，手足寒冷，脉弦迟，这种病证是胸中有实邪，不可用下法，应当用吐法。如果膈以上部位有寒饮，而出现干呕的，就不可以用吐法，而应当急速温里，适宜用四逆汤。

（325）**少阴病，下利，脉微涩①，呕而汗出[1]②，必数更衣，反少③者，当温其上灸之[2]④**。赵本注："《脉经》云：灸厥阴，可五十壮"

【成注】

脉微为亡阳，涩为亡血。下利呕而汗出，亡阳亡血也。津液不足，里有虚寒，必数更衣；反少者，温其上，以助其阳也，灸之以消其阴。

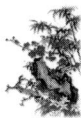

【校】

[1] 呕而汗出　《脉经》卷七"呕而"作"即呕"；《翼方》卷十"呕而汗出"作"即呕、汗者"。

[2] 当温其上灸之　《翼方》卷十作"宜温之"。

【注】

①脉微涩　"微"为阳气虚，"涩"为阴血少。

②呕而汗出　方有执曰："汗出阳气不能外固，阴弱不能内守也。"

③必数更衣，反少　即大便次数多而量反少。方有执曰："更衣反少者，阳虚则气下坠，血少所以勤努责，而多空责也。"钱潢曰："数更衣反少者，即里急后重之谓也。"

④当温其上灸之　"温上"有两说，一谓灸百会穴，一谓灸少阴之穴，或灸胃之三脘。其意谓非巅顶然后谓之上，胃在肾之上，当灸胃肾两经之穴，则清阳升而浊阴降，水谷分消，而下自止矣。喻昌曰："一药之中，既欲救阳，又欲护阴，漫难区别，故灸之以升其阳，庶阳不下陷以逼其阴，然后阴得安静不扰，而下利自止耳。"

【白话解】

少阴病，下利，脉微涩，呕吐而汗出，大便次数多而量反少的，治疗应当温灸胃肾的穴位。

辨厥阴病脉证并治法第八

（326）厥阴之[1]为病，消渴，气上撞[2]心，心中疼热[3]①，饥而[4]不欲食②，食则吐蛔[5]③，下之利不止[6]④。

【成注】

邪传厥阴，则热已深也。邪自太阳传至太阴，则腹满而嗌干，未成渴也；邪至少阴者，口燥舌干而渴，未成消也；至厥阴成消渴者，热甚能消水故也。饮水多而小便少者，谓之消渴。木生于火，肝气通心，厥阴客热，气上撞心，心中疼热。伤寒六七日，厥阴受病之时，为传经尽，则当入腑，胃虚客热，饥不欲食，蛔在胃中，无食则动，闻食嗅_{医统本作"臭"}而出，得食吐蛔，此热在厥阴经也。若便下之，虚其胃气，厥阴木邪相乘，必吐下不止。

【校】

[1] 之　《百证歌》第十四证注无"之"字。

[2] 撞　《总病论》卷一、《百证歌》第十四证注并作"冲"。

[3] 心中疼热　《九十论》第二十三无"心中"四字。

[4] 而　《九十论》第二十三、《百证歌》第十四证注并无"而"字。

[5] 食则吐蛔　《脉经》卷八作"食即吐"；《翼方》卷十作"甚者则欲吐蛔"；《百证歌》第十四证注"食"下无"则"字。

[6] 利不止　《玉函》卷四、《脉经》卷八、《翼方》卷十并作"不肯止"；《总病论》卷一"利不止"句下有"乌梅丸主之"五字。

【注】

①消渴，气上撞心，心中疼热　柯琴曰："厥阴经脉上膈贯肝，气旺故上撞心，气有余即是火，故消渴而心中疼热。"山田业广曰："'疼热'与'懊侬'相类。"

②饥而不欲食　本条证上热下寒，不欲食者，阴寒在胃也。

③食则吐蛔　柯琴曰："厥阴病则生蛔（虫为风化）。"

④下之，利不止　舒诏曰："此证上热下寒，若因上热误下之，则上热未必即去，而下寒必更加甚，故利不止也。"

【白话解】

厥阴的病理表现是：口渴饮水不能缓解，自觉有气上撞心胸部，心中疼痛而热，饥饿却不思食，勉强进食就会吐蛔虫，如果用下法治疗又会下利不止。

357

（327）**厥阴中风**①，**脉微浮**[1]②，**为欲愈；不浮，为未愈。**

【成注】

经曰：阴病见阳脉而生，浮者阳也。厥阴中风，脉微浮，为邪气还表，向汗之时，故云欲愈。

【校】

［1］脉微浮　《玉函》卷四、《病源》卷七"脉"上并有"其"字。

【注】

①厥阴中风　陆渊雷曰："六经篇中各有中风一条，唯太阳中风桂枝汤证义最明晰。若夫阳明中风，实具三阳之证，当是三阳合病。少阳中风，仍是柴胡证，其所以名中风之故不可知。至三阴中风，唯太阴有四肢烦疼一证，余二（少阴、厥阴）无证候，其主旨，皆以脉法预决愈否，此亦别一派古医家之传说，与本论条例自异，不知是仲景漫而录之，抑叔和所撰入也。旧注必循文曲解，不验诸事实，徒令学者迷惑失据而已。"

②脉微浮　厥阴为阴证之极，故其脉微细，而脉反浮者，是正气胜邪，阳气来复之兆。程应旄所谓"浮则木气外达，而风并上行，厥气得阳而自解"是矣。

【白话解】

厥阴中风，脉微浮，是病将愈；如果脉不浮，是病没有好转。

（328）**厥阴病，欲解时，从寅**[1] 赵本医统本并作"丑" **至卯上**[2]①。

【成注】

厥阴，木也，王于卯丑寅，向王，故为解时。

【校】

［1］寅　四库本、同德本、天保本、《玉函》卷四并作"丑"。

［2］至卯上　《玉函》卷四作"尽卯"。

【注】

①从寅至卯上　柯琴曰："木克于丑（赵本及医统本'寅'作'丑'，故柯云然。）旺于寅卯，故主此三时。"按本论第三三二条"期之旦日夜半愈"则欲解从寅卯者，亦不可泥。

【白话解】

厥阴病，将解的时间，是从凌晨一时至早晨七时以前。

（329）**厥阴病，渴欲饮水**①**者，少少与**①**之，愈**[2]②。

【成注】

邪至厥阴，为传经尽，欲汗之时，渴欲得水者，少少与之，胃气得润则愈。

【校】

［1］少少与　《脉经》卷七、《翼方》卷十并作"与水饮"。《补亡论》卷七"少少"作"可少"。

［2］愈　《玉函》卷四、《脉经》卷七"愈"上并有"即"字。

【注】

①渴欲饮水　尤怡曰："厥阴之病，本自消渴，虽得水未必即愈。"程应旄曰："厥阴之见上热，由阴极于下，而阳阻于上，阴阳不相顺接使然。"

②少少与之，愈　张璐曰："少少与之者，盖阴气方欲解散，阳气尚未旧复，若恣饮不消，反有停蓄之误矣。"丹波元简曰："消渴乃厥阴中之一证，曰'愈'者，非厥阴病愈之义，仅是'渴'之一证，得水而愈也。"

【白话解】

厥阴病，口渴想饮水的，小量给喝一些，就会病愈。

（330）**诸四逆厥者**①**，不可下**[1]**之**②**，虚家亦然。**

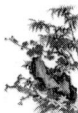

【成注】

四逆者，四肢不温也。厥者，手足冷也。皆阳气少而阴气多，故不可下，虚家亦然。下之是为重虚，《金匮玉函》曰：虚者十补，勿一泻之。

【校】

[1] 下　《脉经》卷七作"吐"。

【注】

①诸四逆厥者　"诸"有"凡"义。汪琥以下文诸厥之条而言，唐容川以诸字赅少阴而言，似均不当。舒诏曰："四肢以温和为顺，不温为逆，故四肢作冷谓之逆，冷过肘膝谓之厥。"

②不可下之　喻昌曰："厥阴证，仲景总不欲下，无非欲邪还于表，使阴从阳解也。"张锡驹曰："诸病凡四逆厥者，俱属阴寒证，故不可下。不特厥逆为不可下，即凡属虚家而不厥逆者，亦不可下。"

【白话解】

凡四肢厥冷的，不可用下法治疗，对单纯虚寒的人也是这样。

（331）**伤寒先厥**[1]，**后发热而利**[2]**者，必自止**[3]①。**见厥复利**②。

【成注】

阴气胜，则厥逆而利；阳气复，则发热，利必自止。见厥，则阴气还胜而复利也。

【校】

[1] 伤寒先厥　《病源》卷七"伤寒"句下有"不可下之"四字。

[2] 后发热而利　《病源》卷七作"发热而作"。

[3] 必自止　《病源》卷七"必"下无"自"字。

【注】

①先厥，后发热而利者，必自止　吴谦曰："厥逆阴也，发

热阳也，先厥后发热、利止者，是阴退而阳进也，见厥复利者，是阴进而阳退也。热多厥少，病虽甚者亦可愈，厥多热少，病虽微者亦转甚，可知厥热乃阴阳进退生死之机也。"张兼善曰："病至厥阴，乃阴之极也，故有反发热之理。《易》云：'穷则变'，穷者至极之谓也。阳至极而生阴，故阳病有厥冷之证，阴至极而生阳，则厥者有发热之条。"

②见厥复利　曹家达曰："此寒湿未尽，由阳入阴之候，所当急温者也，是故大汗下而厥利者，四逆汤主之。"

【白话解】

伤寒先出现四肢厥冷，而后发热而下利的，下利会自行停止。如果再次出现四肢厥冷，就又会下利。

（332）**伤寒始发热六日，厥反九日而利[1]①。凡厥利②者，当不能食③，今反能食者，恐为除中④，**赵本注："一云消中"**食以索[2]饼⑤，不发热[3]者，知胃气尚在，必愈，恐暴热⑥来出[4]而复去也。后三**赵本无"三"字**日脉之⑦，其热续在者，期之旦日夜半⑧愈。所以然者[5]，本发热六日，厥反九日，复发热三日，并前六日，亦为九日，与厥相应，故期之旦日夜半愈[5]。后三日脉之而脉数[6]，其热不罢者，此为[7]热气有余，必发痈脓⑨也。**

【成注】

始发热，邪在表也。至六日，邪传厥阴，阴气胜者，作厥而利，厥反九日，阴寒气多，当不能食，而反能食者，恐为除中。除，去也；中，胃气也。言邪气太甚，除去胃气，胃欲引食自救，故暴能食，此欲胜也。食以索饼试之，若胃气绝，得面则必发热；若不发热者，胃气尚在也。恐是寒极变热，因暴热来而复去，使之能食，非除中也。《金匮要略》曰：病人素不能食，而反暴思之，必发热。后三日脉之，其热续在者，阳气胜也，期之旦日夜半愈；若旦日不愈，后三日脉数而热不罢者，为热气有余，必发痈脓。

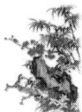

经曰：数脉不时，则生恶疮。

【校】

[1] 而利　《翼方》卷十"而"下有"下"字。

[2] 索　《翼方》卷十作"黍"。

[3] 不发热　《补亡论》卷七"不"作"若"。吴谦曰："'不'当作'若'，如作'不'，即是除中，何以下接'暴热来出而复去'之文耶?"舒诏曰："'不'应作'微'，与下'暴'字相对。"

[4] 来出　"出"字是衍文，应据成注删。

[5] 所以然者……夜半愈　《玉函》卷四无"所以然者"三十八字。

[6] 而脉数　《玉函》卷四"而"下无"脉"字。

[7] 此为　《补亡论》卷七"此"下无"为"字。

【注】

①厥反九日而利　吴谦曰："热而不厥为阳，厥而不热为阴。今厥九日。较热多三日，是阴胜阳，故下利也。"

②厥利　手足厥冷而又下利。

③当不能食　"当"犹"必"也。见《古书虚字集释》卷九。钱潢曰："大凡厥冷下利者，因寒邪伤胃，脾不能散精以达于四肢，四肢不能禀气于胃而厥，厥则中气已寒，当不能食。"

④除中　病名，乃胃气败绝而反能食之反常现象。孙世扬曰："《尔雅·释草》：'筩，箓中。'郭注：'言其中空。'箓，除声同。竹空曰箓中，腹中空曰除中。"

⑤索饼　钱潢曰："索饼者，疑即今之条子面及馓子之类。"

⑥恐暴热　"恐"，疑而未决之辞。"暴"，骤然。慧琳《音义》卷一引《广雅》："暴，猝也。"

⑦脉之　诊察之意。

⑧旦日夜半　第二日夜半。

⑨此为热气有余，必发痈脓　钱潢曰："热气有余，阳邪太过，随其蕴蓄之处，必发痈脓。"舒诏曰："邪阳过胜，逼迫其

362

阴，蒸为败浊，咳唾脓血，非外生痈毒之谓也。”

【白话解】

伤寒，开始发热六日，四肢厥冷反而九日，而且下利。凡四肢厥冷而下利之证，理当不能食，如果反而能食，恐怕是“除中”，给吃面条类食物以后，如果热势没有增高，可知胃气尚存，能够治愈。三日后诊察病情，如果发热仍存在，预计次日夜半会热退。之所以这样，是因为原已发热六日，四肢厥冷九日，现在又发热三日，合并前面的六日，也是九日，与四肢厥冷的日期相等，所以预知次日夜半会热退。三日后诊察如果见脉数，发热不退，这是热气有余，必定会发生痈疮脓疡。

（333）**伤寒脉迟，六七日**[1]**，而反与黄芩汤彻其热**①**。脉迟为寒，今与黄芩汤，复除其热**[2]**，腹中应冷**[3]**，当不能**[4]**食；今反能食**②**，此名**[5]**除中，必死。**

【成注】

伤寒脉迟，六七日，为寒气已深，反与黄芩汤寒药，两寒相搏，腹中当冷，冷不消谷，则不能食；反能食者，除中也。四时皆以胃气为本，胃气已绝，故云必死。

【校】

[1] 六七日　吴谦曰：“‘六七日’下，当有‘厥而下利’四字，否则，则非除中证。”

[2] 脉迟为寒，今与黄芩汤，复除其热　《总病论》卷一无“脉迟”十三字。

[3] 应冷　《翼方》卷十“冷”上无“应”字。

[4] 能　《总病论》卷一作“得”。

[5] 名　《玉函》卷四、《总病论》卷一并作“为”。

【注】

①而反与黄芩汤彻其热　汪琥曰：“六七日反与黄芩汤者，必其病初起，便发厥而利，至六七日阳气回复，乃乍发热。而利未止之时，粗工不知，但见其发热下利，误认以为太少合病，因

与黄芩汤彻其热。彻，即除也。"

②腹中应冷……今反能食　喻昌曰："胃暖乃能纳食，今胃中冷而反能食，则为胃阳发露无余，顷之即去，故为必死。"

【白话解】

伤寒脉迟已六七日，却反而给与黄芩汤以除热。脉迟是寒证，现在又给与黄芩汤以除其热，腹中就会寒冷，理当不能食；现在反而能食，这名为"除中"，必定死亡。

（334）伤寒[1]先厥后发热[2]①，下利必自止，而反汗出，咽中痛者[3]，其喉为痹[4]②。发热无汗而[5]利必自止[6]③，若不止[7]，必[8]便脓血④。便脓血者[9]，其喉不痹⑤。

【成注】

伤寒先厥而利，阴寒气胜也。寒极变热后发热，下利必自止，而反汗出，咽中痛，其喉为痹者，热气上行也。发热无汗而利必自止，利不止，必便脓血者，热气下行也。热气下而不上，其喉亦不痹也。

【校】

[1] 伤寒　《总病论》卷一无"伤寒"二字。

[2] 后发热　《病源》总七"发热"上无"后"字。

[3] 咽中痛者　《病源》卷七作"必咽喉中强痛"；《翼方》卷十"中"下有"强"字；《总病论》卷一"咽"下无"中"字。

[4] 其喉为痹　《病源》卷七作"甚为喉痹"。

[5] 而　《总病论》卷一作"其"。

[6] 必自止　《总病论》卷一"自止"上无"必"字。

[7] 若不止　《玉函》卷四、《病源》卷七"不止"上并无"若"字；《翼方》卷十无"若不止"三字。

[8] 必　《病源》卷七、《翼方》卷十并无"必"字。

[9] 便脓血者　《总病论》卷一无"便脓血"三字，"者"字属上读。

【注】

①先厥后发热　是阴证转阳。汪琥曰："先厥后发热，下利必自止，阳回变热。"

②咽中痛者，其喉为痹　喉痹，即喉部红肿闭塞。陆渊雷曰："咽与喉，古人通称不别，于痛必称咽，于喉必称痹，此因习惯使然，无义例也。"

③发热无汗，而利必自止　尤怡曰："发热无汗者，邪气郁而在阳也，虽下利，法当自止。"

④必便脓血　热邪向下向内，伤及阴络，致使脓血。

⑤其喉不痹　由便脓血，邪热下趋，不干于上，故不喉痹。喻昌曰："其喉不痹，是热邪在里，即不复在表，在下即不复在上也。"

【白话解】

伤寒先出现四肢厥冷而后发热的，下利必然自行停止，却反而汗出，咽喉疼痛的，会形成喉痹。四肢厥冷而发热无汗的，下利必会自止，如果不自止，就必然便脓血。便脓血的，不会形成喉痹。

（335）伤寒一二日[1]至四五日而赵本无"而"字厥者，必发热①，前热者，后必厥[2]②。厥深者，热亦深；厥微者，热亦微[3]。厥应[4]下之③，而反发汗者[5]，必口伤烂赤。

【成注】

前厥后发热者，寒极生热也；前热后厥者，阳气内陷也；厥深热深，厥微热微，随阳气陷之深浅也。热之伏深，必须下去之，反发汗者，引热上行，必口伤烂赤。《内经》曰：火气内发，上为口糜。

【校】

[1] 一二日　《阴证略例·伤寒发厥有阴阳》作"二三日"。

[2] 前热者，后必厥　《脉经》卷七、《翼方》卷十、《百证歌》第四十六证注并作"前厥者，后必热"；《病源》卷七"前"下有"发"字。

辨厥阴病脉证并治法第八

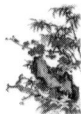

［3］厥微者，热亦微　《阴证略例·论阴脉小便不通》无"厥微"六字。

［4］厥应　《病源》卷七"厥"下无"应"字。《阴证略例·论阴脉小便不通》中"厥应"二字作"当"字。

［5］发汗者　《玉函》卷四、《脉经》卷七、《翼方》卷十并作"发其汗"。

【注】

①厥者，必发热　唐容川曰："是言先厥后热，以厥为主，热发则厥退也。"

②前热者，后必厥　汪琥曰："此申明一二日为前，四五日为后，以见热极必发厥也。"唐容川曰："是言先热后厥，以热为主，厥发则热伏也。"

③厥应下之　喻昌曰："诸四逆厥者不可下，此云'厥应下之'者，其辨甚微，盖先四逆而后热，与先发热而后厥者，其来迥异，故彼云不可下，此云应下之也。"汪琥曰："阳邪深伏，应须以苦寒之药下去其热，则阴阳和而不厥矣。"

【白话解】

伤寒一二日至四五日，四肢厥冷的，必然会发热，先发热的，其后也必然会四肢厥冷。四肢厥冷严重的，发热也就严重；四肢厥冷轻微的，发热也轻微。四肢厥冷应当用下法治疗，如果反用发汗，就必然会口舌生疮红肿糜烂。

（336）**伤寒病，厥五日，热亦五日**①，**设六日当复厥，不厥**②**者，自愈。厥终不过五日**[1]③，**以热五日**[2]，**故知自愈。**

【成注】

阴胜则厥，阳胜则热。先厥五日为阴胜，至六日阳复胜，热亦五日，后复厥者，阴复胜；若不厥为阳全胜，故自愈。经曰：发热四日，厥反三日，复热四日，厥少热多，其病为愈。

[1] 厥终不过五日　《病源》卷七"厥"下无"终"字，"不过"下有"热"字。

[2] 以热五日　按："以热"四字衍。应据《病源》卷七删。

【注】

①厥五日，热亦五日　方有执曰："阴阳胜复无偏也。"

②不厥　方有执曰："阳气胜也，阳主生，故自愈也。"

③厥终不过五日　周扬俊曰："'厥终不过五日'，言厥之常，前云'厥反九日而利'言厥之变。盖常则易治，言变则难复也。"

【白话解】

伤寒，已四肢厥冷五日，发热也五日，假设至第六日，理当再次出现厥冷，如果没有出现，是病自愈。四肢厥冷最终也超不过五日，因为发热是五日，所以知道是自愈。

（337）凡[1]厥者①，阴阳气[2]不相顺接②，便为厥。厥者，手足逆[3]冷赵本有"者"字是也。

【成注】

手之三阴三阳，相接于手十指；足之三阴三阳，相接于足十指。阳气内陷，阳不与阴相顺接，故手足为之厥冷也。

【校】

[1] 凡　元刻本作"是"。

[2] 阴阳气　《百证歌》第四十六证注"阴阳"下有"之"字。

[3] 逆　《百证歌》第四十六证注作"厥"。

【注】

①凡厥者　王履曰："厥有阴有阳，初得病身热，三四日后，热气渐深，大便秘结，小便黄赤，或语言谵妄，而反发热者，阳厥也。初得病，身不热，三四日后，阳气渐消，大便软利，小便清白，或语言低微而不发热者，阴厥也。二证人多疑之，以脉皆沉故也。然阳厥而沉者，脉当有力，阴厥而沉者，脉当无力，若

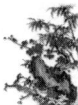

阳厥爪指有时而温，若阴厥爪指时时常冷也。"

②阴阳气不相顺接　陈平伯曰："本条推原所以致厥之故，不专指寒厥言也。盖阳受气于四肢，阴受气于五脏，阴阳之气相贯，如环无端。若寒厥则阳不与阴相顺接，热厥则阴不与阳相顺接也。"黄元御曰："平人阳降而交阴，阴升而交阳，两相顺接，乃不厥冷。阳上而不下，阴下而不上，不相顺接，则生厥冷，不顺而逆，故曰厥逆。足三阳以下行为顺，足三阴以上行为顺，顺行则接，逆行则阴阳而不相接，其所以逆行而不接者，中气之不运也。足之三阳随阳明而下降，足之三阴随太阴而上升，中气转运，胃降脾升，则阴阳顺接，中气不运，胃逆脾陷，此阴阳不接之原也。"

【白话解】

厥逆，都是由于阴气与阳气不能互相顺接，便形成厥逆。所谓厥逆，就是手足发冷。

（338）**伤寒，脉微而厥，至七八日肤冷，其人躁，无暂安时者[1]，此为脏厥[2]①，非为**赵本无"为"字**蚘②厥也[3]。蚘厥者，其人当吐蚘[4]，令**《玉函经》作"今"**病者静，而复时[5]烦③，**赵本有"者"字**此为脏寒[6]，蚘上入**赵本有"其"字**膈[7]，故烦，须臾复止[8]，得食而呕，又烦者，蚘闻食臭④出[9]，其人当[10]**赵本作"常"**自吐蚘。蚘厥者[11]，乌梅丸主之。又主[12]久利方。**赵本无"方"字

【成注】

脏厥者死，阳气绝也。蚘厥，虽厥而烦，吐蚘已则静，不若脏厥而躁无暂安时也。病人脏寒胃虚，蚘动上膈，闻食臭出，因而吐蚘，与乌梅丸，温脏安虫。

【校】

[1] 其人躁，无暂安时者　《总病论》卷一"安"下无"时"字；《百证歌》第四十六证注"其人"下无"躁"字；"无暂安时者"作"不安"，"不安"二字连上读。

〔2〕此为脏厥　《总病论》卷一"此"下无"为"字。

〔3〕非为蚘厥　《总病论》卷一、《百证歌》第四十六证注"非"下并无"为"字。

〔4〕吐蚘　《百证歌》第四十六证注"吐"下无"蚘"字。

〔5〕时　《总病论》卷一无"时"字。

〔6〕此为脏寒　《来苏集》卷四"为"作"非"。吴谦曰："'此'当作'非'。若作'此'，即是脏厥，与辨蚘厥之义不属。"

〔7〕入膈　《总病论》卷一、《百证歌》第七十四证注"入"下并有"其"字。

〔8〕止　《准绳》作"上"。

〔9〕出　《翼方》卷十"出"上有"必"字；《总病论》卷一、《补亡论》卷七"出"上并有"即"字。

〔10〕当　《总病论》卷一作"常"。

〔11〕蚘厥者　《准绳》无"蚘厥者"三字。

〔12〕主　《总病论》卷一作"治"。

【注】

①此为脏厥　喻昌曰："脏厥者，正指肾而言；蚘厥者，正指胃而言。脉微而厥，则阳气衰微可知，然未定其为脏厥蚘厥也。唯肤冷而燥无暂安时，乃为'脏厥'，脏厥用四逆及灸法，其厥不回者死。"程知曰："此言厥有脏与蚘之别也。'脏厥'者，肾脏之阳不行也，'蚘厥'者，胃腑之阳不行也。"林澜曰："'脏厥'者，阳气将脱，脏气欲绝而争，故脏厥为死证。"

②蚘（huí 回）　讹作"蛔"。《广韵·十五交》："蚘，人腹中长虫。蚘与蛕同。"

③病者静，而复时烦　此蚘厥与脏厥两证之主要区别，在躁证上，脏厥之燥，无暂安时；蚘厥之躁，时静时烦。

④食臭　"臭"，食之气味。慧琳《音义》卷八引《玉篇》："臭者，凡物气之总名。"

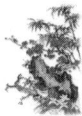

【白话解】

伤寒，脉微而四肢厥冷，至七八日出现周身肌肤发冷，病人烦躁，没有片刻安定之时，这是脏厥，不是蚘厥。如果是蚘厥，病人就应当有吐蚘虫的症状。现在病人精神安定，而又有时心烦，这是因为脏寒，蚘虫上扰于膈，所以心烦，片刻又自止，进食就呕吐，又出现心烦，蚘虫闻到食物气味而上扰，病人就会吐蚘虫。蚘厥，应当用乌梅丸治疗。本方又主治日久泄利。

乌梅丸方：

乌梅三百个（赵本作"枚"）。味酸温　细辛六两。辛热　干姜十两。辛热　黄连一斤（赵本作"十六两"）。苦寒　当归四两。辛温　附子六两，炮（赵本有"去皮"二字）。辛热　蜀椒四两，去子（赵本作"出汗"）（医统本作"去汗"）。辛热　桂枝六两（赵本有"去皮"二字）。辛热　人参六两。甘温　黄柏六两。苦寒

【成注】

肺主气，肺欲收，急食酸以收之，乌梅之酸，以收肺气；脾欲缓，急食甘以缓之，人参之甘，以缓脾气；寒淫于内，以辛润之，以苦坚之，当归、桂、椒、细辛之辛，以润内寒；寒淫所胜，平以辛热，姜、附之辛热，以胜寒；蚘得甘则动，得苦则安，黄连、黄柏之苦，以安蚘。

右十味，异捣筛，合治之，以苦酒渍乌梅一宿，去核，蒸之五升赵本作"斗"米下，饭熟，捣成泥，和药令相得，内臼中，与蜜，杵二千下，丸如梧桐子大，先食饮，服十丸，日三服，稍加至二十丸。禁生冷、滑物、臭食等。

（339）伤寒，热少厥微，指赵本注："一作稍"头寒[1]，默默[2]赵本作"嘿嘿"不欲食，烦躁[1]，数日小便利，色白[3]者，此热[2]除也，欲得食，其病为愈；若厥而呕，胸胁烦满[4]者，其后必便血[3]。

【成注】

指头寒者，是厥微热少也；默默不欲食烦躁者，邪热初传里也；数日之后，小便色白，里热去，欲得食，为胃气已和，其病为愈。厥阴之脉，挟胃贯膈，布胁肋。厥而呕，胸胁烦满者，传邪之热，甚于里也。厥阴肝主血，后数日热不去，又不得外泄，迫血下行，必致便血。

【校】

[1] 躁　四库本作"燥"。

[2] 热　四库本作"欲"。

[3] 其后必便血　《准绳》中"其后"句下有"黄芩芍药汤，抵当汤"八字。

【注】

①指头寒　周扬俊曰："邪虽传至厥阴，而所受本轻者，则热与厥俱微，故但指头寒，而不至厥逆也。"

②默默　"默"与"嘿"通，《广韵·二十五德》："默或作嘿。"慧琳《音义》卷二十引顾野王云："嘿，不言也。"引申有静默之意。

③小便利，色白　柯琴曰："小便之难者已利，色赤者仍白，是阴阳自和，热除可知。"

④若厥而呕，胸胁烦满　仲师无治法，柯琴以微者，小柴胡汤和之；深者，大柴胡汤下之。**按**：于柯说外，是否可用四逆散，宣热解郁。

【白话解】

伤寒，热势不高，四肢轻微厥冷，只是指尖发冷，静默不思食，烦躁，数日后如果小便通利，尿色清白，说明热邪已除，如思食了，这是病愈；如果四肢厥冷而呕吐，胸胁极为满闷，此后必然会出现便血。

(340) **病者手足厥冷[1]，言我不结胸[2]①，小腹满[3]，按之痛**②**者，此冷结在膀胱关元也。**

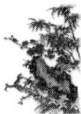

【成注】

手足厥不结胸者，无热也；小腹满，按之痛，下焦冷结也。

【校】

[1] 厥冷　《总病论》卷一"冷"上无"厥"字。

[2] 言我不结胸　《总病论》卷一无"言我"五字。

[3] 小腹满　《总病论》卷一"小腹"下无"满"字，连下读。《补亡论》卷七"小"作"少"。

【注】

①言我不结胸　病者自述无结胸证，是胸部舒畅，说明上焦中焦无病。周扬俊曰："言我不结胸，知非阳邪结于阳位也。"

②小腹满，按之痛　周扬俊曰："小腹满，按之痛，知为阳邪必结于阴位也。"吴谦曰："小腹满，按之痛，小便自利者，是血结膀胱；小便不利者，是水结膀胱；手足热，小便赤涩者，是热结膀胱；此则手足冷，小便清白，是冷结膀胱证。"

【白话解】

病人手足厥冷，自述无胸部痞硬疼痛的结胸症状，而是小腹部胀满，按压有疼痛感的，这是寒邪凝结在膀胱关元部位。

（341）**伤寒发热四日，厥反**①**三日**[1]**，复热四日**[2]**，厥少热多，**赵本有"者"字**其病当愈。四日至七日热不除**②**者，其后**赵本无"其后"二字**必便脓血**[3]③**。**

【成注】

先热后厥者，阳气邪传里也。发热为邪气在表。至四日后厥者，传之阴也。后三日复传阳经，则复热。厥少则邪微，热多为阳胜，其病为愈。至七日传经尽，热除则愈；热不除者，为热气有余，内搏厥阴之血，其后必大便脓血。

【校】

[1] 三日　《百证歌》第七十九证注"三"下有"四"字。

[2] 复热四日　《翼方》卷十"复"下有"发"字。柯琴

曰："'复热四日'句，语意在'其病当愈'下。"

[3] 其后必便脓血　元刻本"血"作"也"；《玉函》卷四"便"作"清"；《百证歌》第七十九证注"必"上无"其后"二字，"便"作"圊"。

【注】

①厥反　柯琴曰："凡厥与热不相应，便谓之'反'。"

②热不除　柯琴曰："热盛厥微，必伤阴络，医者当于阳盛时预滋其阴，以善其后。'热不除'指'复热四日'，'复热四日'句，语意在'其病当愈'下。"

③必便脓血　恽铁樵曰："便脓血，即是痢，是转属病，当白头翁汤。"

【白话解】

伤寒发热四日，四肢厥冷反而三日，然后又发热四日，四肢厥冷的时间短而发热时间长，病就应当痊愈。如果四至七日发热仍不退，此后必然会便脓血。

（342）**伤寒厥四日，热反三日，复厥五日，其病为进，寒多热少，阳气退，故为进[①]也。**

【成注】

伤寒阴胜者先厥，至四日邪传里，重阴必阳却，热三日，七日传经尽，当愈。若不愈而复厥者，传作再经，至四日则当复热；若不复热，至五日厥不除者，阴胜于阳，其病进也。

【注】

①寒多热少……故为进也　程应旄曰："热多厥少，知为阳胜，阳胜病当愈，厥多热少，知为阴胜，阳胜病日进。热在后而不退，则为阳过胜，过胜则阴不能复，遂有便血诸热证。厥在后而不退，则为阴过胜，过胜则阳不能复，遂有亡阳诸死证。"陈念祖曰："上节（三零一条）言热胜于厥而伤阴，此节言厥胜于热而伤阳也。"

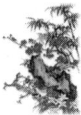

【白话解】

伤寒四肢厥冷四日，发热反而三日，然后又厥冷五日，这是病情在加重。由于阴寒多而阳热少，阳气衰退，所以病情加重。

（343）**伤寒六七日，脉微[1]①，手足厥冷，烦躁[2]②，灸厥阴[3]③，厥不还者，死。**

【成注】

伤寒六七日，则正气当复，邪气当罢，脉浮身热为欲解；若反脉微而厥，则阴胜阳也。烦躁者，阳虚而争也。灸厥阴，以复其阳；厥不还，则阳气已绝，不能复正而死。

【校】

[1] 脉微　《玉函》卷四、《脉经》卷七"脉"上并有"其"字。《翼方》卷十"微"作"数"。

[2] 躁　丛刊本、天保本并作"燥"。

[3] 灸厥阴　《脉经》卷七"灸"下有"其"字；《翼方》卷十无"灸厥"二字，"阴"字属下读。

【注】

①伤寒六七日，脉微　陈念祖曰："伤寒六日，厥阴主气，既至七日，值太阳主气之期，既不能得阳热之化，阳欲绝而不行于脉，故'脉微'。"

②烦躁　汪琥曰："烦躁者，阳虚而争，乃脏中之真阳欲脱，而神气为之浮越，故作烦躁。"

③灸厥阴　应灸何穴？张锡驹曰："宜灸行间、章门、关元、百会。"

【白话解】

伤寒六七日，脉微，手足厥冷，烦躁，治疗应灸厥阴经的穴位。灸后四肢厥冷不能恢复的，是死证。

（344）**伤寒发热[1]①，下利厥逆，躁不得[2]卧者，死②。**

【成注】

伤寒发热，邪在表也；下利厥逆，阳气虚也；躁不得卧者，病胜脏也。故死。

【校】

[1] 伤寒发热　《脉经》卷七、《翼方》卷十"伤寒"下并无"发热"二字；《总病论》卷一"发热"上无"伤寒"二字。

[2] 得　《脉经》卷七作"能"。

【注】

①伤寒发热　程知曰："厥阴病，但发热即不死，以发热则邪出表，而里证自除。若外发热而内厥逆，下利不止，躁不得卧，则发热又为阳气外散之候，而主死。"

②死　舒诏曰："此条厥为真寒，热为假热。假热者，由里阴胜而隔阳于外也。然有假热，真阳尚在躯壳，加之躁不得卧，则阴竭矣，其阳未由而回，故主死。"陆渊雷曰："身面热，手足冷，下利而躁者，是所谓阳离于上，阴决于下，故不可生也。"

【白话解】

伤寒发热，下利，四肢厥冷，躁扰不能安卧的，是死证。

(345) **伤寒发热**①，**下利至甚**[1]，**厥不止**[2]②**者，死。**

【成注】

《金匮要略》曰：六腑气绝于外者，手足寒，五脏气绝于内者，利下不禁。伤寒发热，为邪气独甚，下利至甚，厥不止，为腑脏气绝，故死。

【校】

[1] 至甚　《翼方》卷十"至"下无"甚"字，"至"字属下读。

[2] 厥不止　元刻本"厥"下无"不"字。

【注】

①伤寒发热　舒诏曰："发热者，真阳未灭，尚可为也；亟当温经止泄已回甚厥。"

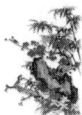

②厥不止　厥利不止，是阳脱于外，阴盛格阳，故主死。

【白话解】

伤寒发热，下利极为严重，四肢厥冷不能缓解的，是死证。

（346）**伤寒六七日，不利**[1]①**，便**[2]**发热而利**②**，其人汗出不止者，死。有阴无阳**③**故也。**

【成注】

伤寒至七日，为邪正争之时，正胜则生，邪胜则死。始不下利，而暴忽发热、下利汗出不止者，邪气胜正，阳气脱也，故死。

【校】

[1] 不利　《玉函》卷四"不"下有"便"字。

[2] 便　《玉函》作"忽"；《病源》卷八作"更"。

【注】

①六七日不利　魏荔彤曰："伤寒六七日不利，此见阳微之证于他端也。而人反不觉，遂证误其扶阳之方。"

②便发热而利　"便"有"即"义，"即"有"今"义，见《古书虚字集释》卷八、卷十。"便发热"犹云"今发热"也。周扬俊曰："格阳发热，利汗兼至，阴内盛则不固其津而下脱，复逼其阳而外散耳。"

③有阴无阳　方有执曰："'发热而利'，里虚邪入，故曰'有阴'；'汗出不止'，表阳外绝，故曰'无阳'。"

【白话解】

伤寒六七日，无下利，忽然发热而下利，病人汗出不止的，是死证。这是由于阴独存而阳气脱的缘故。

（347）**伤寒五六日，不结胸**[1]**，腹濡**[2]**，脉虚，复厥者**①**，不可下，此为**赵本无"为"字**亡血，下之死**[3]。

【成注】

伤寒五六日，邪气当作里实之时，若不结胸，而腹濡者，里无热也；脉虚者，亡血也；复厥者，阳气少也。不可下，下之为重虚，故死。《金匮玉函》曰：虚者重泻，真气乃绝。

【校】

［1］不结胸　吴谦曰："'结胸'当作'大便'。不结胸，腹濡，脉虚，复厥，皆无皆下之理。"

［2］腹濡　《伤寒论述义补》引轩邨宁熙曰："'濡'当作'满'，字之误也。果是'腹濡'，则其不可下，诚不俟言。"

［3］此为亡血，下之死　《脉经》卷七、《翼方》卷十并作"下之亡血死"。

【注】

①复厥者　尤怡曰："伤寒五六日，邪气传里，在上则为结胸，在下则为腹满而实。若不结胸，腹濡而脉复虚，则表里上下都无结聚，其邪为已解矣。解则其人不当复厥，而反厥者，非阳热深入也，乃血不足而不荣于四末也。"舒诏曰："腹濡、脉虚、复厥者，阳虚而阴盛也，何得谓之亡血，亡血者，阴虚也，阴虚当发热，何得复厥。"

【白话解】

伤寒五六日，无结胸症状，腹部柔软，脉虚，又出现四肢厥冷的，不可用下法，因为这是阴血亏损之证，用下法就会形成为死证。

（348）发热[1]而厥，七日[2]，下利者，为难治①。

【成注】

发热而厥，邪传里也。至七日传经尽，则正气胜邪，当汗出而解，反下利，则邪气胜，里气虚，则为难治。

【校】

［1］发热　《玉函》卷四、《脉经》卷七"发热"上并有"伤寒"二字。

［2］七日　《病源》卷七"日"下有"而"字。

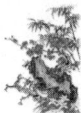

【注】

①难治 喻昌曰："发热而厥七日，是热者自热，厥利者自厥，两造其偏，漫无相协之期，故虽未现烦躁等证，而已为难治，盖治其热则愈厥愈利，治其厥利则愈热，不至阴阳两绝不止矣。"柯琴曰："发于阳者当七日愈，今厥不止而反下利，恐为除中，故难治。若躁烦不能食，尚为热厥利耳。"

【白话解】

发热而四肢厥冷，至七日而出现下利的，是难治之证。

（349）**伤寒脉促**^{[1]①}，赵本注："一作纵"**手足厥逆**^②**者**，赵本无"者"字**可灸之**^{[2]③}。

【成注】

脉促，则为阳虚不相续；厥逆，则为阳虚不相接。灸之，以助阳气。

【校】

[1] 伤寒脉促 《病源》卷七作"其脉从"。**按：**《病源》是。"其"，如也。赵本注"促，一作纵"。以《病源》核之，"纵"是"从"的误字。

[2] 可灸之 《脉经》卷七"可灸之"句下有"为可灸，少阴厥阴主逆"九字。

【注】

①脉促 张志聪曰："伤寒脉促者，阳气盛而不得阴气以相资。"尤怡曰："脉阳盛则促，阴盛则结，脉促者，非阳之虚，乃阳之郁而不通也。"

②手足厥逆 张志聪曰："手足厥者，阴气盛而不得阳气以相接也。"

③可灸之 "灸之"以通阳气。应灸何处，本论未言及。常器之谓灸太冲，陈念祖谓灸厥阴井荥经俞等穴，承淡庵谓灸神阙、涌泉，以上录供参考。

【白话解】

伤寒脉促，手足厥冷的，可以用灸法治疗。

（350）**伤寒脉滑而厥**[1]①**者，里**[2]**有热**②**也，**赵本无"也"字
白虎汤主之。赵本有"白虎汤方"详见卷四

【成注】

滑为阳厥，气内陷，是里热也，与白虎汤以散里热也。

【校】

[1] 伤寒脉滑而厥 《总病论》卷一作"厥而脉滑"。

[2] 里 《总病论》卷一"里"上有"为"字。

【注】

①伤寒脉滑而厥 吴谦曰："脉微细，身无热，小便清白而厥者，是寒虚厥也，当温之；脉乍紧，身无热，胸满而烦厥者，是寒实厥也，当吐之；脉实小，大便闭，腹满硬痛而厥者，热实厥也，当下之。今脉滑而厥，滑为阳脉，里热可知，是热厥也。然内无腹满痛不大便之证，是虽有热而里未实，不可下而可清，故以白虎汤主之。"舒诏《伤寒集注》引舒帝锡曰："此条厥证，未见汗出、恶热、烦渴等证，何得妄投白虎汤。设兼目瞑、蜷卧、身重、恶寒、少气懒言等证，阴厥也，滑为里热之说谬甚。"

②里有热 柯琴曰："脉滑而厥为热厥，脉微而厥为寒厥，阳极似阴之证全凭脉以辨之。然必须烦渴引饮，能食而大便难，乃为里有热也。"

【白话解】

伤寒脉滑而四肢厥冷的，是里有热邪，应当用白虎汤治疗。

（351）**手足厥寒**[1]**，脉细欲绝**①**者**[2]**，当归四逆汤主之。**

【成注】

手足厥寒者，阳气外虚，不温四末；脉细欲绝者，阴血内弱，脉行不利。与当归四逆汤，助阳生阴也。

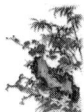

【校】

[1] 寒 《总录》卷二十一作"冷";《总病论》卷二无"寒"字。

[2] 脉细欲绝者 《玉函》卷四作"脉为之细绝";《总病论》卷二"细"作"微"。

【注】

①手足厥寒,脉细欲绝 莫文泉曰:"诸四逆皆脉微,无言'细'者,微细虽皆亡阳脉,而微为无气,细为无血,其指不同。《金匮》云:'血虚而厥,厥而必冒。'是厥固有生于血虚者,故必以当归温经。"郑重光曰:"手足厥寒,脉细欲绝。是厥阴伤寒之证,当归四逆,是厥阴伤寒之表药也。"

【白话解】

手足厥冷,脉细欲绝的,应当用当归四逆汤治疗。

当归四逆汤方

当归三两。辛温 桂枝三两(赵本有"去皮"二字)。辛热 芍药三两。酸寒 细辛三两。辛热 大枣二十五个(赵本作"枚,擘,一法十二枚")。甘温 甘草二两,炙。甘平 通草二两。甘平

【成注】

《内经》曰:脉者,血之府也。诸血者,皆属心。通脉者,必先补心益血。苦先入医统本有"于"字心,当归之苦,以助心血;心苦缓,急食酸以收之,芍药之酸,以收心气;肝苦急,急食甘以缓之,大枣、甘草、通草之甘,以缓阴血。

右七味,以水八升,煮取三升,去滓,温服一升,日三服。

(352)若其人内有久寒者,宜当归四逆加吴茱萸生姜汤①主之。赵本无"主之"二字。赵本有"当归四逆加吴茱萸生姜汤方"详见卷十

【成注】

茱萸辛温,以散久寒;生姜辛温,以行阳气。

【注】

①内有久寒，宜当归四逆加吴茱萸生姜汤　钱潢曰："其人平素有久寒者，而又为客寒所中，其痼阴沍寒，难于解散，故更加吴茱萸之性燥苦热及生姜之辛热以辛以泄之，而又以清酒辅助其阳气，流通其血脉也。"和久田曰："此条但言久寒，不详其证，或指吐利为说，余之实验，或宿饮滞于中焦，或吞酸吐酸等证，或冷气冲逆，迫心下，攻胸胁，干呕，吐涎沫，或转筋，妇人积冷血滞，经水短少，腹中痉挛，日迫心下胁下，肩背强急，头顶重痛之类，概为久寒所致，苟审其脉证，得手足寒、脉细者，用本方无有不效，不仅吐利一证已也。"

【白话解】

如果病人素有里寒，适宜用当归四逆加吴茱萸汤治疗。

（353）**大汗出，热不去**①**，内拘急**[1]②**，四肢疼**③**，又**[2]**下利，厥逆**[3]**而恶寒**④**者，四逆汤主之。**赵本有"四逆汤方"详见卷二

【成注】

大汗出，则热当去；热反不去者，亡阳也。内拘急下利者，寒甚于里。四肢疼，厥逆而恶寒者，寒甚于表。与四逆汤，复阳散寒。

【校】

[1] 内拘急　《翼方》卷十"拘急"上无"内"字。

[2] 又　《脉经》卷七无"又"字；《翼方》卷十"又"作"若"。

[3] 厥逆　《翼方》卷十"厥"下无"逆"字。

【注】

①大汗出，热不去　周扬俊曰："阴寒之与阳邪异者，阳邪汗出则解，阴邪汗出则殆。以阴不得有汗。故'大汗出'，则在内之真阳且有外亡之虑，而躯壳之热，究不得解，何也？阳邪欲从外散，阴热欲其内返也。"

②内拘急　即腹里拘急。张志聪曰："内拘急者，生阳之气

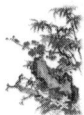

虚于内也。"

③四肢疼　张志聪曰："四肢疼者，生阳之气虚于外也。"

④又下利，厥利而恶寒　张志聪曰："又下利者，言生阳之气不能充于内外，又下利而泄其生阳，则中外皆寒，故厥逆而恶寒。"

【白话解】

大汗出而发热不退，腹内拘急，四肢疼痛，又出现下利，四肢厥冷而恶寒的，应当用四逆汤治疗。

（354）大汗[1]，若①大下利[2]，而厥冷者，四逆汤主之②。

【成注】

大汗，若大下利，内外虽殊，其亡津液、损阳气则一也。阳虚阴胜，故生厥逆，与四逆汤，固阳退阴。

【校】

[1] 大汗　《玉函》卷四"汗"下有"出"字。

[2] 若大下利　《脉经》卷七"下"下无"利"字。《阴证略例·仲景阴证例》引"若"下无"大"字。

【注】

①若　"若"犹"及"也。

②四逆汤主之　大汗亡阳，大下亡阴，故用四逆救阳驱阴。程知曰："不因汗下而厥冷者，用当归四逆；因汗下而厥冷者，用四逆，此缓急之机关也。"

【白话解】

大汗出，如又严重下利而四肢厥冷的，应当用四逆汤治疗。

（355）病人[1]手足厥冷[2]①，脉乍紧者，邪结在胸中[3]②，心中[4]赵本医统本并作"下"满而烦，饥[5]不能食者，病在胸中，当须吐之[6]③，宜瓜蒂散[7]。赵本有"瓜蒂散方"详见卷四

【成注】

手足厥冷者，邪气内陷也。脉紧牢者，为实；邪气入

382

腑，则脉沉。今脉乍紧，知邪结在胸中为实，故心下满而烦，胃中无邪则喜饥，以病在胸中，虽饥而不能食，与瓜蒂散，以吐胸中之邪。

【校】

[1] 人 《百证歌》第四十六证注作"者"。

[2] 厥冷 《百证歌》第四十六证注"冷"上无"厥"字。

[3] 胸中 《总病论》卷一作"胸"作"胃"；《百证歌》第四十六证注"胸"下无"中"字。

[4] 中 四库本、同德本、《总病论》卷一、《百证歌》第四十六证注并作"下"。

[5] 饥 《总病论》卷一无"饥"字；《百证歌》第四十六证注"饥"作"即"。

[6] 当须吐之 《玉函》卷四、《总病论》卷一、《百证歌》第四十六证注、《补亡论》卷七"当"下并无"须"字。

[7] 宜瓜蒂散 《总病论》卷一"宜"句下有"凡病可吐者，皆宜此方"九字。

【注】

①病人手足厥冷 柯琴曰："手足为诸阳之本，厥冷则胃阳不达于四肢。"

②邪结在胸中 "邪"非风寒，乃指停痰食积。方有执曰："虚寒之邪，自内而作，'邪'以痰言，此指虚寒痰证。"程应旄曰："考其证，心下满而烦，烦因心满可知；饥不能食，实不在胃可知，以此定其为邪结在胸中也。"

③当须吐之 "当"犹"必"也。程应旄曰："夫诸阳受气于胸中，胸中被梗，何能复达于四末，但须吐以宣之，不可下也。"

【白话解】

病人手足厥冷，脉忽然变紧的，是停痰食积在胸中，心下满闷而烦。饥饿却不能进食，病邪在胸中必须用吐法治疗。适宜用瓜蒂散。

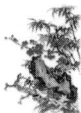

（356）**伤寒厥而心下悸**①**者，**赵本无"者"字**宜先治水，当服**[1]**茯苓甘草汤**②**。却**[2]**治其厥。不尔**③**，水渍**[3]**入**[4]**胃**④**，必作利也。**赵本有"茯苓甘草汤方"详见卷三

【成注】

《金匮要略》曰：水停心下，甚者则悸。厥虽寒胜，然以心下悸，为水饮内甚，先与茯苓甘草汤，治其水，而后治其厥；若先治厥，则水饮浸渍入胃，必作下利。

【校】

［1］服 《玉函》卷四作"与"。

［2］却 《总病论》卷一作"次"。《明理论》卷中作"后"。**按：**作"后"是，"后"与上"先"字对文。

［3］水渍 《翼方》卷十作"其水"。

［4］入 《明理论》卷中作"于"。

【注】

①厥而心下悸 汪琥曰："此系饮水多，寒饮留于心下，胸中之阳不能四布，故见厥。"吴人驹曰："厥有痰实寒热气水之不同，此因乎水者也，水气不循故道，则水之寒气上乘于心而为悸，故治水即所以去悸。而厥亦回。"

②当服茯苓甘草场 周扬俊曰："伤寒厥证，心下复有水气，似乎阴邪一派，曷为不用少阴真武；而反用太阳茯苓甘草耶？以阴邪传经而悸在心下，尚未入胃，于白术漫无取义，故急去其水，续治其厥。"

③不尔 "尔"犹如此也。见慧琳《音义》卷二十一。

④不渍入胃 即水饮渗入肠中，"渍"（zì 自）慧琳《音义》卷四十引顾野王云："渍犹浸也。"

【白话解】

伤寒四肢厥冷而心中跳动不宁的，宜先治其水饮，应当服茯苓甘草汤，然后再治其四肢厥冷。否则，就会水邪浸渍入于肠胃，必然会引起下利。

（357）**伤寒六七日，大下后，寸脉[1]沉而迟[2]。手足厥逆[3]①，下部脉不至，咽喉不利，唾脓血②，泄利不止[4]者，为难治③。麻黄升麻汤主之[5]④。**

【成注】

伤寒六七日，邪传厥阴之时。大下之后，下焦气虚，阳气内陷，寸脉迟而手足厥逆，下部脉不至。厥阴之脉，贯膈上注肺，循喉咙。在厥阴随经射肺，因亡津液，遂成肺痿，咽喉不利而唾脓血也。《金匮要略》曰：肺痿之病，从何得之。被快药下利，重亡津液，故得之。若泄利不止者，为里气大虚，故云难治。与麻黄升麻汤，以调肝肺之气。

【校】

[1] 寸脉　《脉经》卷七"脉"上无"寸"字。

[2] 沉而迟　《玉函》卷四、《脉经》卷七"沉"下并无"而"字。

[3] 逆　《准绳》作"冷"。

[4] 不止　《补亡论》卷七"止"作"已"。

[5] 麻黄升麻汤主之　《总病论》卷一"麻黄"上有"宜"字，"汤"下无"主之"二字。

【注】

①寸脉沉而迟，手足厥逆　吴谦曰："伤寒六七日，邪传厥阴，厥热胜复之时，医不详审阴阳而大下之，改变中寒下竭之变证，中寒故寸脉沉迟，手足厥逆；下竭故尺脉不至，泄利不止也。"

②咽喉不利，唾脓血　吴谦曰："未下之前，阳经尚伏表热，大下之后，则其热乘虚下陷，内犯厥阴。厥阴经循喉咙，贯膈注肺，故咽喉不利，吐脓血也。"

③为难治　尤怡曰："是阴阳上下并受其病，而虚实冷热亦复混淆不清矣。是以欲治其阴。必伤其阳，欲补其虚，必碍其实。故曰此为难治。"

④麻黄升麻汤主之　柯琴曰："六经方中有不出于仲景者，

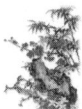

若此汤其大谬者也。夫寸阳，主上焦，沉而迟，是无阳矣。沉为在里，则不当发汗，迟为脏寒，则不当清火，且下部脉不至，手足厥逆，泄利不止，是下焦之元阳已脱。又咽喉不利、吐脓血，是上焦之虚阳无依而将亡，如用参附以回阳而阳不可回，故曰难治，则仲景不立方治也明矣。此用麻黄、升麻、桂枝以散之，汇集知母、天冬、黄芩、芍药、石膏等大寒之品以清之。以治阴实之品，治亡阳之证，是速其阳之毙也，安可望其汗出而愈哉！"

【白话解】

伤寒六七日，经峻下以后，寸脉沉迟，手足厥冷，下部脉不显现，咽喉吞咽困难，唾脓血，泄利不止的，是难治之证。应当用麻黄升麻汤治疗。

麻黄升麻汤方：

麻黄二两半，去节。甘温　　升麻一两一分，甘平　　当归一两一分。辛温　知母苦寒。赵本作"十八铢"　　黄芩苦寒。赵本作"十八铢"　　萎蕤各十八铢（赵本一作菖蒲）。甘平　　石膏碎，绵裹。甘寒（赵本作"六铢"）　　白术甘温　干姜辛热。赵本作"六铢"　　芍药酸平。赵本作"六铢"　　天门冬去心。甘平。赵本作"六铢"　　桂枝辛热（赵本有"六铢，去皮"四字）　　茯苓甘平。赵本作"六铢"　　甘草炙。各（赵本无"各"字）六铢。甘平

【成注】

《玉函》曰：大热之气，寒以取之；甚热之气，以汗发之。麻黄、升麻之甘，以发浮热；正气虚者，以辛润之，当归、桂、姜之辛以散寒；上热者，以苦泄之，知母、黄芩之苦，凉心去热；津液少者，以甘润之，茯苓、白术之甘，缓脾生津；肺燥气热，以酸收之，以甘缓之，芍药之酸，以敛逆气，萎蕤、医统本有"天"字门冬、石膏、甘草之甘，润肺除热。

右十四味，以水一斗，先煮麻黄一两沸，去上沫，内诸药，煮取三升，去滓，分温三服，相去如炊三斗米顷，令尽，

汗出愈。

（358）伤寒四五日，腹中痛^①，若转气下趣^[1]少腹^②者，此^[2]欲自^[3]利^③也。

【成注】

伤寒四五日，邪气传里之时。腹中痛，转气下趣少腹者，里虚遇寒，寒气下行，欲作自利也。

【校】

[1]趣　四库本作"趋"。

[2]此　《玉函》卷四作"为"。

[3]自　《准绳》作"下"。

【注】

①腹中痛　钱潢曰："腹中痛，寒邪入里，胃寒而太阴脾土病也。"

②转气下趣少腹　"趣"与"趋"通。《诗·棫朴》毛《传》："趣，趋也。"《说文·走部》："趋，走也。"钱潢曰："此言寒邪甚而胃阳不守，水谷不别，声响下夺，故欲作自利也。"

③此欲自利　《伤寒补亡论》卷七引常器之云："可四逆汤散。"

【白话解】

伤寒四五日，腹中疼痛，如果腹气转运而下趋于少腹的，这是将要自行下利。

（359）伤寒^[1]本自寒下^{[2]①}，医复吐下之^[3]，寒格^②，更逆吐下^{[4]③}。若食入口即吐^[5]，干姜黄连黄芩_{赵本作"黄芩黄连"}人参汤主之^[6]。

【成注】

伤寒邪自传表，为本自寒下，医反吐下。损伤正气，寒气内为格拒。经曰：格则吐逆。食入口即吐，谓之寒格，更复吐下，则重虚而死，是更逆吐下，与干姜黄连黄芩人参

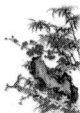

参汤以通寒格。

【校】

[1] 伤寒 《总病论》卷一无"伤寒"二字。

[2] 寒下 《总病论》卷一"寒"下无"下"字。吴谦曰："'下'当作'格'，经论中并无'寒下'之病，亦无'寒下'之文。"

[3] 医复吐下之 《玉函》卷四、《脉经》卷十、熊本"吐"下并无"下"字；《外台》卷二"吐"下有"之"字。"下之"下有"不解者"三字。

[4] 更逆吐下 《脉经》卷七"逆"作"遂"；《翼方》卷十"吐"下无"下"字；《总病论》卷一"更"作"愈"，"愈逆"属上读。

[5] 若食入口即吐 《玉函》卷四"食"上无"若"字，"入"下无"口"字；《翼方》卷十"若食"六字作"食入即出"；《外台》卷二"若食"六字作"食入还吐出者"。

[6] 干姜黄连黄芩人参汤主之 《外台》卷二"干姜"上有"属"字；《总病论》卷一"干姜"十一字作"宜干姜黄芩汤"。

【注】

①本自寒下 谓其人原有朝食暮吐寒格之病也。

②寒格 上热为下寒所格，食入即吐，故称寒格。吴谦曰："朝食暮吐，脾寒格也；食入即吐，胃热格也。"

③更逆吐下 柯琴曰："寒热相阻。则为格证。寒热相结，则为痞证。"吴谦曰："复行吐下，是寒格更逆于吐下也。当以理中汤温其太阴，加丁香降其寒逆可也。若食入口即吐，则非寒格，乃热格也。当用干姜、人参安胃，黄连、黄芩降火也。"

【白话解】

伤寒，病人原有虚寒腹泻，医生反而用吐法治疗，形成上热下寒的寒格证，使吐下更加严重。如果饮食入口即吐，那不是寒格的症状，就应当用干姜黄连黄芩人参汤治疗。

干姜黄连黄芩赵本作"黄芩黄连" **人参汤方：**

干姜_{辛热}　黄连_{苦寒}　黄芩_{苦寒}　人参_{各三两。甘温}

【成注】

　　辛以散之，甘以缓之，干姜、人参之甘辛，以补正气；苦以泄之，黄连、黄芩之苦，以通寒格。

右四味，以水六升，煮取二升，去滓，分温再服。

（360）**下利，有微热而渴①，脉弱②者，今[1]③自愈。**

【成注】

　　下利阴寒之疾，反大热者逆。有微热而渴，里气方温也。经曰：诸弱发热，脉弱者，阳气得复也，今必自愈。

【校】

　　[1] 今　元刻本、《补亡论》卷七并作"令"。下 360 条"今自愈"句同。《翼方》卷十无"今"字。

【注】

　　①微热而渴　是阳气来复。方有执曰："微热，阳渐回也。"

　　②脉弱　钱潢曰："脉弱者，方见其里气本然之虚，无热气太过，作痈脓，便脓血，及喉痹，口伤烂赤之变，故可不治。"

　　③今　犹"将"也。见《古书虚字集释》卷五。

【白话解】

　　下利，有轻微发热和口渴，脉弱的，是病将自愈。

（361）**下利，脉数①，有微热汗出②，今[1]自愈；设复紧[2]，为未解③。**赵本注："一云：设脉浮复紧"

【成注】

　　下利，阴病也。脉数，阳脉也。阴病见阳脉者生，微热汗出，阳气得通也，利必自愈。诸紧为寒，设复脉紧，阴气犹胜，故云未解。

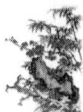

［1］今　《玉函》卷四、《翼方》卷十并无"今"字。

［2］设复紧　《翼方》卷十"设"下有"脉"字。成注："设复脉紧"，是成本原有"脉"字。

【注】

①下利，脉数　程应旄曰："是寒邪已化热也。"

②微热汗出　程应旄曰："是邪从热化而出表也。"

③设复紧，为未解　程应旄曰："'设复紧'者，未尽之邪复入于里，故为未解。盖阴病得阳则解，故数与紧，可以定愈不愈，即阴阳胜复之下利亦当以此脉断。"陆渊雷曰："此条当是葛根汤证，故微热汗出者愈，若复紧，则汗不得出，仍须服葛根汤，故为未解。"

【白话解】

下利，脉数，有轻微发热及汗出，是病将自愈；假设脉又变紧。是病未解。

（362）下利，手足厥冷[1]无脉①者，灸之②不温。若脉不还[2]，反微喘者③，死。

【成注】

下利，手足厥逆无脉者，阴气独胜，阳气大虚也。灸之，阳气复，手足温而脉还，为欲愈；若手足不温，脉不还者，阳已绝也，反微喘者，阳气脱也。

【校】

［1］厥冷　《病源》卷七、《总病论》卷二"厥"下并无"冷"字。

［2］若脉不还　《玉函》卷四"若"作"而"；《病源》卷七、《翼方》卷十、《总病论》卷二并无"若脉"四字。

【注】

①下利，手足厥冷，无脉　钱潢曰："是真阳已竭，已成死证。"

②灸之　当灸关元、气海二穴，此常器之说。

③反微喘者　钱潢曰："此乃阳气已绝，其未尽之虚阳，随呼吸而上脱。其气有出无入，故似喘非喘而死矣。"尤怡曰："脉不还而反微喘，残阳上奔，大气下脱故死。"

【白话解】

下利，手足厥冷，而脉象不显现的，应当用灸法救治，灸后手足仍不温，并且脉搏不恢复，反而出现微喘的，是死证。

少阴负趺阳者[1]，为顺也。

【成注】

少阴肾水；趺阳脾土。下利，为肾邪干脾，水不胜土，则为微邪，故为顺也。

【校】

[1] 趺阳者　四库本"趺阳"下有"伤"字。

【白话解】

太溪脉仍搏动，但小于趺阳脉的，是顺证。

（363）下利，寸脉反浮数[1]①，尺中自涩[2]者②，必清脓血。

【成注】

下利者，脉当沉而迟，反浮数者，里有热也。涩为无血，尺中自涩者，肠胃血散也，随利下，必便脓血。清与圊通，《脉经》曰：清者厕也。

【校】

[1] 寸脉反浮数　《病源》卷八作"脉浮数"。

[2] 涩　《病源》卷八作"滑"。

【注】

①寸脉反浮数　尤怡曰："寸浮数者，阳邪强也。"

②尺中自涩者　尤怡曰："尺中涩者，阴气弱也。"周扬俊曰："尺中涩则精血受伤，正气难复。况阳邪正炽，势必下陷，而内入伤阴，不至圊血不已。"

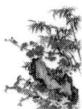

【白话解】

下利，而寸脉却浮数，尺脉独涩的，必然会便脓血。

（364）**下利清谷**①，**不可攻表**[1]，**汗出，必胀满**②。

【成注】

下利者，脾胃虚也。胃为津液之主，发汗亡津液，则胃气愈虚，必胀满。

【校】

［1］攻表　《脉经》卷七、《翼方》卷十、《补亡论》卷七"攻"下并有"其"字。

【注】

①下利清谷　山田正珍曰："下利清谷，里寒为甚，可与四逆汤温之。"

②汗出，必胀满　尤怡曰："汗出则阳益虚，阳虚则气不化，故必胀满，此寒中太阴之证，非厥阴病也。"

【白话解】

有下利不消化水谷的症状，不可攻治表邪，如汗出，必然会导致腹部胀满。

（365）**下利，脉沉弦**[1]**者，下重也**①；**脉大者，为未止**②；**脉微弱数**[2]③**者，为欲自止，虽发热不死**④。

【成注】

沉为在里，弦为拘急，里气不足，是主下重；大则病进，此利未止；脉微弱数者，邪气微而阳气复，为欲自止，虽发热止由阳胜，非大逆也。

【校】

［1］沉弦　《病源》卷八"沉"下有"弱"字。

［2］微弱数　《病源》卷八"微"下无"弱"字。

【注】

①脉沉弦者，下重也　汪琥曰："沉主里，弦主急，故为里

急后重，如滞下之证也。"

②脉大者，为未止　汪琥曰："脉大者，邪热甚也。《经》云：'大则病进'，故为利未止也。"

③脉微弱数　汪琥曰："脉微弱数者，阳邪之热已退，真阴之气将复，故为利自止也。"

④虽发热不死　柯琴曰："热自里达外，阴出之阳，故不死。"按本条下利，仅言其脉。舒诏曰："厥阴下利，法当分辨阴阳，确有所据，对证用药，无不立应。但言脉者，玄渺难凭。"

【白话解】

下利，脉沉弦的，就会肛门有下坠感；脉大的，是说明下利未止；脉微弱而数的，是下利将自止，虽然发热，也不是死证。

（366）下利，脉沉而迟，其人面少赤[①]，身有微热[②]，下利清谷者，必郁冒[③]，汗出而解[1]，病人必[2]微厥。所以然者，其面戴阳[④]，下虚[⑤]故也。

【成注】

下利清谷，脉沉而迟，里有寒也。面少赤，身有微热，表未解也。病人微厥，《针经》曰：下虚则厥。表邪欲解，临汗之时，以里先虚，必郁冒，然后汗出而解也。

【校】

[1] 必郁冒，汗出而解　陈逊斋曰："'必郁'七字，应删。"陆渊雷亦谓应删之。

[2] 必　《翼方》卷十无"必"字。

【注】

①面少赤　喻昌曰："阴寒格阳于上，则面少赤。"

②身有微热　喻昌曰："格阳于外，则身微热。"

③郁冒　谓头目昏沉，或如眩晕。

④汗出而解……其面戴阳　"戴阳"，面部潮红似醉，在虚阳上浮时，出现此假热现象。舒诏曰："'汗出而解'四字大误。戴阳证为里阴盛而隔阳于上也，此时微阳仅存一线，最忌汗出，

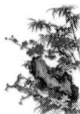

汗出而阳散矣，何得谓汗出而解也？"

⑤下虚　喻昌曰："下无其阳，而反在外在上，故云'虚'也。"

【白话解】

下利，脉沉迟，病人面色微红，身体轻微发热，下利不消化水谷的，四肢必然轻微发冷。之所以这样，是因为面红是虚阳上浮之假热，而下焦虚寒的缘故。

（367）**下利，脉数[1]而渴①者，今自愈；设②不差，必清脓血③，以有热故也。**

【成注】

经曰：脉数不解，而下不止，必协热便脓血也。

【校】

[1] 脉数　《玉函》卷四、《翼方》卷十"脉"下并有"反"字。

【注】

①脉数而渴　脉证如斯，说明阴寒已解，阳气回复。周扬俊曰："'下利，脉数而渴'，邪虽未尽，而数为热征，则亦阳气自复之候。"

②设　犹"若"也。

③必清脓血　程应旄曰："脉数而渴，阳胜阴矣，故可自愈。若不差，则阴虚热入，《经》所云'脉数不解，而下利不止，必协热便脓血'是也。"

【白话解】

下利，脉数而口渴的，是病将自愈；假设病没有好转，就必然会便脓血，这是因为里有热的缘故。

（368）**下利后脉绝[1]，手足厥冷[2]①，晬[3]时②脉还，手足温者生，脉不还[4]者死。**

【成注】

下利后，脉绝，手足厥冷者，无阳也。晬时，周时也。

周时厥愈，脉出，为阳气复则生；若手足不温，脉不还者，为阳气绝则死。

【校】

[1] 脉绝 《玉函》卷四、《病源》卷七"脉"上并有"其"字。

[2] 厥冷 《玉函》卷四"厥"下无"冷"字。

[3] 晬 《病源》卷七作"卒"。

[4] 脉不还 《玉函》卷四"不"上无"脉"字，"还"下有"不温"二字。

【注】

①下利后脉绝，手足厥冷 钱潢曰："寒邪下利，大脉已绝，而至手足厥冷，则阳气渐虚，直至山穷水尽，阳气磨减殆尽，脉气方绝，岂有复还之时，唯暴注下泄，忽得之骤利，而厥冷脉绝者，则真阳未至陡绝，一时为暴寒所中，致厥脉伏，故阳气尚有还期。"

②晬（zuì 醉）时 "晬"，指一昼夜周时。《集韵·十八队》："晬时者，周时也。"

【白话解】

下利以后脉象不显现，手足厥冷，一昼夜后脉搏恢复，手足转温的，是可治之证，脉搏不能恢复的，是死证。

（369）伤寒[1]下利，日十余行，脉[2]反实者①死。

【成注】

下利者，里虚也。脉当微弱反实者，病胜脏也，故死。《难经》曰：脉不应病，病不应脉，是为死病。

【校】

[1] 伤寒 山田业广曰："'伤寒'二字疑衍，前后诸条，不冒'伤寒'字可征。"

[2] 脉 《脉经》卷七、《翼方》卷十"脉"上并有"其人"二字。

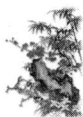

【注】

①脉反实者　下利，日十余行，正气已虚，而见实脉，故谓之反。钱潢曰："所谓实者，乃阴寒下利，真阳已败，中气已伤，胃阳绝而真脏脉现也。"

【白话解】

伤寒下利，一日十余次，脉反而显现实象的，是死证。

（370）**下利清谷**①，**里寒外热**②，**汗出而厥者，通脉四逆汤主之**[1]。赵本有"通脉四逆汤方"详见卷六

【成注】

下利清谷，为里寒；身热不解为外热。汗出阳气通行于外，则未当厥；其汗出而厥者，阳气大虚也，与通脉四逆汤，以固阳气。

【校】

[1] 通脉四逆汤主之　《阴证略例·仲景阴证例》引"主之"下有"此属厥阴"四字。

【注】

①下利清谷　张锡驹曰："若寒伤少厥二阴，则阴寒气甚，谷虽入胃，不能变化其精微，蒸津液而泌糟粕，清浊不分，完谷而出，故下利清谷也。在少阴则下利清谷，里寒外热，手足厥逆，脉微欲绝，身反不恶寒；在厥阴则下利清谷，里寒外热，汗出而厥，俱宜通脉四逆汤，启生阳之气而通心主之脉也。"

②外热　指身有微热。

【白话解】

下利不消化水谷，里有真寒而外有假热，汗出并且四肢厥冷的，应当用通脉四逆汤治疗。

（371）**热利，下重**①**者，白头翁汤主之**②。

【成注】

利则津液少，热则伤气，气虚下医统本作"不"利，致后

重也。与白头翁汤，散热厚肠。

【注】

①热利下重　邪热交阻，下阻肠道，故肛门灼热，致感里急后重。吴谦曰："热利下重，乃火郁湿蒸，秽气奔逼广肠，魄门重滞而难出。"周扬俊曰："下重为热，谋去其热，则不治利，而利即除耳。"

②白头翁汤主之　王子接曰："太少二阴下利属寒，唯厥阴下利属热，以厥阴司相火也。"吴谦曰："三阴俱有下利证，自利不渴者，属太阴也，自利而渴者，属少阴也，唯厥阴下利。厥而不渴。初利用此方之苦以泻火，是谓治热以寒之法。久利则用乌梅丸之酸以取火，是谓'逆之、从之'，随所利而行之，调其气使之平也。"

【白话解】

热性下利，肛门有下坠感的，应当用白头翁汤治疗。

白头翁汤方：

白头翁二两。苦寒　黄柏苦寒　黄连苦寒　秦皮各三两。苦寒

【成注】

《内经》曰：肾欲坚，急食苦以坚之。利则下焦虚，是以纯苦之剂坚之。

右四味，以水七升，煮取二升，去滓，温服一升；不愈，更服一升。

（372）下利，腹胀满[1]，身体疼痛者，先温其里，乃攻其表①。温里[2]赵本医统本并有"宜"字四逆汤；攻表[2]赵本医统本并有"宜"字桂枝汤②。赵本云："四逆汤"用前第五方，又有"桂枝汤方"详见卷二

【成注】

下利腹满者，里有虚寒，先与四逆汤温里；身疼痛，为表未解，利止里和，与桂枝汤攻表。

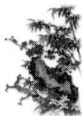

【校】

[1] 腹胀满　《脉经》卷七、《翼方》卷十、《百证歌》第三十八证注"腹"下并无"胀"字。《阴证略例·仲景阴证例》引"胀"下无"满"字。

[2] 温里、攻表　四库本、同德本、《玉函》卷四"温里"、"攻表"下并有"宜"字。

【注】

①先温其里，乃攻其表　凡表里同病，里虚者宜先治里，里实者宜先治表。张介宾曰："此表里俱病而下利者，虽有表证，所急在里，盖里有不实，则表邪愈陷，即欲表之，而中气无力亦不能散，故凡见下利中虚者，速当先温其里，里实气强则表邪自解。"

②攻表桂枝汤　舒诏曰："'下利，腹胀满'，已自阳虚而阴凑矣；'身体疼痛'者，阴邪阻滞经脉也，法当助阳理中，温醒脾胃，并无太阳表证，不可妄用桂枝，仲景必无此法。"

【白话解】

下利，腹部胀满，身体疼痛的，要先温里，再解表。温里宜用四逆汤，解表宜用桂枝汤。

（373）下利，欲饮水者，以[1]有热故[2]也①，白头翁汤主之。

【成注】

自利不渴，为脏寒，与四逆医统本有"汤"字以温脏；下利饮水为有热，与白头翁汤以凉中。

【校】

[1] 以　《玉函》卷四作"为"。

[2] 故　《玉函》卷四无"故"字。

【注】

①欲饮水者，以有热故也　舒诏曰："但以'欲饮水'三字，断为有热，粗疏极矣。口渴欲饮，有为火盛，亦有火衰者，当以

六经辨之。"山田正珍曰："下利饮水，多是内有热邪所致，间亦有津液内竭而然者，或大汗后，或大下大吐后，往往有之，概以热邪所致，非也。"

【白话解】

下利，想饮水的，是因为里有热的缘故，应当用白头翁汤治疗。

（374）**下利，谵语**①**者，有燥屎**②**也，宜小承气汤。**赵本有"小承气汤方"详见卷五

【成注】

经曰：实则谵语。有燥屎为胃实，下利为肠虚，与小承气汤以下燥屎。

【注】

①谵语　尤怡曰："谵语者。胃实之征，下利得此，为有燥屎，此太阴转入阳明之证，与厥阴无涉也。"

②有燥屎　以手按脐腹坚痛，为有燥屎之征。

【白话解】

下利，而又谵语的，是肠中有燥屎，宜用小承气汤治疗。

（375）**下利**[1]**后更烦**①**，按之心下濡**②**者，为虚烦**③**也，宜栀子豉汤。**赵本有"栀子豉汤方"详见卷三

【成注】

下利后不烦，为欲解；若更烦而心下坚者，恐为谷烦。此烦而心下濡者，是邪热乘虚，客于胸中，为虚烦也，与栀子豉汤，吐之则愈。

【校】

[1] 下利　按："利"字蒙前误衍。栀子豉汤，与"下利"无关。

【注】

①更烦　周扬俊曰："下利后，似秽腐已去，则烦可止，乃

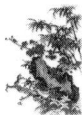

其烦更甚，属实乎？属虚乎？治烦之法，止有虚实二途，实者可下，虚者不可下也。"山田正珍曰："心烦者，是大邪已去，正气暴虚而余热内伏故也。"

②按之心下濡　谓无痞硬拒按等证。

③虚烦　周扬俊曰："烦有虚实，欲知之法，按其心下，无所结痛，则其烦为虚。"

【白话解】

下后又出现心烦，按诊心下部柔软的，是虚烦，适宜用栀子豉汤治疗。

（376）呕家，有痈脓者，不可治呕①，脓尽自愈②。

【成注】

胃脘有痈，则呕而吐脓，不可治呕，得脓尽，呕亦_{医统}本作"即"自愈。

【注】

①有痈脓者，不可治呕　尤怡曰："痈脓者，伤寒热聚于胃口而不行，则生肿痈，而从呕出，痈不已则呕不止，是因痈脓而呕，故不可概以止呕之药治之。此胃痈杂病，不当入厥阴也。"

②脓尽自愈　周扬俊曰："热结多血之脏，无论在肺在胃，不离乎辛凉开结，苦泄以排脓，甘寒以养心，使脓尽而呕自止耳。"

【白话解】

素有呕吐是因为内有痈脓的，不要治呕吐，脓液排尽呕吐就会自愈。

（377）呕①而脉弱，小便复利，身有微热，见厥者难治。四逆汤主之[1]。

【成注】

呕而脉弱，为邪气传里。呕则气上逆，而小便当不利；小便复利者，里虚也。身有微热见厥者，阴胜阳也，为难治。与四逆汤温里助阳。

【校】

[1] 四逆汤主之　《阴证略例·仲景阴证例》引"四逆"五字下有"属厥阴"三字。

【注】

①呕　"呕"为寒气上逆,中阳虚惫,以脉弱、小便利。肢厥,证之可知。汪琥曰:"诸条厥利证,皆大便利,此条以'呕'为主病,独小便利而见厥,前后不能关锁,用四逆汤,以附子散寒下逆气,助命门之火,上以除呕,下以止小便,外以回厥也。"

【白话解】

呕吐而脉弱,小便反而通利,身体轻微发热,又出现四肢厥冷的,是难治之证。应当用四逆汤治疗。

(378)　干呕[1],吐涎沫,头痛[2]①者,吴茱萸汤②主之。赵本有"吴茱萸汤方"详见卷五

【成注】

干呕,吐涎沫者,里寒也;头痛者,寒气上攻也。与吴茱萸汤温里散寒。

【校】

[1] 干呕　舒诏曰:"此条多一'干'字,既云'吐涎沫',何为'干呕'。"

[2] 头痛者　《玉函》卷四、《翼方》卷十"头"上并有"而复"二字。《阴证略例·仲景阴证例》引"者"作"极甚"。

【注】

①头痛　尤怡曰:"厥阴之脉上出额,与督脉会于巅,寒气随经上入于头,故痛也。"

②吴茱萸汤　周扬俊曰:"仲景用吴茱萸汤有三证,一为阳明食谷欲呕,为肝木下乘;一为少阴吐利,厥冷烦躁,为母传子而扰乱也;此为厥阴呕吐、头痛,为浊阴上冲也。"

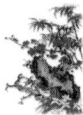

伤寒论校注白话解

【白话解】

干呕，吐涎沫，头痛的，应当用吴茱萸汤治疗。

（379）呕而发热①者，小柴胡汤主之。赵本有"小柴胡汤方"详
见卷三

【成注】

经曰：呕而发热者，柴胡证具。

【注】

①呕而发热 "呕"为小柴胡汤主证之一。钱潢曰："邪在
厥阴，唯恐其厥逆下利，若见呕而发热，是厥阴与少阳脏腑相
连，乃脏邪还腑，自阴出阳，无阴邪变逆之患矣，故当从少阳法
治之。"程应旄曰："呕在厥阴，是谓寒邪上逆，从阳则宜，从阴
则逆。何谓从阳，'呕而发热'是也，此厥阴传少阳也。"舒诏
曰："此证必兼口苦、咽干、目赤，否则，方内当去黄芩。"

【白话解】

呕而发热的，应当用小柴胡汤治疗。

（380）伤寒大吐大下之[1]，极虚，复极汗出[2]①赵本无"出"
字者，以[3]赵本无"以"字其人外气怫郁[4]②，复与之水，以发其
汗，因得哕③。所以然者，胃中寒冷④故也[5]。

【成注】

大吐大下，胃气极虚，复极发汗，又亡阳气。外邪怫
郁于表，则身热，医与之水，以发其汗，胃虚得水，虚寒
相搏成哕也。

【校】

[1] 大下之 《百证歌》第六十证注作"下后"。《补亡论》
卷七"之"作"后"。

[2] 汗出 《百证歌》第六十证注"汗"下无"出"字。

[3] 以 《百证歌》第六十证注无"以"字。

[4] 怫郁 《补亡论》卷七"怫"作"拂"。

［5］故也　《百证歌》第六十证注"故"下有"致此"二字。

【注】

①复极汗出　钱潢曰："此非又汗之而极出也。因大吐大下之后，卫外之阳不能固密，所以复极汗出，乃阳虚而汗出也。"

②外气怫郁　谓体表有郁热感，"气"者，似指其感之象也。成注以"气"为"邪"，程注以"外气"为面赤，均可商。

③因得哕　此"哕"指呃逆。《素问·宣明五气篇》："胃为气逆为哕。"钱潢曰："吐下后，阳气极虚，胃中寒冷，下能运行其气，水壅胃中，中气遏绝，气逆而作呃逆也。"

④胃中寒冷　程应旄曰："点出寒冷字，治宜用吴茱萸汤。"钱潢曰："治法当选用五苓散、理中汤，甚者四逆汤可耳。"

【白话解】

伤寒经大吐、峻下以后，胃气极虚，又大量汗出，因为病人体表有郁热感，医生又给饮水，使其出汗，就会导致呃逆。之所以这样，是因为胃中虚寒的缘故。

（381）**伤寒，哕而腹满**①**，视其前后**[1]②**，知何部**③**不利，利之则**赵本作"即"**愈。**

【成注】

哕而腹满，气上而不下也。视其前后部，有不利者即利之，以降其气。前部，小便也；后部，医统本有"者"字大便也。

【校】

［1］视其前后　《玉函》卷四"视"作"问"。

【注】

①哕而腹满　"哕"，为一种症状，有虚有实，实者可下，虚者不可下。腹满之哕，须有疼痛拒按、苔黄、脉洪等属实证象，方可议下。陈念祖曰："伤寒至哕，非胃中败绝，即胃中寒冷。然亦有里实不通，气不得下泄，反上逆而哕者，下泄而不上逆，哕即愈矣。"

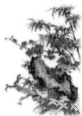

②前后　前指小便，后指大便。《素问·玉机真脏论》："前后不通。"周扬俊曰："利前谓五苓散，利后有大柴胡。"

③何部　"部"，部分。《集韵·十姥》："部，分也。"

【白话解】

伤寒，呃逆而且腹部胀满，治疗这种病证应先观察病人的小便和大便，探明是哪部分不通利，相应地进行通利就会病愈。

卷六

辨霍乱病脉证并治法第九

（382）问曰：病有霍乱①者何？答曰：呕吐而利②，名曰霍乱。赵本作"此名霍乱"

【成注】

三焦者，水谷之道路。邪在上焦，则吐而不利；邪在下焦，则利而不吐；邪在中焦，则既吐且利。以饮食不节，寒热不调，清浊相干，阴阳乖离，遂成霍乱。轻者，止曰吐利；重者，挥霍撩乱，名曰霍乱。

【注】

①霍乱 曹家达曰："病有霍乱，始见于《汉书·严助传》，所谓夏月暑时，呕泄霍乱之病，相随属者是也。霍乱之名，专以吐利交作言之。"丹波元坚曰："霍乱编在本经，未审意义，汪氏以为《杂病论》所错。其证，内而清浊相干，心腹搅刺，上吐下泻；外而邪正相搏，发热头痛，身疼恶寒。"

②呕吐而利 陈恭溥曰："暴发之证，非六经之吐利。此由邪实于胃，脾虚转输不利，以致吐利一时并发，从内而外。非若伤寒之从外而内也。"

【白话解】

问：有患霍乱的，是怎样一种病？答：呕吐而下利，称为霍乱。

（383）问曰：病发热[1]，头痛，身疼，恶寒，吐利者[2]，此[3]属何病①？答曰：此名[4]霍乱。赵本有"霍乱"二字自吐下，又利止[5]，复更发热[6]也。

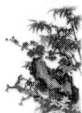

【成注】

发热，头痛，身疼，恶寒者，本是伤寒，因邪入里，伤于脾胃，上吐下利，令为霍乱。利止里和，复更发热者，还是伤寒，必汗出而解。

【校】

[1] 病发热　《脉经》卷八"病"下有"有"字。

[2] 吐利者　《玉函》卷四作"不复吐利"；《脉经》卷八作"而复吐利"。

[3] 此　《玉函》卷四作"当"。

[4] 此名　《玉函》卷四作"当为"。

[5] 自吐下，又利止　《玉函》卷四"吐"上无"自"字，"利"上无"又"字；《脉经》卷八"自吐"六字作"霍乱吐利止"。

[6] 复更发热　《脉经》卷八"复更"作"而复"。

【注】

①此属何病　曹家达曰："前既以呕吐而利，为霍乱之定名。此为不兼他证者言之，若见发热、头痛、身疼痛而仍兼吐利者，则易与太阳伤寒相混，仲师恐人不辨其为霍乱，而漫以麻黄、葛根二汤为治，故设问答以明之，使之知施治之缓急。"

【白话解】

问：患发热，头痛，身疼，恶寒，呕吐，下利的，这属于什么病？答：这叫霍乱，自行呕吐、下利，有的下利停止以后，还继续有发热症状。

（384）伤寒，其脉微涩者，本是霍乱①，今是伤寒②，却四五日至阴经上，转入阴必利[1]③，本呕[2]下利者，不可治[3]也④。欲似[4]大便而[5]反失气，仍[6]不利者，赵本有"此"字属阳明也，便必硬，十三[7]日愈，所以然者，经尽[8]⑤故也。

【成注】

微为亡阳，涩为亡血。伤寒脉微涩，则本是霍乱，吐利亡阳、亡血，吐利止，伤寒之邪未已，还是伤寒，却四五日邪传阴经之时，里虚遇邪，必作自利，本呕者，邪甚于上，又利者，邪甚于下，先霍乱里气大虚，又伤寒之邪，再传为吐利，是重虚也，故为不治。若欲似大便，而反失气仍不利者，利为虚，不利为实，欲大便而反失气，里气热也，此属阳明，便必硬也。十三日愈者，伤寒六日，传遍三阴三阳，后六日再传经尽，则阴阳之气和，大邪之气去而愈也。

【校】

[1] 必利　《玉函》卷四、《病源》卷八、《翼方》卷十"必"并作"当"；《脉经》卷八"必"下有"吐"字。

[2] 本呕　《玉函》卷四、《病源》卷八、《翼方》卷十"本"下并有"素"字。

[3] 不可治　《玉函》卷四"不"下无"可"字。

[4] 欲似　《玉函》卷四作"若其人似欲"；《病源》卷八、《翼方》卷十并作"若其人即欲"。

[5] 而　《病源》卷八作"但"。

[6] 仍　《病源》卷八作"而"。

[7] 十三　《翼方》卷十作"十二"。

[8] 尽　《病源》卷八、《翼方》卷十并作"竟"。

【注】

①本是霍乱　病有发热、头痛、身疼、恶寒、吐利等症，似乎伤寒，而脉微涩并不浮紧，故曰"本是霍乱"也。

②今是伤寒　"今"犹"若"也。见《古书虚字集释》卷五。

③却四五日，至阴经上，转入阴必利　吴谦曰："霍乱初病，即有吐利，却在四五日后，邪传入阴经之时，始吐利也。"按"必"犹"则"也，"则"犹"乃"也。见《古书虚字集释》卷八、卷十。"必利"者，乃利也。

④本呕下利者，不可治也　吴谦曰："此本是霍乱之即呕吐，即下利，不可作伤寒治之。"

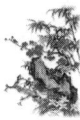

⑤经尽　陈恭溥曰："二经（太阴、阳明）既尽，正气当来复也。"

【白话解】

伤寒，脉象微涩的，本是霍乱，如果是伤寒，则过四五日病传入阴经，转入阴经时才会有下利，这与本来就呕吐、下利的霍乱，不能同样治疗。如果好像要大便却反而矢气，仍不下利的，是病属阳明，大便必然干硬，至第十三日会病愈，之所以这样，是因为经气运行一周结束的缘故。

下利后，当便硬，硬则能食者愈①；今反不能食，到后经中②，颇能食，复过一经能食[1]，过之一日，当愈。不愈[2]者，不属阳明也③。

【成注】

下利后，亡津液，当便硬。能食为胃和，必自愈；不能食者，为未和。到后经中，为复过一经，言七日后再经也。颇能食者，胃气方和，过一日当愈。不愈者，暴热使之能食，非阳明气和也。

【校】

[1] 复过一经能食　"复过"六字，疑为"到后经中"之旁注，传抄误入正文。成注："到后经中，为复过一经，言七日后再经也"，是可证。

[2] 不愈　《病源》卷八、《翼方》卷十"不"上并有"若"字。

【注】

①硬则能食者愈　曹家达曰："霍乱一证，本属吐利，则便硬为难。若大便转燥，则寒湿除而中阳当复，故能食以便硬为期。"

②到后经中　周岐隐曰："七日至十三日为经气再行之期。"

③不属阳明也　周岐隐曰："或属脾寒，或属脾约，当以法治之。此条不必强解。"

【白话解】

下利后，应当大便硬，大便硬就会能进食而病愈；现在反而不能进食，到经气再行的第二个六天，就会相当能食，再过一日，就会病愈。不愈的，是病不属阳明。

(385) 恶寒脉微，而复利，利止^[1]，亡血^{[2]①}也，四逆加人参汤主之。赵本有"四逆加人参汤方"详见卷十

【成注】

恶寒脉微而利者，阳虚阴胜也，利止则津液内竭，故云亡血。《金匮玉函》曰：水竭则无血，与四逆汤温经助阳，加人参生津液益血。

【校】

[1] 利止 曹家达曰："'利止'二字，当在'恶寒'上。"吴谦曰："'利止亡血'，如何用大热补药？'利止'应作'利不止'。"

[2] 亡血 吴谦曰："'亡血'当作'亡阳'。"

【注】

①利止，亡血 周岐隐曰："利止亡血，非大温大补所宜，此条必有误。"

【白话解】

利止，怕冷，脉微，继又下利，这是津血损伤了，应当用四逆加人参汤治疗。

(386) 霍乱^[1]，头痛，发热，身疼痛^[2]。热多欲饮水^[3]者，五苓散主之^①；寒多不用水者^[4]，理中丸主之^②。赵本有"五苓散方"详见卷三

【成注】

头痛发热，则邪自风寒而来。中焦为寒热相半之分，邪稍高者，居阳分，则为热，热多欲饮水者，与五苓散以散之；邪稍下者，居阴分，则为寒，寒多不用水者，与理中丸温之。

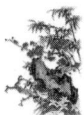

【校】

[1] 霍乱 《脉经》卷七"霍乱"下有"而"字。周岐隐曰："'霍乱'下应有'已'字。头痛发热，身疼痛，非霍乱之证，乃霍乱之余邪也。如缺'已'字，证治即格格不入。"

[2] 身疼痛 《总病论》卷二"身"下有"体"字，"疼"下无"痛"字；《百证歌》第三十五证注"身"下有"体"字。《阴证略例·仲景阴证例》引无"身疼痛"三字。核之成注，亦未出"身疼痛"注语。

[3] 热多欲饮水 《总录》卷二十六"多"上无"热"字；《百证歌》第三十五证注"多"下无"欲"字。

[4] 不用水者 《总录》卷二十六作"不喜饮水"。

【注】

①五苓散主之 丹波元坚曰："用五苓散，使水从膀胱去，则清浊自分，吐泻自止，而邪亦从解矣。"

②理中丸主之 丹波元坚曰："用理中丸以散寒温胃，则寒湿去，而中焦和矣。"

【白话解】

霍乱，并且头痛，发热，身体疼痛，热多而想饮水，应当用五苓散治疗；如果寒多而不想饮水，应当用理中丸治疗。

理中丸方：

人参甘温 甘草炙。甘平 白术甘温 干姜已上（赵本无此二字）各三两。辛热

【成注】

《内经》曰：脾欲缓，急食甘以缓之。用甘补之，人参、白术、甘草之甘，以缓脾气调中。寒淫所胜，平以辛热。干姜之辛，以温胃散寒。

右四味，捣筛为末，蜜和丸，如鸡黄大，赵本作"捣筛，蜜和为丸，如鸡子黄许大"以沸汤数合，和一丸，研碎，温服之。日三

四夜二服，腹中未热，益至三四丸，然不及汤。汤法，以四物依两数切，用水八升，煮取三升，去滓，温服一升，日三服。

加减法：赵本无此三字
若脐上筑者，肾气动也，去术加桂四两。
【成注】
脾虚肾气动者，脐上筑动。《内经》曰：甘者，令人中满。术甘壅补，桂泄奔豚，是相易也。

吐多者，去术，加生姜三两。
【成注】
呕家不喜甘，故去术；呕家多服生姜，以辛散之。

下多者，还用术；悸者，加茯苓二两。
【成注】
下多者，用术以去湿；悸加茯苓以导气。

渴欲得水者，加术，足前成四两半。
【成注】
津液不足则渴，术甘以缓之。

腹中痛者[1]，加人参，足前成四两半。
【成注】
里虚则痛，加人参以补之。
【校】
[1] 腹中痛者　按："痛"下脱"虚"字。成注"里虚则痛"，可证。

寒者，加干姜，足前成四两半。

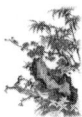

【成注】

寒淫所胜，平以辛热。

**腹满者，去术，加附子一枚。服汤后，如食顷，饮热粥一
升许，微自温，勿发揭衣被。**

【成注】

胃虚则气壅腹满，甘令人中满，是去术也；附子之辛，
以补阳散壅。

（387）**吐利止而身痛不休**①**者，当消息**②**和解其外，宜桂
枝汤小和之**③。赵本有"桂枝汤方"详见卷二

【成注】

吐利止，里和也；身痛不休，表未解也。与桂枝汤小
和之。《外台》云：里和表病，汗之则愈。

【注】

①身痛不休　方有执曰："身痛，表退而新虚也。"吴谦曰：
"里和而表未和。"

②消息　斟酌，酌量。《玉篇·水部》中"消"字下云：
"消息，犹斟酌也。"

③宜桂枝汤小和之　"小和"即微微调之，嘱勿恣意多服。

【白话解】

呕吐、下利停止而身体疼痛不休的，应当斟酌和解表邪，适
宜用桂枝汤微微地进行调和。

（388）**吐利汗出，发热恶寒，四肢拘急**①**，手足厥冷**[1]
者，四逆汤主之。赵本有"四逆汤方"详见卷二

【成注】

上吐下利，里虚汗出，发热恶寒，表未解也；四肢拘
急，手足厥冷，阳虚阴胜也。与四逆汤助阳退阴。

【校】

[1] 厥冷　《翼方》卷十"厥"下无"冷"字。《阴证略例·阴证发热》引"冷"作"逆"。

【注】

①四肢拘急　丹波元坚曰："转筋一证，经不言者，岂以'四肢拘急'即蕴其义乎。"

【白话解】

呕吐，下利，汗出，发热，怕冷，四肢拘急，手足厥冷的，应当用四逆汤治疗。

(389) 既吐且利，小便复利①而大汗出，下利清谷，内寒外热②，脉微欲绝者，四逆汤[1]主之。

【成注】

吐利亡津液，则小便当少，小便复利而大汗出，津液不禁，阳气大虚也。脉微为亡阳，若无外热，但内寒，下利清谷，为纯阴；此以外热，为阳未绝，犹可与四逆汤救之。

【校】

[1] 四逆汤　丹波元坚《伤寒论述义》中"四逆"上补"通脉"二字。

【注】

①小便复利　丹波元坚曰："此条'小便复利'，与《厥阴篇》：'呕而脉弱，小便复利'，其机相同。"

②内寒外热　内寒系虚寒，外热系假热。

【白话解】

既呕吐又下利，小便反而通利，而且大汗出，下利不消化的水谷，内有虚寒而外有假热，脉微欲绝的，应当用四逆汤治疗。

(390) 吐已下断①，汗出而厥，四肢拘急不解②，脉微欲绝者，通脉四逆加猪胆汁赵本无"汁"字汤主之③。赵本有"通脉四逆

辨霍乱病脉证并治法第九

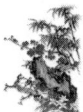

【成注】

吐已下断，津液内竭，则不当汗出，汗出者，不当厥；今汗出而厥，四肢拘急不解，脉微欲绝者，阳气大虚，阴气独胜也。若纯与阳药，恐阴为格拒，或呕或躁，不得复入也；与通脉四逆汤加猪胆汁，胆苦入心而通脉，胆寒补肝而和阴，引置阳药不被格拒。《内经》曰：微者逆之，甚者从之。此之谓也。

【注】

①吐已下断　方有执曰："'已'，止也；'下'即利也，'断'，绝也。言吐利两者止绝。"张寿颐曰："不吐不下，其证更重。"

②不解　按三八七条"四肢拘急"服四逆汤。此"不解"者，谓服四逆汤而拘急不缓解也。

③通脉四逆加猪胆汁汤主之　周岐隐曰："此条证，吐无所吐，下无所下，真阳脱于外，则厥逆拘急，脉微欲绝，病势有甚于四逆，故于通脉四逆加胆汁反佐以取之也。"张寿颐曰："此条证乃纯阴无阳，而反加以胆汁苦寒，义不可解。仲景家法，本有汗吐下后加人参之成例在，何忽用此无谓之胆汁耶？"

【白话解】

呕吐下利已停止，汗出而手足厥冷，四肢拘急不能缓解，脉微欲绝的，应当用通脉四逆加猪胆汁汤治疗。

（391）吐利发汗[1]，脉平，小烦[2]者，以[3]新虚不胜谷气故也。

【成注】

《内经》曰：食入于阴，长气于阳，新虚不胜谷气，是生小烦。

【校】

[1] 吐利发汗　《脉经》卷七"利"作"下"，"汗"下有"后"字。

[2] 小烦　《脉经》卷七"小"上有"而"字。

[3] 以　《翼方》卷十作"此"。

【白话解】

呕吐、下利、发汗以后，脉象平和，微烦的，这是因为病初愈，胃气虚，不能消化过多的水谷的缘故。

辨阴阳易差后劳复病脉证并治法第十

(392) 伤寒，阴阳易之为病。其人身体重[1]，少气，少腹里急[2]，或引阴中拘挛，热上冲胸，头重不欲[3]举，眼中生花[4]，赵本注："一作眵"膝胫[5]拘急者，烧裩散主之。

【成注】

大病新差，血气未复，余热未尽，强合阴阳，得病者名曰易。男子病新差未平复，而妇人与之交，得病，名曰阳易；妇人病新差未平复，男子与之交，得病，名曰阴易。以阴阳相感动，其余毒相染著，如换易也。其人病身体重，少气者，损动真气也；少腹里急，引阴中拘挛，膝胫拘急，阴气极也；热上冲胸，头重不欲举，眼中生花者，感动之毒，所易之气，熏蒸于上也。与烧裩散以道阴气。

【校】

[1] 身体重　《总录》卷二十九"身"下无"体"字。

[2] 里急　《病源》卷八作"疠痛"。

[3] 欲　《千金方》卷十作"能"。

[4] 眼中生花　《玉函》卷四"生花"下有"眼胞赤"三字；《病源》卷八"花"作"眯"；《千金方》卷十"花"作"眵䁾"；《翼方》卷十、《百证歌》第二十二证注"生花"下并有"痴胞赤"三字。

[5] 膝胫　《病源》卷八、《千金方》卷十并作"四肢"。

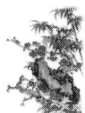

伤寒论
校注白话解

【注】

①阴阳易　山田正珍曰："阴阳易病，是伤寒变证，故冠以伤寒二字也。'阴阳'二字，斥房事言之，易者，变易也，此平素好淫之人，伤寒病中，更犯房事，夺精血，以致此变易者，是谓之阴阳易。"

【白话解】

伤寒病后，阴阳易的病理表现是：病人身体沉重，少气不足以息，少腹中拘急，有的甚至牵引阴部拘挛，自觉有热气上冲胸部，头重不愿抬起，眼睛发花，膝关节及小腿拘急，这种病证应当用烧裈散治疗。

烧裈散方：

右取妇人中裈近隐处，剪烧赵本有"作"字灰，以水和服方寸匕，日三服。小便即利，阴头微肿，则愈。赵本作"此为愈矣"妇人病，取男子裈当烧灰。赵本作"男子裈烧服"

（393）大病差后，劳复①者，枳实栀子豉汤主之②。若有宿食者，加[1]大黄如博[2]碁子大③五六枚。赵本作"内加大黄，如博棋子五六枚，服之愈"

【成注】

病有劳复，有食复。伤寒新差，血气未平，余热未尽，早作劳动病者，名曰劳复。病热少愈而强食之，热有所藏，因其谷气留搏，两阳相合而病者，名曰食复。劳复，则热气浮越，与枳实栀子豉汤以解之；食复，则胃有宿积，加大黄以下之。

【校】

［1］加　《活人书》卷八作"内"。

［2］博　元刻本作"榑"。《活人书》卷八作"薄"。

【注】

①劳复　尤怡曰："大病新差，血气未复，余热未尽，而强

力作劳，因复发热者，名曰劳复。"钱潢曰："劳复者，如多言多虑，多怨多哀，则劳其神；梳洗沐浴，早坐早行，则劳其力。皆可令人重复发热，如死灰之复燃，为重复之复，故谓之复。但劳复之热，乃虚热之从内发生，虽亦从汗解，然不比外感之邪，可以辛温发散取汗也。"

②枳实栀子豉汤主之　舒诏曰："所言'劳复者'三字，何所指也。然必问从前所病者，是何经之病，其时用何药而愈，今复病者与前无异，自当照前用药，此一定之理，何得但言劳复者，即投枳实栀豉汤耶？"

③博棋子大　《千金方》卷十五"棋子，大小如方寸匕"。

【白话解】

重病愈后，因强力劳作而复发的，应当用枳实栀子豉汤治疗。如果兼有宿食停滞的，加五六枚如博棋子大的大黄。

枳实栀子豉汤方：

枳实三枚，炙。苦寒　　栀子十四枚（赵本作个），擘。苦寒　　豉一升，绵裹。苦寒

【成注】

枳实栀子豉汤，则应吐剂，此云复令微似汗出者，以其热聚于上，苦则吐之；热散于表者，苦则发之。《内经》曰：火淫所胜，以苦发之。此之谓也。

右三味，以清浆水①七升，空煮取四升，内枳实、栀子，煮取二升，下豉，更煮五六沸，去滓，温分再服，覆令微似汗。

【注】

①清浆水　《九折堂读书记》引（本草蒙筌）云："浆水造法，炊粟米，热投冷水中，浸五六日，生白花，色类浆者。"

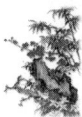

（394）**伤寒差已**[1]赵本作"以"**后，更发热**①**者**，赵本无"者"字**小柴胡汤主之。脉浮**②**者，以汗解之；脉沉实**[2]②赵本注："一作紧"**者，以下解之**。赵本有"小柴胡汤方"详见卷三

【成注】

差后余热未尽，更发热者，与小柴胡汤以和解之。脉浮者，热在表也，故以汗解；脉沉者，热在里也，故以下解之。

【校】

［1］差已　《活人书》卷八"差"下无"已"字。

［2］脉沉实　《活人书》卷八"脉"下无"沉"字。

【注】

①更发热　尤怡曰："更发热者，不因作劳，亦未过食，而未尽之热，自从内而达于外也。"钱潢曰："更发热者，若病后余气作虚热，若复感外邪而发热，亦属病后新虚，理宜和解。"

②脉浮、脉沉实　此仍承上"更发热"言，似谓发热，服和解之药（小柴胡汤）不差，当察其脉，"浮"者为余热未尽，"沉实"为余热在里，分别随证以法施治。

【白话解】

伤寒愈后，又出现发热，应当用小柴胡汤治疗，如果脉浮，用发汗法治疗；如果脉沉实，用下法治疗。

（395）**大病差后，从腰已**赵本作"以"**下有水气者**①**，牡蛎泽泻散主之**②。

【成注】

大病差后，脾胃气虚，不能制约肾水，水溢下焦，腰以下为肿也。《金匮要略》曰：腰以下肿，当利小便。与牡蛎泽泻散，利小便而散水也。

【注】

①从腰已下有水气者　方有执曰："'水气'，肌肉肿满而虚浮。盖差后新虚，土未强而水无制也。"钱潢曰："大病之后，下

焦之气化失常，湿热壅滞，膀胱不泻，水性下流，故但从腰以下水气壅积，膝胫足跗皆肿也。"

②牡蛎泽泻散主之 喻昌曰："大病后脾土告困，不能摄水，以致水气泛溢，用本汤竣攻，何反不顾其虚耶？正因水势未犯半身以上，急逐其水，所全甚大，设用轻剂，则阴水必袭入阳界，驱之无及矣。庸工遇大病后，悉用温补，自以为善，孰知其谬哉。"周岐隐曰："病后水气，因脾虚不能制水者，当用理中丸；因肾虚而水气泛滥者，当用肾气丸。若一味竣攻，宁不虑虚虚耶？且腰下之水而服散，亦匪夷所思。"

【白话解】

重病愈后，如果自腰以下水肿，应当用牡蛎泽泻散治疗。

牡蛎泽泻散方：

牡蛎熬。咸平 泽泻咸寒 栝蒌根苦寒 蜀漆（赵本有"暖水"二字），洗，去脚（赵本医统本并作腥）。辛平 葶苈（赵本有"子"字）熬。苦寒 商陆根熬。辛酸，咸平 海藻洗去咸，已上各等分。咸寒

【成注】

咸味涌泄，牡蛎、泽泻、海藻之咸以泄水气。《内经》曰：湿淫于内，平以苦，佐以酸辛，以苦泄之。蜀漆、葶苈、栝蒌、商陆之酸辛与苦，以导肿湿。

右七味，异捣下筛为散，更入赵本作"于"臼中治之，白饮和，服方寸匕。小便利，止后服，日三服[1]。赵本作"日三服"，在方寸匕下

【校】

[1] 三服 熊本"三"下无"服"字。

(396) 大病差后，喜唾[1]①，久不了了[2]者，赵本无"者"字胃[3]赵本作"胸"上有寒②，当以丸药[4]温之，宜理中丸。赵本有"理中丸方"详见卷七

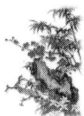

【成注】

汗后，阳气不足，胃中虚寒，不内津液，故喜唾，不了了。与理中丸以温其胃。

【校】

[1] 唾　四库本作"睡"，《阴证略例·仲景阴证例》引同。

[2] 久不了了　《翼方》卷十"久久不了"。

[3] 胃　《百证歌》第九十七证注作"胸"。

[4] 以丸药　《玉函》卷四、《翼方》卷十并无"以丸药"三字。

【注】

①喜唾　即常吐唾沫。尤怡曰："大病差后，胃阴虚者，津液不生，则口干欲饮，肾阴虚者，津液不摄，则口不渴而喜唾。"

②胸上有寒　丹波元坚曰："'胸上'，诸注多作胃上，然他无此称。"山田正珍曰："按（论）中'寒'字，有对热而言者，有指留饮而言者，有指痰而言者，此条与小青龙条、四逆汤条，皆以留饮言者也。"

【白话解】

重病愈后，常吐唾沫，久而不愈的，这是胃有留饮，应当以丸药温化，适宜用理中丸。

（397）**伤寒解后，虚羸少气**①**，气**[1]**逆欲吐**②**者，**赵本无"者"字**竹叶石膏汤主之。**

【成注】

伤寒解后，津液不足而虚羸，余热未尽，热则伤气，故少气，气逆欲吐，与竹叶石膏汤，调胃散热。

【校】

[1] 气　元刻本无"气"字。

【注】

①虚羸少气　"虚羸（léi 雷）"即瘦弱。《说文·羊部》："羸，瘦也。"汪琥曰："伤寒本是热病，热邪所耗，则精液销烁，

420

元气亏损，故必虚羸少气。"

②气逆欲吐　尤怡曰："气不足则因而生痰，热不除则因而上逆。"汪琥曰："气虚不能消饮，胸中停蓄，故上逆而欲作吐也。"

【白话解】

伤寒病解以后，身体还虚弱而且少气不足以息，气逆欲吐，应当用竹叶石膏汤治疗。

竹叶石膏汤方：

竹叶二把①。辛平　石膏一斤。甘寒　半夏半升，洗。辛温　人参三（赵本作"二"）两。甘温　甘草二两，炙。甘平　粳米半升。甘微寒　麦门冬一升，去心。甘平

【成注】

辛甘发散而除热，竹叶、石膏、甘草之甘辛，以发散余热；甘缓脾而益气，麦门冬、人参、粳米之甘，以补不足；辛者散也，气逆者，欲其散，半夏之辛，以散逆气。医统本作"气逆"

【注】

①二把　即四两。《九折堂读书记》引《本草序例》云："凡云一把者，二两为正。"

右七味，以水一斗，煮取六升，去滓，内粳米，煮米熟，汤成，去米，温服一升，日三服。

(398) 病人[1]脉已解①，而日暮②微烦②，以病新差，人[3]强与谷，脾胃气尚弱，不能消谷，故令微烦，损谷③则愈。

【成注】

阳明王于申酉戌，宿食在胃，故日暮微烦，当小下之，以损宿谷。

【校】

[1] 病人　《玉函》卷四作"伤寒"；《病源》卷七"病"

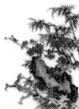

下无"人"字。

　　[2] 日暮微烦　《病源》卷七作"反发烦者"。

　　[3] 人　《病源》卷七作"又"。

【注】

①脉已解　谓病脉已除。

②日暮　喻昌曰："日暮即《内经》：'日西'，而阳气已衰之意。"

③损谷　减少谷食。《广韵·二十一混》："损，减也。"王肯堂曰："凡新差后，只宜先进白稀粥汤，次进浓者，又次进糜粥，亦须少少与之，常令不足，不可尽意过食之也。"

【白话解】

　　病人脉象已恢复，却傍晚出现微烦，这是因为疾病初愈，又过分地让病人进食，脾胃之气还弱，不能消化水谷，所以使病人心烦，减少进食量其烦就会好的。

附

辨脉法

问曰：脉有阴阳者，赵本无"者"字何谓也。答曰：凡脉大、浮、数、动、滑，此名阳也；脉沉、涩、弱、弦、微，此名阴也。凡阴病见阳脉者生，阳病见阴脉者死。

【成注】

《内经》曰：微妙在脉，不可不察。察之有纪，从阴阳始。始之有经，从五行生。兹首论曰：医统本无"曰"字脉之阴阳者，以脉从阴阳始故也。阳脉有五，阴脉有五，以脉从五行生故也。阳道常饶，大、浮、数、动、滑五者，比之平脉也。有余，故谓之阳。阴道常乏，沉、涩、弱、弦、微五者，比之平脉也。不及，故谓之阴。伤寒之为病，邪在表，则见阳脉；邪在里，则见阴脉。阴病见阳脉而主生者，则邪气自里之表，欲汗而解也，如厥阴中风，脉微浮，为欲愈，不浮，为未愈者是也。阳病见阴脉而主死者，则邪气自表入里，正虚邪胜，如谵言、妄语、脉沉细者死是也。《金匮要略》曰：诸病在外者可治，入里者即死，此之谓也。

问曰：脉有阳结阴结者，何以别之。答曰：其脉浮而数，能食，不大便者，此为实，名曰阳结也。期十七日当剧。其脉沉而迟，不能食，身体重，大便反硬，名曰阴结也。期十四日当剧。

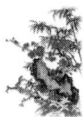

【成注】

结者，气偏结固，阴阳之气不得而杂之。阴中有阳，阳中有阴，阴阳相杂以为和，不相杂以为结。浮数，阳脉也；能食而不大便，里实也。为阳气结固，阴不得而杂之，是名阳结。沉迟，阴脉也；不能食，身体重，阴病也；阴病见阴脉，则当下利，今大便硬者，为阴气结固，阳不得而杂之，是名阴结。论其数者，伤寒之病，一日太阳，二日阳明，三日少阳，四日太阴，五日少阴，六日厥阴。至六日为传经尽，七日当愈。七日不愈者，谓之再传_{医统本无"传"字}经。言再传_{医统本无"传"字}经者，再自太阳而传，至十二日再至厥阴为传经尽，十三日当愈。十三日不愈者，谓之过经，言再传_{医统本无"传"字}过太阳之经，亦以次而传之也。阳结为火，至十七日传少阴水，水能制火，火邪解散，则愈；阴结属水，至十四日传阳明土，土能制水，水邪解散，则愈。彼邪气结甚，水又不能制火，土又不能制水，故当剧。《内经》曰：一候后则病，二候后则病甚，三候后则病危也。

问曰：病有洒淅恶寒而复发热者，何？答曰：阴脉不足，阳往从之；阳脉不足，阴往乘之。曰：何谓阳不足。答曰：假令寸口脉微，名曰阳不足，阴气上入阳中，则洒淅恶寒也。曰：何谓阴不足。答曰：假令_{赵本无"假令"二字}尺脉弱，名曰阴不足，阳气下陷入阴中，则发热也。

【成注】

一阴一阳谓之道，偏阴偏阳谓之疾。阴偏不足，则阳得而从之；阳偏不足，则阴得而乘之。阳不足，则阴气上入阳中，为恶寒者，阴胜则寒矣；阴不足，阳气下陷入阴中，为发热者，阳胜则热矣。

阳脉浮_{赵本注："一作微"}阴脉弱者，则血虚。血虚则筋急也。

【成注】

阳为气，阴为血。阳脉浮者，卫气强也；阴脉弱者，荣血弱也。《难经》曰：气主呴之，血主濡之。血虚，则不能濡润筋络，故筋急也。

其脉沉者，荣气微也。

【成注】

《内经》云：脉者，血之府也。脉实则血实，脉虚则血虚，此其常也。脉沉者，知荣血内微也。

其脉浮，而汗出如流珠者，卫气衰也。

【成注】

《针经》云：卫气者，所以温分肉、充皮毛、肥腠理、司开合者也。脉浮，汗出如流珠者，腠理不密，开合不司，为卫气外衰也。浮主候卫，沉主候荣，以浮沉别荣卫之衰微，理固然矣。然而衰甚于微，所以于荣言微，而卫言衰者，以其汗出如流珠，为阳气外脱，所以卫病甚于荣也。

荣气微者，加烧针，则血流_{赵本作"留"}不行，更发热而躁烦也。

【成注】

卫阳也，荣阴也。烧针益阳而损阴。荣气微者，谓阴虚也。《内经》曰：阴虚而_{医统本作"生"}内热，方其内热，又加烧针以补阳，不惟两热相合而荣血不行，必更外发热而内躁烦也。

脉_{赵本注："一云秋脉"}蔼蔼，如车盖者，名曰阳结也。

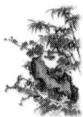

【成注】

蔼蔼如车盖者，大而厌厌聂聂也。为阳气郁结于外，不与阴气和杂也。

脉赵本注："一云夏脉" 累累，赵本作："累累" 如循长竿者，名曰阴结也。

【成注】

累累如循长竿者，连连而强直也。为阴气郁结于内，不与阳气和杂也。

脉瞥瞥，如羹上肥者，阳气微也。

【成注】

轻浮而阳医统本作"主"微也。

脉萦萦，如蜘蛛丝者，阳气赵本注："一云阴气"衰也。

【成注】

萦萦滞也，若萦萦惹惹之不利也。如蜘蛛丝者，至细也。微为阳微，细为阳衰。《脉要》曰：微为气痞，是未至于衰。《内经》曰：细则气少，以至细为阳衰宜矣。

脉绵绵，如泻漆之绝者，亡其血也。

【成注】

绵绵者，连绵而软也。如泻漆之绝者，前大而后细也。《正理论》曰：天枢开发，精移气变，阴阳交会，胃和脉生，脉复生也。阳气前医统本作"先"至，阴气后至，则脉前为阳气，后为阴气。脉来，前大后细，为阳气有余，而阴气不足，是知亡血。

脉来缓，时一止复来者，名曰结。脉来数，时一止复来者，名曰促赵本注："一作纵"脉，阳盛则促，阴盛则结，此皆病脉。

【成注】

脉一息四至曰平，一息三至曰迟，小快于迟曰缓，一息六至曰数，时有一止者，阴阳之气不得相续也。阳行也速，阴行也缓。缓以候阴，若阳气胜，而阳不能相续，则脉来缓而时一止；数以候阳，若阳气胜，而阴不能相续，则脉来数而时一止。伤寒有结代之脉，动而中止，不能自还为死脉。此结促之脉，止是阴阳偏胜，而时有一止，即非脱绝而止。云此皆病脉。

阴阳相搏，名曰动。阳动则汗出，阴动则发热。形冷、恶寒者，此三焦伤也。

【成注】

动，为阴阳相搏，方其阴阳相搏而虚者，则动。阳动为阳虚，故汗出；阴动为阴虚，故发热也。如不汗出，发热，而反形冷、恶寒者，三焦伤也。三焦者，原气之别使，主行气于阳。三焦既伤，则阳气不通而微，致身冷而恶寒也。《金匮要略》曰：阳气不通即身冷。经曰：阳微则恶寒。

若数脉见于关上，上下无头尾，如豆大，厥厥动摇者，名曰动也。

【成注】

《脉经》云：阳出阴入，以关为界。关为阴阳之中也，若数脉见于关上，上下无头尾，如豆大，厥厥动摇者，是阴阳之气相搏也，故名曰动。

阳脉浮大而濡，阴脉浮大而濡，阴脉与阳脉同等者，名曰缓也。

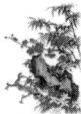

【成注】

阳脉寸口也，阴脉尺中也。上下同等，无有偏胜者，是阴阳之气和缓也，非若迟缓之有邪也。阴阳偏胜者为结、为促，阴阳相搏者为动，阴阳气和者为缓，学者不可不知也。

脉浮而紧者，名曰弦也。弦者状如弓弦，按之不移也。脉紧赵本作"阴"者，如转索无常也。

【成注】

《脉经》云：弦与紧相类，以弦为虚，故虽紧如医统本作"而"弦，而按之不移，不移则不足也。经曰：弦则为减，以紧为实，是切之如转索无常而不散。《金匮要略》曰：脉紧如转索无常者，有宿食也。

脉弦而大，弦则为减，大则为芤。减则为寒，芤则为虚。寒虚相搏，此名为革。妇人则半产、漏下，男子则亡血、失精。

【成注】

弦则为减，减则为寒。寒者谓阳气少也。大则为芤，芤则为虚，虚者谓血少不足也。熊校记：芤则为虚者，汪本虚下增虚字。按注义总释弦减寒气少，大芤虚为血少，非单言寒少气、虚少血也。元版上句误重寒字，谓血不足也。旧钞与汪本同。按少即不足，于义为复，少字疑误衍。所谓革者，言其既寒且虚，则气血改革，不循常度。男子得之，为真阳减，而不能内固，故主亡血、失精；妇人得之，为阴血虚，而不能滋养，故主半产、漏下。

问曰：病有战而汗出，因得解者，何也？答曰：脉浮而紧，按之反芤，此为本虚，故当战而汗出也。其人本虚，是以发战。以脉浮，故当汗出而解也。

【成注】

浮为阳，紧为阴，芤为虚。阴阳争则战，邪气将出，邪与正争，其人本虚，是以发战。正气胜则战，战已复发热而大汗解也。

若脉浮而数，按之不芤，此人本不虚；若欲自解，但汗出耳，不发战也。

【成注】

浮、数、阳也。本实阳胜，邪不能与正争，故不发战也。

问曰：病有不战而汗出解者，何也？答曰：脉大而浮数，故知不战汗出而解也。

【成注】

阳胜则热，阴胜则寒，阴阳争则战。脉大而浮数皆阳也，阳气全胜，阴无所争，何战之有。

问曰：病有不战，不汗出而解者，何也？答曰：其脉自微，此以曾经_{赵本无"经"字}发汗、若吐、若下、若亡血，以内无津液，此阴阳自和，必自愈，故不战、不汗出而解也。

【成注】

脉微者，邪气微也。邪气已微，正气又弱，脉所以微。既经发汗、吐下、亡阳、亡血，内无津液，则不能作汗，得阴阳气和而自愈也。

问曰：伤寒三日，脉浮数而微，病人身凉和者，何也？答曰：此为欲解也。解以夜半。脉浮而解者，濈然汗出也；脉数而解者，必能食也；脉微而解者，必大汗出也。

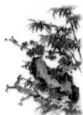

【成注】

伤寒三日，阳去入阴之时，病人身热，脉浮数而大，邪气传也；若身凉和，脉浮数而微者，则邪气不传而欲解也。解以夜半者，阳生于子也。脉浮，主濈然汗出而解者，邪从外散也；脉数，主能食而解者，胃气和也；脉微，主大汗出而解者，邪气微也。

问曰：脉病，欲知愈未愈者，何以别之？答曰：寸口、关上、尺中三处，大小、浮沉、迟数同等，虽有寒热不解者，此脉阴阳为和平，虽剧当愈。

【成注】

三部脉均等，则正气已和，虽有余邪，何害之有。立夏，_{赵本立上有"师曰"二字}得洪_{赵本注："一作浮"}大脉，是其本位。其人病，身体苦疼重者，须发其汗；若明日身不疼不重者，不须发汗；若汗濈濈自出者，明日便解矣。何以言之，立夏得洪大脉，_{赵本作"立夏脉洪大"}是其时脉，故使然也。四时仿此。

脉来应时，为正气内固，虽外感邪气，但微自汗出而亦解尔。《内经》曰：脉得四时之顺者病无他。

问曰：凡病欲知何时得？何时愈？答曰：假令夜半得病，_{赵本有"者"字}明日日中愈；日中得病，_{赵本有"者"字}夜半愈。何以言之？日中得病，夜半愈者，以阳得阴则解也。夜半得病，明日日中愈者，以阴得阳则解也。

【成注】

日中得病者，阳受之，夜半得病者，阴受之。阳不和，得阴则和，是解以夜半；阴不和，得阳则和，是解以日中。经曰：用阳和阴，用阴和阳。

寸口脉浮为在表，沉为在里，数为在腑，迟为在脏。假令脉迟，此为在脏也。

【成注】

经曰：诸阳浮数为乘腑，诸阴迟涩为乘脏。

趺阳脉浮而涩，少阴脉如经也，赵本医统本并作"者" 其病在脾，法当下利，何以知之？若脉浮大者，气实血虚也。今趺阳脉浮而涩，故知脾气不足，胃气虚也。以少阴脉弦而浮，赵本注："一作沉" 才见此为调脉，故称如经也。若反滑而数者，故知当屎脓也。赵本注："玉函作溺"

【成注】

趺阳者，胃之脉。诊得浮而涩者，脾胃不足也。浮者，以为气实，涩者，以为血虚者，此非也。经曰：脉浮而大，浮为气实，大为血虚。若脉浮大，当为气实血虚。今趺阳脉浮而涩，浮则胃虚，涩则脾寒，脾胃虚寒，则谷不消，而水不别，法当下利。少阴肾脉也，肾为肺之子，为肝之母，浮为肺脉，弦为肝脉，少阴脉弦而浮，为子母相生，故云调脉。若滑而数者，则客热在下焦，使血流腐而为脓，故屎脓也。

寸口脉浮而紧，浮则为风，紧则为寒。风则伤卫，寒则伤荣。荣卫俱病，骨节烦疼，当发其汗也。

【成注】

《脉经》云：风伤阳，寒伤阴。卫为阳，荣为阴，风为阳，寒为阴，各从其类而伤也。《易》曰：水流湿、火就燥者，是矣！卫得风则热，荣得寒则痛。荣卫俱病，故致骨节烦疼，当与麻黄汤，发汗则愈。

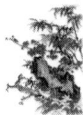

趺阳脉迟而缓，胃气如经也。趺阳脉浮而数，浮则伤胃，数则动脾，此非本病，医特下之所为也。荣卫内陷，其数先微，脉反但浮，其人必大便硬，气噫而除。何以言之？本以数脉动脾，其数先微，故知脾气不治，大便硬，气噫而除。今脉反浮，其数改微，邪气独留，心中则饥，邪热不杀谷，潮热发渴，数脉当迟缓，脉因前后度数如法，病者则饥。数脉不时，则生恶疮也。

【成注】

经，常也。趺阳之脉，以候脾胃，故迟缓之脉为常。若脉浮数，则为医妄下，伤胃动脾，邪气乘虚内陷也。邪在表则见阳脉，邪在里则见阴脉。邪在表之时，脉浮而数也，因下里虚，荣卫内陷，邪客于脾，以数则动脾。今数先微，则是脾邪先陷于里也，胃虚脾热，津液干少，大便必硬。《针经》曰：脾病善噫，得后出余气，则快然而衰，今脾客邪热，故气噫而除。脾能消磨 医统本作"磨消" 水谷，今邪气独留于脾，脾气不治，心中虽饥而不能杀谷也。脾主为胃行其津液，脾为热烁，故潮热而发渴也。趺阳之脉，本迟而缓，因下之后，变为浮 医统本作"浮为" 数，荣卫内陷，数复改微，是脉因前后度数如法，邪热内陷于脾，而心中善饥也。数脉不时者，为数当改微，而复不微，如此则是邪气不传于里，但郁于荣卫之中，必出自肌皮，为恶疮也。

师曰：病人脉微而涩者，此为医所病也。大发其汗，又数大下之，其人亡血，病当恶寒，后乃发热，无休止时。夏月盛热，欲著复衣，冬月盛寒，欲裸其身，所以然者，阳微则恶寒，阴弱则发热。此医发其汗，令 赵本作"使" 阳气微，又大下之，令阴气弱，五月之时，阳气在表，胃中虚冷，以阳气内微，不能胜冷，故欲著复衣；十一月之时，阳气在里，胃中烦热，以阴气内弱，不能胜热，故欲裸其身。又阴脉迟涩，故知血亡也。赵本作"亡血"

【成注】

微为亡阳，涩则无血，不当汗而强与汗之者，令阳气微，阴气上入阳中，则恶寒，故曰阳微则恶寒。不当下而强与下之者，令阴气弱，阳气下陷入阴中，则发热，故曰阴弱则发热。气为阳，血为阴，阳脉以候气，阴脉以候血，阴脉迟涩，为荣血不足，故知亡血。经曰：尺脉迟者，不可发汗，以荣气不足，血少故也。

脉浮而大，心下反硬，有热属脏者，攻之，不令发汗。

【成注】

浮大之脉，当责邪在表，若心下反硬者，则热已甚，而内结也。有热属脏者，为别无虚寒，而但见里热也。脏属阴，为悉在里，故可下之。攻之谓下之也，不可谓脉浮大，更与发汗。《病源》曰：热毒气乘心，心下痞满，此为有实，宜速下之。

属腑者，不令溲数。溲数则大便硬，汗多则热愈，汗少则便难，脉迟尚未可攻。

【成注】

虽心下硬，若余无里证，但见表证者，为病在阳，谓之属腑，当先解表，然后攻痞。溲，小便也，勿为饮结，而利小便，使其溲数，大便必硬也。经曰：小便数者，大便必硬，谓走其津液也。汗多，则邪气除而热愈，汗少，则邪热不尽，又走其津液，必便难也。硬家当下，设脉迟，则未可攻，以迟为不足，即里气未实故也。

脉浮而洪，身汗如油，喘而不休，水浆不下，体形赵本作"形体"不仁，乍静乍乱，此为命绝也。

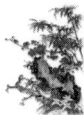

伤寒论校注白话解

【成注】

病有不可治者，为邪气胜于正气也。《内经》曰：大则邪至。又曰：大则病进。脉浮而洪者，邪气胜也；身汗如油，喘而不休者，正气脱也；四时以胃气为本，水浆不下者，胃气尽也；一身以荣卫为充，形体不仁者，荣卫绝也；不仁为痛痒俱不知也。《针经》曰：荣卫不行，故为不仁。争则乱，安则静，乍静乍乱者，正与邪争，正负邪胜也。正气已脱，胃气又尽，荣卫俱绝，邪气独胜，故曰命绝也。

又未知何脏先受其灾，若汗出发润，喘不休者，此为肺先绝也。

【成注】

肺，为气之主，为津液之帅。汗出、发润者，津脱也；喘不休者，气脱也。

阳反独留，形体如烟熏，直视摇头，_{赵本医统本皆有"者"字}此_{赵本有"为"字}心绝也。

【成注】

肺主气，心主血，气为阳，血为阴。阳反独留者，则为身体大热，是血先绝而气独在也。形体如烟熏者，为身无精华，是血绝不荣于身也。心脉侠咽系目，直视者，心经绝也。头为诸阳之会，摇头者，阴绝而阳无根也。

唇吻反青，四肢漐漐习者，此为肝绝也。

【成注】

唇吻者，脾之候。肝色青，肝绝，则真色见于所胜之部也。四肢者，脾所主。肝主筋，肝绝则筋脉引急，发于所胜之分也。漐习者，为振动，若搐搦，手足时时引缩也。

环口黧黑，柔汗发黄者，此为脾绝也。

【成注】

脾主口唇，绝则精华去，故环口黧黑。柔为阴，柔汗，冷汗也，脾胃为津液之本，阳气之宗，柔汗发黄者，脾绝，而阳脱，真色见也。

溲便遗失、狂言、目反直视者，此为肾绝也。

【成注】

肾司开合，禁固便溺。溲便遗失者，肾绝不能约制也。肾藏志，狂言者，志不守也。《内经》曰：狂言者，是失志矣。失志者死。《针经》曰：五脏之精气皆上注于目，骨之精为瞳子，目反直视者，肾绝，则骨之精不荣于瞳子，而瞳子不转也。

又未知何脏阴阳前绝，若阳气前绝，阴气后竭者，其人死，身色必青；阴气前绝，阳气后竭者，其人死，身色必赤，腋下温，心下热也。

【成注】

阳主热而色赤，阴主寒而色青。其人死也，身色青，则阴未离乎体，故曰阴气后竭。身色赤，腋下温，心下热，则阳未离乎体，故曰阳气后竭。《针经》云：医统本作"曰"人有两死而无两生，此之谓也。

寸口脉浮大，而医反下之，此为大逆。浮则无血，大则为寒，寒气相搏，则为肠鸣，医乃不知，而反饮冷水，令汗大出，水得寒气，冷必相搏，其人即饲。

【成注】

经云：脉浮大，应发汗，若反下之，为大逆。浮大之脉，邪在表也，当发其汗，若反下之，是攻其正气，邪气

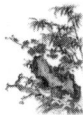

得以深入，故为大逆。浮则无血者，下后亡血也；大则为寒者，邪气独在也。寒邪因里虚而入，寒气相搏，乃为肠鸣，医见脉大，以为有热，饮以冷水，欲令水寒胜热而作大汗，里先虚寒，又得冷水，水寒相搏，使中焦之气涩滞，故令饱也。

趺阳脉浮，浮则为虚，浮虚相搏，故令气饱，言胃气虚竭也。脉滑，则为哕。此为医咎，责虚取实，守空迫血。脉浮、鼻中燥者，必衄也。

【成注】

趺阳脉浮为饱，脉滑为哕，皆医之咎，责虚取实之过也。《内经》曰：阴在内，阳之守也，阳在外，阴之使也。发汗攻阳，亡津液，而阳气不足者，谓之守空。经曰：表气微虚，里气不守，故使邪中于阴也。阴医统本作"阳"不为阴守，邪气因得而入之，内搏阴血，阴失所守，血乃妄行，未知从何道而出。若脉浮、鼻燥者，知血必从鼻中出也。

诸脉浮数，当发热，而洒淅恶寒，若有痛处，饮食如常者，畜积有脓也。

【成注】

浮数之脉，主邪在经，当发热，而洒淅恶寒，病人一身尽痛，不欲饮食者，伤寒也。若虽发热，恶寒而痛，偏着一处，饮食如常者，即非伤寒，是邪气郁结于经络之间，血气壅遏不通，欲畜聚而成痈脓也。

脉浮而迟，面热赤而战惕者，六七日当汗出而解；反发热者，差迟。迟为无阳，不能作汗，其身必痒也。

【成注】

脉浮，面热赤者，邪气外浮于表也；脉迟，战惕者，本气不足也。六七日为医统本有"邪"字传经尽，当汗出而解之时。若当汗不汗，反发热者，为里虚津液不多，不能作汗，既不汗，邪无从出，是以差迟。发热为邪气浮于皮肤，必作身痒也。经曰：以其不能得小汗出，故其身必痒也。

寸口脉阴阳俱紧者，法当清邪中于上焦，浊邪中于下焦。清邪中上，名曰洁也；浊邪中下，名曰浑也。阴中于邪，必内栗也，表气微虚，里气不守，故使邪中于阴也。阳中于邪，必发热、头痛、项强、颈挛、腰痛、胫酸，所为阳中雾露之气，故曰清邪中上。浊邪中下，阴气为栗，足膝逆冷，便溺妄出，表气微虚，里气微急，三焦相混，内外不通，上焦怫郁，脏气相熏，口烂食断也。中焦不治，胃气上冲，脾气不转，胃中为浊，荣卫不通，血凝不流。若卫气前通者，小便赤黄，与热相搏，因热作使，游于经络，出入脏腑，热气所过，则为痈脓。若阴气前通者，阳气厥微，阴无所使，客气内入，嚏而出之，声嗢咽塞，寒厥相逐，_{赵本作"追"}为热所拥，血凝自下，状如豚肝，阴阳俱厥，脾气孤弱，五液注下，下焦不阖，_{赵本注："一作盍"}清便下重，令便数、难，脐_{赵本作"齐"}筑湫痛，命将难全。

【成注】

浮为阳，沉为阴。阳脉紧，则雾露之气中于上焦；阴脉紧，则寒邪中于下焦。上焦者，太阳也。下焦者，少阴也。发热、头痛、项强、颈挛、腰疼、胫酸者，雾露之气中于太阳之经也；浊邪中下，阴气为栗，足胫逆冷，便溺妄出者，寒邪中于少阴也。因表气微虚，邪入而客之，又里气不守，邪乘里弱，遂中于阴，阴虚遇邪，内为惧栗，致气微急矣。《内经》曰：阳病者，上行极而下；阴病者，下行极而上。此上焦之邪，甚则下干中焦，下焦之邪，甚则上干中焦，由是三焦混乱也。三焦主持诸气，三焦既相

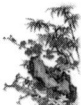

混乱，则内外之气，俱不得通，膻中为阳气之海，气因不得通于内外，怫郁于上焦而为热，与脏相熏，口烂食断。《内经》曰：隔热不便，上为口糜。中焦为上下二焦之邪混乱，则不得平治，中焦在胃之中，中焦失治，胃气因上冲也。脾，坤也，坤助胃气，消磨_{医统本作"磨消"}水谷，脾气不转，则胃中水谷不得磨消，故胃中浊也。《金匮要略》曰：谷气不消，胃中苦浊。荣者，水谷之精气也；卫者，水谷之悍气也。气不能布散，致荣卫不通，血凝不流。卫气者，阳气也；荣血者，阴气也。阳主为热，阴主为寒。卫气前通者，阳气先通而热气得行也。《内经》曰：膀胱者，津液藏焉，化则能出。以小便赤黄，知卫气前通也。热气与胃_{医统本作"卫"}气相搏而行，出入脏腑，游于经络，经络客热，则血凝肉腐，而为痈脓，此见其热气得行。若阴气前通者，则不然，阳在外为阴之使，因阳气厥微，阴无所使，遂阴气前通也。《内经》曰：阳气者，卫外而为固也，阳气厥微，则不能卫外，寒气因而客之。鼻者，肺之候，肺主声，寒气内入者，客于肺经，则嚏而出之，声嗢咽塞。寒者，外邪也；厥者，内邪也。外内之邪合并，相逐为热，则血凝不流。今为热所拥，使血凝自下，如豚肝也。上焦阳气厥，下焦阴气厥，二气俱厥，不相顺接，则脾气独弱，不能行化气血，滋养五脏，致五脏俱虚，而五液注下。《针经》曰：五脏不和，使液溢而下流于阴。阖，合也。清，圊也。下焦气脱而不合，故数便而下重。脐为生气之原，脐筑湫痛，则生气欲绝，故曰命将难全。

脉阴阳俱紧者，口中气出，唇口干燥，蜷卧足冷，鼻中涕出，舌上胎滑，勿妄治也。到七日已_{赵本作"以"}来，其人微发热，手足温者，此为欲解；或到八日已_{赵本作"以"}上，反大发热者，此为难治。设使恶寒者，必欲呕也；腹内痛者，必欲利也。

【成注】

脉阴阳俱紧，为表里客寒。寒为阴，得阳则解。口中气出，唇口干燥者，阳气渐复，正气方温也。虽尔然而阴未尽散，蜷卧足冷，鼻中涕出，舌上滑苔，知阴犹在也。方阴阳未分之时，不可妄治，以偏阴阳之气。到七日已来，其人微发热，手足温者，为阴气已绝，阳气得复，是为欲解。若过七日不解，到八日已上，反发大热者，为阴极变热，邪气胜正，故云难治。阳脉紧者，寒邪发于上焦，上焦主外也；阴脉紧者，寒邪发于下焦，下焦主内也。设使恶寒者，上焦寒气胜，是必欲呕也；复内痛者，下焦寒气胜，是必欲利也。

脉阴阳俱紧，至于吐利，其脉独不解，紧去人_{熊校记：紧去人}安，汪本赵本人作入。按注云：紧去则人安，以文意求之成本自作人，不作入_安，此为欲解。若脉迟至六七日，不欲食，此为晚发，水停故也，为未解；食自可者，为欲解。

【成注】

脉阴阳俱紧，为寒气甚于上下，至于吐利之后，紧脉不罢者，为其脉独不解，紧去则人安，为欲解。若脉迟至六七日，不欲食者，为吐利后，脾胃大虚。《内经》曰：饮入于胃，游溢精气，上输于脾，脾气散精，上归于肺，通调水道。下输膀胱，水精四布，五经并行。脾胃气强，则能输散水饮之气；若脾胃气虚，则水饮内停也。所谓晚发者，后来之疾也。若至六七日而欲食者，则脾胃已和，寒邪已散，故云欲解。

病六七日，手足三部脉皆至，大烦而口噤不能言，其人躁扰者，必欲解也。

辨脉法

439

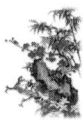

【成注】

烦,热也。传经之时,病人身大烦,口噤不能言,内作躁扰,则阴阳争胜。若手足三部脉皆至,为正气胜,邪气微,阳气复,寒气散,必欲解也。

若脉和,其人大烦,目重,睑内际黄者,此为 赵本无"为"字 **欲解也。**

【成注】

《脉经》曰:病人两目眦有黄色起者,其病方愈。病以脉为主,若目黄大烦,脉不和者,邪胜也,其病为进;目黄大烦,而脉和者,为正气已和,故云欲解。

脉浮而数,浮为风,数为虚,风为热,虚为寒,风虚相搏,则洒淅恶寒也。

【成注】

《内经》曰:有者为实,无者为虚。气并则无血,血并则无气。风则伤卫,数则无血。浮数之脉,风邪并于卫,卫胜则荣虚也。卫为阳,风搏于卫,所以为热。荣为阴,荣气虚,所以为寒。风并于卫者,发热、恶寒之证具矣。

脉浮而滑,浮为阳,滑为实,阳实相搏,其脉数疾,卫气失度,浮滑之脉数疾,发热汗出者,此为不治。

【成注】

浮为邪气并于卫,而卫气胜;滑为邪气并于荣,而荣气实。邪气胜实,拥于荣卫,则荣卫行速,故脉数疾。一息六至曰数,平人脉一息四至,卫气行六寸,今一息六至,则卫气行九寸,计过平人之半,是脉数疾,知卫气失其常度也。浮滑数疾之脉,发热汗出而当解,若不解者,精气脱也,必不可治。经曰:脉阴阳俱盛,大汗出不解者死。

伤寒咳逆上气，其脉散者死。谓其形损故也。

【成注】

《千金方》云：以喘嗽为咳逆，上气者肺病，散者心脉，是心火刑于肺金也。《内经》曰：心之肺谓之死阴，死阴之属，不过三日而死，以形见其损伤故也。

平脉法

问曰：脉有三部，阴阳相乘。荣卫血气，在人体躬。呼吸出入，上下于中，因息游布，津液流通。随时动作，效象形容，春弦秋浮，冬沉夏洪。察色观脉，大小不同，一时之间，变无经常，尺寸参差，或短或长。上下乖错，或存或亡。病辄改易。进退低昂。心迷意惑，动失纪纲。愿为具陈，令得分明。师曰：子之所问，道之根源。脉有三部，尺寸及关。

【成注】

寸为上部，关为中部，尺为下部。

荣卫流行，不失衡铨。

【成注】

衡铨者，称也，可以称量轻重。《内经》曰：春应中规，夏应中矩，秋应中衡。冬应中权。荣行脉中，卫行脉外，荣卫与脉相随，上下应四时，不失其常度。

肾沉、心洪、肺浮、肝弦，此自经常，不失铢分。

【成注】

肾，北方水，王于冬，而脉沉。心，南方火，王于夏，而脉洪。肺，西方金，王于秋，而脉浮。肝，东方木，王于春，而脉弦，此为经常，铢分之不差也。

出入升降，漏刻周旋，水下二_{赵本作"百"。熊校记：水下二刻，赵本二作百。按注，成本自作二，不误。赵本或别有意也}刻，一周循环。

【成注】

人身之脉，计长一十六丈二尺，一呼脉行三寸，一吸脉行三寸，一呼一吸为一息，脉行六寸。一日一夜，漏水下百刻，人一万三千五百息，脉行八百一十丈，五十度周于身。则一刻之中，人一百三十五息，脉行八丈一尺，水下二刻。人二百七十息，脉行一十六丈二尺，一周于身也。脉经之行，终而复始，若循环之无端也。

当复寸口，虚实见焉。

【成注】

脉经_{医统本作"经脉"}之始，从中焦注于手太阴寸口，二百七十息，脉行一周身，复还至于寸口。寸口为脉之经始，故以诊视虚实焉。经曰：虚实死生之要，皆见于寸口之中。

变化相乘，阴阳相干。风则浮虚，寒则牢坚；**沉潜水畜，**_{赵本医统本皆作"潘"}**支饮急弦；动则为痛，数则热烦。**

【成注】

风伤阳，故脉浮虚；寒伤阴，故脉牢坚；畜积于内者，谓之水畜，故脉沉潜；支散于外者，谓之支饮，故脉急弦。动则阴阳相搏，相搏则痛生焉。数为阳邪气胜，阳胜则热烦焉。

设有不应，知变所缘，三部不同，病各异端。

【成注】

脉与病不相应者，必缘传遍之所致。三部以候五脏之气，随部察其虚实焉。

太赵本作"大"过可怪，不及亦然，邪不空见，中赵本作"终"必有奸，审察表里，三焦别焉，知其所舍，消息诊看，料度腑脏，独见若神。为子条记，传与贤人。

【成注】

太过、不及之脉，皆有邪气干于正气，审看在表在里，入腑入脏，随其所舍而治之。

师曰：呼吸者，脉之头也。

【成注】

《难经》曰：一呼脉行三寸，一吸脉行三寸，以脉随呼吸而行，故言脉之头也。

初持脉，来疾去迟，此出疾入迟，名曰内虚外实也。初持脉，来迟去疾，此出迟入疾，名曰内实外虚也。

【成注】

外为阳，内为阴。《内经》曰：来者为阳，去者为阴。是出以候外，入以候内。疾为有余，有余则实；迟为不足，不足则虚。来疾去迟者，阳有余而阴不足，故曰内虚外实；来迟去疾者，阳不足而阴有余，故曰内实外虚。

问曰：上工望而知之，中工问而知之，下工脉而知之，愿闻其说。师曰：病家人请云，病人若发热，身体疼，病人自卧。师到，诊其脉，沉而迟者，知其差也。何以知之？赵本有"若"字表有病者，脉当浮大，今脉反沉迟，故知愈也。

【成注】

望以观其形证，问以知其所苦，脉以别其表里。病苦发热、身疼，邪在表也，当卧不安，而脉浮数。今病人自卧，而脉沉迟者，表邪缓也，是有里脉而无表证，则知表邪当愈也。

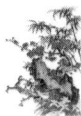

假令病人云，腹内卒痛，病人自坐。师到，脉之，浮而大者，知其差也。何以知之？若里有病者，脉当沉而细，今脉浮大，故知愈也。

【成注】

腹痛者，里寒也。痛甚则不能起，而脉沉细。今病人自坐，而脉浮大者，里寒散也，是有表脉而无里证也。则知里邪当愈。是望证、问病、切脉三者相参而得之，可为十全之医。《针经》曰：知一为上，知二为神，知三神且明矣。

师曰：病家人来请云，病人发热，烦极。明日师到，病人向壁卧，此热已去也。设令脉不和，处言已愈。

【成注】

发热、烦极，则不能静卧。今向壁静卧，知热已去。

设令向壁卧，闻师到，不惊起而盻视，若三言三止，脉之，咽唾者，此诈病也。设令脉自和，处言汝赵本医统本皆作"此"病大重，当须服吐下药，针灸数十百处，乃愈。

【成注】

诈病者，非善人，以言恐之，使其畏惧，则愈。医者意也，此其是欤？

师持脉，病人欠者，无病也。

【成注】

《针经》曰：阳引而上，阴引而下，阴阳相引，故欠。阴阳不相引，则病；阴阳相引则和。是欠者，无病也。

脉之，呻者，病也。

【成注】

呻，为呻吟之声，身有所苦，则然也。

言迟者，风也。

【成注】

风客于中，则经络急，舌强难运用也。

摇头言者，里痛也。

【成注】

里有病，欲言，则头为之战摇。

行迟者，表强也。

【成注】

表强者，由筋络引急，而行步不利也。

坐而伏者，短气也。

【成注】

短气者，里不和也，故坐而喜伏。

坐而下一脚者，腰痛也。

【成注】

《内经》曰：腰者，身之大关节也。腰痛，为大关节不利，故坐不能正，下一脚，以缓腰中之痛也。

里实护腹，如怀卵物者，心痛也。

【成注】

心痛，则不能伸仰，护腹以按其痛。

师曰：伏气之病，以意候之，今月之内，欲有伏气。假令

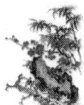

旧有伏气，当须脉之。若脉微弱者，当喉中痛似伤，非喉痹也。病人云：实咽中痛，虽尔今复欲下利。

【成注】

冬时感寒，伏藏于经中，不即发者，谓之伏气。至春分之时，伏寒欲发，故云今月之内，欲有伏气。假令伏气已发，当须脉之，审在何经。得脉微弱者，知邪在少阴，少阴之脉，循喉咙，寒气客之，必发咽痛；肾司开阖，少阴治在下焦，寒邪内甚，则开阖不治，下焦不约，必成下利。故云：虽尔咽痛，复欲下利。

问曰：人病赵本无"病"字恐怖者，其脉何状？师曰：脉形如循丝，累累然，其面白脱色也。

【成注】

《内经》曰：血气者，人之神。恐怖者，血气不足，而神气弱也。脉形似循丝，累累然，面白脱色者，《针经》曰：血夺者，色夭然不泽。其脉空虚，是知恐怖，为血气不足。

问曰：人不饮，其脉何类？师曰：其脉自涩，赵本医统本皆无"其"字唇口干燥也。

【成注】

涩为阴，虽主亡津液，而唇口干燥，以阴为主内，故不饮也。

问曰：人愧者，其脉何类？师曰：脉浮，而面色乍白乍赤。

【成注】

愧者，羞也。愧则神气怯弱，故脉浮，而面色变改不常也。

问曰：经说，脉有三菽、六菽重者，何谓也？师曰：脉者，_{赵本无"者"字}人以指按之，如三菽之重者，肺气也；如六菽之重者，心气也；如九菽之重者，脾气也；如十二菽之重者，肝气也；按之至骨者，肾气也。

【成注】

菽，豆也。《难经》曰：如三菽之重，与皮毛相得者，肺部也；如六菽之重，与血脉相得者，心部也；如九菽之重，与肌肉相得者，脾部也；如十二菽之重，与筋平者，肝部也；按之至骨，举指来疾者，肾部也。各随所主之分，以候脏气。

假令下利，寸口、关上、尺中，悉不见脉，然尺中时一小见，脉再举头_{赵本注："一云按投"}者，肾气也。若见损脉来至，为难治。

【成注】

《脉经》曰：冷气在胃中，故令脉不通。下利不见脉，则冷气客于脾胃。今尺中时一小见，为脾虚肾气所乘。脉再举头者，脾为肾所乘也。若尺中之脉更或减损，为肾气亦衰，脾复胜之，鬼贼相刑，故云难治。是脾胜不应时也。

问曰：脉有相乘、有纵、有横、有逆、有顺，何_{赵本有"谓"字}也？师曰：水行乘火，金行乘木，名曰纵；火行乘水，木行乘金，名曰横；水行乘金，火行乘木，名曰逆；金行乘水，木行乘火，名曰顺也。

【成注】

金胜木，水胜火。纵者，言纵任其气，乘其所胜；横者，言其气横逆，反乘所不胜也。纵横，与恣纵、恣横之义通。水为金子，火为木子，子行乘母，其气逆也；母行乘子，其气顺也。

平脉法

447

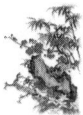

问曰：脉有残贼，何谓也？师曰：脉有弦、紧、浮、滑、沉、涩，此六者赵本作"脉"名曰残贼，能为诸脉作病也。

【成注】

为人病者，名曰八邪，风寒暑湿伤于外也，饥、饱、劳、逸伤于内也。经脉者，荣卫也。荣卫者，阴阳也。其为诸经脉作病者，必由风寒暑湿，伤于荣卫，客于阴阳之中，风则脉浮，寒则脉紧，中暑则脉滑，中湿则脉涩，伤于阴则脉沉，伤于阳则脉浮。所以谓之残贼者，伤良曰残，害良曰贼，以能伤害正气也。

问曰：脉有灾怪，何谓也？师曰：假令人病，脉得太阳，与形证相应，因为作汤。比还送汤如食顷，病人乃大吐，若下利，腹中痛。师曰：我前来不见此证，今乃变异，是名灾怪；又问曰：何缘作此吐利？答曰：或有旧时服药，今乃发作，故名赵本作"为"灾怪耳。

【成注】

医以脉证与药相对而反变异，为其灾可怪，故名灾怪。

问曰：东方肝脉，其形何似？师曰：肝者木也，名厥阴，其脉微弦濡弱而长，是肝脉也。肝病自得濡弱者，愈也。

【成注】

《难经》曰：春脉弦者，肝、东方木也，万物始生，未有枝叶，故脉来濡弱而长，故曰弦。是肝之平脉，肝病得此脉者，为肝气已和也。

假令得纯弦脉者，死。何以知之？以其脉如弦直，赵本有"此"字是肝脏伤，故知死也。

【成注】

纯弦者，为如弦直而不软，是中无胃气，为真脏之脉。

《内经》曰：死肝脉来，急益劲，如新张弓弦。

南方心脉，其形何似？师曰：心者火也，名少阴，其脉洪大而长，是心脉也。心病自得洪大者，愈也。
【成注】
心王于夏，夏则阳外胜，气血淖溢，故其脉来洪大而长也。

假令脉来微去大，故名反，病在里也。脉来头小本大者，_{赵本无"者"字}故名复。病在表也。上微头小者，则汗出；下微本大者，则为关格不通，不得尿。头无汗者可治，有汗者死。
【成注】
心脉来盛去衰为平，来微去大，是反本脉。《内经》曰：大则邪至，小则平。微为正气，大为邪气。来以候表，来微则知表和；去以候里，去大则知里病。《内经》曰：心脉来不盛去反盛，此为不及，病在中。头小本大者，即前小后大也。小为正气，大为邪气，则邪气先在里，今复还于表，故名曰复。不云去而止云来者，是知在表。《脉经》曰：在上为表，在下为里。汗者心之液。上微为浮之而微，头小为前小，则表中气虚，故主汗出。下微_{医统本有"为"字}沉之而微，本大为后大，沉则在里，大则病进。《内经》曰：心为牡脏，小肠为之使。今邪甚下行，格闭小肠，使正气不通，故不得尿，名曰关格。《脉经》曰：阳气上出，汗见于头，今关格正气不通，加之头有汗者，则阳气不得下通而上脱也。其无汗者，虽作关格，然阳_{医统本有"气"字}未衰，而犹可治。

西方肺脉，其形何似？师曰：肺者金也，名太阴，其脉毛浮也，肺病自得此脉。若得缓迟者，皆愈；若得数者，则剧。

何以知之？数者南方火，火克西方金，法当痈肿，为难治也。

【成注】

轻虚浮曰毛，肺之平脉也。缓迟者，脾之脉，脾为肺之母，以子母相生，故云皆愈；数者，心之脉，火克金，为鬼贼相刑，故剧。肺主皮毛，数则为热，热客皮肤，留而不去，则为痈疡。经曰：数脉不时，则生恶疮。

问曰：二月得毛浮脉，何以处言至秋当死。师曰：二月之时，脉当濡弱，反得毛浮者，故知至秋死。二月肝用事，肝脉属木，赵本作"肝属木，脉"应濡弱，反得毛浮赵本有"脉"字者，是肺脉也。肺属金，金来克木，故知至秋死。他皆仿此。

【成注】

当春时反见秋脉，为金气乘木，肺来克肝，夺王脉而见，至秋肺王，肺气则绝，故知至秋死也。

师曰：脉，肥人责浮，瘦人责沉。肥人当沉。今反浮；瘦人当浮，今反沉，故责之。

【成注】

肥人肌肤厚，其脉当沉；瘦人肌肤薄，其脉当浮。今肥人脉反浮，瘦人脉反沉，必有邪气相干，使脉反常，故当责之。

师曰：寸脉下不至关，为阳绝；尺脉上不至关，为阴绝。此皆不治，决死也。若计其余命死生赵本作"生死"之期，期以月节克之也。

【成注】

《脉经》曰：阳生于寸，动于尺；阴生于尺，动于寸。寸脉下不至关者，为阳绝，不能下应于尺也；尺脉上不至关者，为阴绝，不能上应于寸也。《内经》曰：阴阳离决，精气乃绝。此阴阳偏绝，故皆决死。期以月节克之者，谓如阳绝死于春夏，阴绝死于秋冬。

师曰：脉病人不病，名曰行尸，以无王气，卒眩仆不识人者，短命则死。人病脉不病。名曰内虚，以无谷神，虽困无苦。

【成注】

脉者，人之根本也。脉病人不病，为根本内绝，形虽且强，卒然气脱，则眩运僵仆而死，不曰行尸而何。人病脉不病，则根本内固，形虽且赢，止内虚尔。谷神者，谷气也。谷气既足，自然安矣。《内经》曰：形气有余，脉气不足死；脉气有余，形气不足生。

问曰：翕奄沉，名曰滑，何谓也？ 赵本有"师曰"二字 沉为纯阴，翕为正阳，阴阳和合，故令脉滑。关尺自平，阳明脉微沉，食饮自可。少阴脉微滑，滑者紧之浮名也，此为阴实，其人必股内汗出，阴下湿也。

【成注】

脉来大而盛，聚而沉，谓之翕奄沉，正如转珠之状也。沉为脏气，故曰纯阴；翕为腑气，故曰正阳。滑者，阴阳气不为偏胜也。关尺自平，阳明脉微沉者，当阳部见阴脉，则阴偏胜而阳不足也。阳明胃脉，胃中阴多，故食饮自可。少阴脉微滑者，当阴部见阳脉，则阳偏胜而阴不足也，以阳凑阴分，故曰阴实。股与阴，少阴之部也，今阳热凑阴，必熏发津液，泄达于外，股内汗出而阴下湿也。

问曰：曾为人所难，紧脉从何而来。师曰：假令亡汗、若吐，以肺里寒，故令脉紧也。假令咳者，坐饮冷水，故令脉紧也。假令下利，以胃中 赵本无"中"字 虚冷，故令脉紧也。

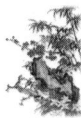

【成注】

《金匮要略》曰：寒令脉急。经曰：诸紧为寒。

寸口卫气盛，名曰高。

【成注】

高者，暴狂而肥。《内经》曰：阴不胜其阳，则脉流薄疾，并乃狂。卫为阳气，卫盛而暴狂者，阴不胜阳也。《针经》曰：卫气者，所以温分肉、充皮毛、肥腠理、司开阖者也。卫气盛，为肥者气盛于外也。

荣气盛，名曰章。

【成注】

章者，暴泽而光，荣者，血也，荣华于身者也。荣盛故身暴光泽也。

高章相搏，名曰纲。

【成注】

纲者，身筋急脉直，荣卫俱盛，则筋络满急。

卫气弱，名曰惵。

【成注】

惵者，心中气动迫怯。卫出上焦，弱则上虚，而心中气动迫怯也。

荣气弱，名曰卑。

【成注】

卑者，心中常自羞愧。《针经》曰：血者，神气也。血弱则神弱，故常自羞愧。

憔卑相搏，名曰损。

【成注】

损者，五脏六腑之虚惙也。卫以护阳，荣以养阴，荣卫俱虚，则五脏六腑失于滋养，致俱乏气虚惙也。

卫气和，名曰缓。

【成注】

缓者，四肢不能自收。卫气独和，不与荣气相谐，则荣病。《内经》曰：目医统本作"肝"受血而能视，足受血而能步，掌受血而能握，指受血而能摄，四肢不收，由荣血病，不能灌养故也。

荣气和，名曰迟。

【成注】

迟者，身体重，但欲眠也。荣气独和，不与卫气相谐，则卫病，身体重而眠。熊校记：身体重而眠，汪本眠改眼，盖误连欲眠者三字为句也欲眠者，卫病而气不敷布也。

迟缓赵本作"缓迟"相搏，名曰沉。

【成注】

沉者，腰中直，腹内急痛，但欲卧，不欲行，荣气独和于内，卫气独和于外，荣卫不相和谐，相搏而为病。腰中直者，卫不利于外也；腹内痛者，荣不和于内也；但欲卧不欲行者，荣卫不营也。

寸口脉缓而迟，缓则阳气长，其色鲜，其颜光，其声商，毛发长，迟则阴气盛，骨髓生，血满，肌肉紧薄鲜硬。阴阳相抱，荣卫俱行，刚柔相搏，赵本作"得"名曰强也。

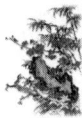

【成注】

缓为胃脉，胃合卫气，卫温分肉、充皮毛、肥腠理、开司阖，卫和气舒，则颜色光润、声清、毛泽矣。迟为脾脉，脾合荣气，荣养骨髓，实肌肉、濡筋络、利关节，荣和血满，则骨正髓生，肌肉紧硬矣。阴阳调和，二气相抱，而不相戾，荣卫流通，刚柔相得，是为强壮。

趺阳脉滑而紧，滑者胃气实，紧者脾气强。持实击强，痛还自伤，以手把刃，坐作疮也。

【成注】

趺阳之脉，以候脾胃。滑则谷气实，是为胃实；紧则阴气胜，是为脾强。以脾胃一实一强，而相搏击，故令痛也。若一强一弱相搏，则不能作痛。此脾胃两各强实相击，腑脏自伤而痛，譬若以手把刃而成疮，岂非自贻其害乎。

寸口脉浮而大，浮而虚，大为实。在尺为关，在寸为格。关则不得小便，格则吐逆。

【成注】

经曰：浮为虚。《内经》曰：大则病进。浮则为正气虚，大则为邪气实。在尺，则邪气关闭下焦，里气不得下通，故不得小便；在寸，则邪气格拒上焦，使食不得入，故吐逆。

趺阳脉伏而涩，伏则吐逆，水谷不化，涩则食不得入，名曰关格。

【成注】

伏则胃气伏而不宣，中焦关格，正气壅塞，故吐逆而水谷不化；涩则脾气涩而不布，邪气拒于上焦，故食不得入。

脉浮而大，浮为风虚，大为气强，风气相搏，必成瘾赵本作"隐"瘰，身体为痒。痒者名泄风，久久为痂癞。

【成注】

痂癞者，眉少、发稀，身有干疮而腥臭。赵本注：身有干疮而腥臭也《内经》曰：脉风成厉。医统本作"成为疠"

寸口脉弱而迟，弱者卫气微。迟者荣中寒。荣为血，血寒则发热；卫为气，气微者，心内饥，饥而虚满不能食也。

【成注】

卫为阳，荣为阴。弱者，卫气微，阳气不足也；迟者，荣中寒，经中客邪也，荣客寒邪，搏而发热也。阳气内微，心内虽饥，饥而虚满不能食也。

跌阳脉大而紧者，当即下利，为难治。

【成注】

大为虚，紧为寒。胃中虚寒，当即下利，下利脉当微小，反紧者邪胜也，故云难治。经曰：下利脉大者，为未止。

寸口脉弱而缓，弱者阳气不足，缓者胃气有余。噫而吞酸，食卒不下，气填于膈上赵本注："一作下"也。

【成注】

弱者，阳气不足。阳能消谷，阳气不足，则不能消化谷食。缓者，胃气有余，则胃中有未消谷物也。故使噫而吞酸，食卒不下，气填于膈上也。《金匮要略》曰：中焦未和，不能消谷，故令噫。

跌阳脉紧而浮，浮为气，紧为寒。浮为腹满，紧为绞痛。浮紧相搏，肠鸣而转，转即气动，膈气乃下。少阴脉不出，其

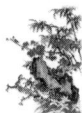

阴肿大而虚也。

【成注】

浮为胃气虚，紧为脾中寒，胃虚则满，脾寒则痛，虚寒相搏，肠鸣而转，转则膈中之气，因而下泄也。若少阴脉不出，则虚寒之气，至于下焦，结于少阴，而聚于阴器，不得发泄，使医统本作"故"阴肿大而虚也。

寸口脉微而涩，微者卫气不行，涩者荣气不逮。荣卫不能相将，三焦无所仰，身体痹不仁。荣气不足，则烦疼，口难言；卫气虚，则恶寒数欠。三焦不归其部，上焦不归者，噫而酢吞；中焦不归者，不能消谷引食；下焦不归者，则遗溲。

【成注】

人养三焦者血也，护三焦者气也。荣卫俱损，不能相将而行，三焦无所依仰，身体为之顽痹而不仁。《内经》曰：荣气虚而医统本作"则"不仁。《针经》曰：卫气不行，则为不仁。荣为血，血不足则烦疼；荣属心，荣弱心虚，则口难言。卫为阳，阳微则恶寒；卫为气，气虚则数欠。三焦因荣卫不足，无所依仰，其气不能归其部。《金匮要略》曰：上焦竭，善噫；上焦受中焦气，中焦未和，不能消谷，故令噫耳；下焦竭，即遗溺失便。以上焦在膈上，物未化之分也，不归者不至也，上焦之气不至其部，则物未能传化，故噫而酢吞。中焦在胃之中，主腐熟水谷，水谷化则思食，中焦之食不归其部，则水谷不化，故云不能消谷引食。下焦在膀胱上口，主分别清浊。溲，小便也，下焦不归其部，不能约制溲便，故遗溲。

跌阳脉沉而数，沉为实，数消谷。紧者，病难治。

【成注】

沉为实者，沉主里也。数消谷者，数为热也。紧为肝脉，见于脾部，木来克土，为鬼贼相刑，故云难治。

寸口脉微而涩，微者卫气衰，涩者荣气不足。卫气衰，面
色黄；荣气不足，面色青。荣为根，卫为叶。荣卫俱微，则根
叶枯槁，而寒栗咳逆，唾腥吐涎沫也。

【成注】

卫为气，面色黄者，卫气衰也；荣为血，面色青者，
荣血衰也。荣行脉中为根，卫行脉外为叶。荣为阴，卫为
阳；荣为根，卫为叶。根叶俱微，则阴阳之气内衰，致生
寒栗而咳逆，唾腥吐涎沫也。

跌阳脉浮而芤，浮者卫气衰，<small>赵本作"虚"</small>芤者荣气伤，其
身体瘦，肌肉甲错，浮芤相搏，宗气衰微，<small>赵本作"微衰"</small>四属
断绝。

【成注】

经曰：卫气盛，名曰高。高者，暴狂而肥。荣气盛，
名曰章。章者，暴泽而光。其身体瘦而不肥者，卫气衰也；
肌肉甲错而不泽者，荣气伤也。宗气者，三焦归气也。四
属者，皮肉脂髓也。荣卫衰伤则宗气亦微，四属失所滋养，
致断绝矣。

寸口脉微而缓，微者卫气疏，疏则其肤空；缓者胃气实，
实则谷消而水化也。谷入于胃，脉道乃行，而<small>赵本作"水"</small>入于
经，其血乃成。荣盛，则其肤必疏，三焦绝经，名曰血崩。

【成注】

卫为阳，微为亡阳。脉微者，卫气疏，卫温分肉、肥
腠理，卫气既疏，皮肤不得温肥，则空虚也，经曰：缓者
胃气有余，有余为实，故云缓者胃气实。《内经》曰：食入
于胃，淫精于脉。是谷入于胃，脉道乃行也。《针经》曰：

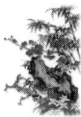

饮而液渗于络，合和于血，是水入于经，其血乃成也。胃中谷消水化而为血气，今卫疎荣盛，是荣气强而卫气弱也。卫气弱者，外则不能固密皮肤而气为之疎，内则不能卫护其血，而血为之崩。经，常也。三焦者，气之道路。卫气疎，则气不循常度，三焦绝其常度也。

跌阳脉微而紧，紧则为寒，微则为虚，微紧相搏，则为短气。

【成注】

中虚且寒，气自短矣。

少阴脉弱而涩，弱者微烦，涩者厥逆。

【成注】

烦者热也。少阴脉弱者，阴虚也。阴虚则发热，以阴部见阳脉非大虚也，故生微烦。厥逆者，四肢冷也。经曰：阴阳不相顺接便为厥，厥者手足厥冷是也。少阴脉涩者，阴气涩不能与阳相顺相接，故厥逆也。

跌阳脉不出，脾不上下，身冷肤硬。

【成注】

脾胃为荣卫之根，脾能上下，则水谷消磨，_{医统本作"磨消"}荣卫之气得以行。脾气虚衰不能上下，则荣卫之气不得通营于外，故跌阳脉不出。身冷者，卫气不温也。肤硬者，荣血不濡也。

少阴脉不至，肾气微，少精血，奔气促迫，上入胸膈，宗气反聚，血结心下，阳气退下，热归阴股，与阴相动，令身不仁，此为尸厥。当刺期门、巨阙。

458

【成注】

尸厥者，为其从厥而生，形无所知，其状若尸，故名尸厥。少阴脉不出，则厥气客于肾，而肾气微，少精血，厥气上奔，填塞胸膈，壅遏正气，使宗气反聚，而血结心下。《针经》曰：五谷入于胃，其糟粕、津液、宗气，分为三隧。宗气积于胸中出于喉咙，以贯心肺，而行呼吸。又曰：荣气者，泌其津液注之于脉，化而为血，以营四末。今厥气大甚，宗气反聚而不行，则绝其呼吸，血结心下而不流，则四体不仁。阳气为厥气所拥，不能宣发，退下至阴股间，与阴相动。仁者柔也，不仁者，言不柔和也，为寒热痛痒俱不觉知者也。阳气外不为使，内不得通，荣卫俱不能行，身体不仁，状若尸也。《内经》曰：厥气上行，满脉去形，刺期门者，以通心下结血；刺巨阙者，以行胸中宗气，血气流通，厥气退，则苏矣。

寸口脉微，尺脉紧，其人虚损多汗，知阴常在，绝不见阳也。

【成注】

寸微为亡阳，尺紧为阴胜。阳微阴胜，故云虚损。又加之多汗，则愈损阳气，是阴常在，而绝不见阳也。

寸口诸微亡阳，诸濡亡血，诸弱发热，诸紧为寒。诸乘寒者，则为厥，郁冒不仁，以胃无谷气，脾涩不通，口急不能言，战而栗也。

【成注】

卫，阳也。微为卫气微，故云亡阳。荣，血也。濡为荣气弱，故云亡血。弱为阴虚，虚则发热。紧为阴胜，故为寒。诸乘寒者，则阴阳俱虚，而为寒邪乘之也。寒乘气虚，抑伏阳气不得宣发，遂成厥也。郁冒，为昏冒不知人

平脉法

459

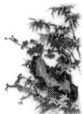

也。不仁，为强直而无觉也，为尸厥焉。以胃无谷气，致脾涩不通于上下，故使口急，不能言。战者，寒在表也；栗者，寒在里也。

问曰：濡弱何以反适十一头。师曰：五脏六腑相乘故令十一。

【成注】

濡弱者，气血也。往反有十一头，头者五脏六腑共有十一也。

问曰：何以知乘腑，何以知乘脏。师曰：诸阳浮数为乘腑，诸阴迟涩为乘脏也。

【成注】

腑，阳也。阳脉见者，为乘腑也。脏，阴也。阴脉见者，为乘脏也。

伤寒例

赵本论前有四时八节、二十四气、七十二候、决病法

阴阳大论云：春气温和，夏气暑热，秋气清凉，冬气冷_{赵本作"冰"}列，此则四时正气之序也。

【成注】

春夏为阳，春温夏热者，_{医统本有"以"字}阳之动，始于温，盛于暑故也。秋冬为阴，秋凉而冬寒者，以阴之动，始于清，盛于寒故也。

冬时严寒，万类深藏，君子固密，则不伤于寒。触冒之

者，乃名伤寒耳。

【成注】

冬三月纯阴用事，阳乃伏藏，水冰地坼，寒气严凝，当是之时，善摄生者，出处固密，去寒就温，则不伤于寒。其涉寒冷，触冒霜雪为病者，谓之伤寒也。

其伤于四时之气，皆能为病。

【成注】

春风、夏暑、秋湿、冬寒，谓之四时之气。

以伤寒为毒者，以其最成杀厉之气也。

【成注】

热为阳，阳主生；寒为阴，阴主杀。阴寒为病，最为肃杀毒厉之气。

中而即病者，名曰伤寒；不即病者，寒毒藏于肌肤，至春变为温病，至夏变为暑病。暑病者，热极重于温也。

【成注】

《内经》曰：先夏至日为温病，后夏至日为暑病。温暑之病，本伤于寒而得之，故太^{熊校记：大医汪本大改太，非}医均谓之伤寒也。

是以辛苦之人，春夏多温热病，^{赵本有"者"字}皆由冬时触寒所致，非时行之气也。凡时行者，春时应暖，而复^{赵本作"反"}大寒；夏时应大^{赵本无"大"字}热，而反大凉；秋时应凉，而反大热；冬时应寒，而反大温。此非其时而有其气，是以一岁之中，长幼之病多相似者，此则时行之气也。

【成注】

四时气候不正为病，谓之时行之气。时气所行为病，非

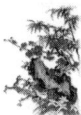

暴厉之气，感受必同，是以一岁之中，长幼之病多相似也。

夫欲候知四时正气为病，及时行疫气之法，皆当按斗历占之。

【成注】

四时正气者，春风、夏暑、秋湿、冬寒是也。时行者，时行之气是也。温者，冬时感寒，至春发者是也。疫者，暴厉之气是也。占前斗建，审其时候之寒温，察其邪气之轻重而治之，故下文曰：

九月霜降节后，宜渐寒，向冬大寒，至正月雨水节后，宜解也。所以谓之雨水者，以冰雪解而为雨水故也。至惊蛰二月节后，气渐和暖，向夏大热，至秋便凉。

【成注】

冬寒、春温、夏热、秋凉，为四时之正气也。

从霜降以后，至春分以前，凡有触冒霜露，体中寒即病者，谓之伤寒也。九月十月，寒气尚微，为病则轻；十一月十二月，寒冽已严，为病则重；正月二月，寒渐将解，为病亦轻。此以冬时不调，适有伤寒之人，即为病也。赵本医统本"九月十月……即为病也"作注，非

【成注】

此为四时正气，中而即病者也。

其冬有非节之暖者，名曰赵本作"为"冬温。冬温之毒，与伤寒大异，冬温复有先后，更相重沓，亦有轻重，为治不同，证如后章。

【成注】

此为时行之气，前云：冬时应寒而反大温者是也。

从立春医统本作"秋"节后，其中无暴大寒，又不冰雪，而有人壮热为病者，此属春时阳气，发于冬时伏寒，变为温病。

【成注】

此为温病也。《内经》曰：冬伤于寒，春必病温。

从春分以后，至秋分节前，天有暴寒者，皆为时行寒疫也。三月四月，或有暴寒，其时阳气尚弱，为寒所折，病热犹轻；五月六月，阳气已盛，为寒所折，病热则重；七月八月，阳气已衰，为寒所折，病热亦微。其病与温及暑病相似，但治有殊耳。

【成注】

此为疫气也。是数者，以明前斗历之法，占其随时气候，发病寒热轻重不同耳。

十五日得一气，于四时之中，一时有六气，四六名为二十四气也。赵本无"也"字

【成注】

节气十二，中气十二，共二十四。《内经》曰：五日谓之候，三候谓之气，六气谓之时，四时谓之岁。

然气候亦有应至而赵本作"仍"不至，或有未应至而至者，或有至而太过者，皆成病气也。

【成注】

疑漏或有至而不去，此一句按《金匮要略》曰：有未至而至，有至而不至，有至而不去，有至而太过，何故也。师曰：冬至之后，甲子夜半，少阳起。少阴医统本作"阳"之时，阳始生，天得温和，以未得甲子，天因温和，此为未至而至也；以得甲子，而天未温和，此为至而不至也；以得甲子，医统本有"而"字天大寒不解，此为至而不去也；以得

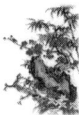

甲子，而天温如盛夏五六月时，此为至而太过也。《内经》曰：至而和则平，至而甚则病，至而反者病，至而不至者病，未至而至者病。即是观之，脱漏明矣。

但天地动静，阴阳鼓击者，各正一气耳。

【成注】

《内经》曰：阴阳者，天地之道。清阳为天，动而不息；浊阴为地，静而不移。天地阴阳之气，鼓击而生，春夏秋冬，寒热温凉，各正一气也。

是以彼春之暖，为夏之暑；彼秋之忿，为冬之怒。

【成注】

春暖为夏暑，从生而至长也；秋忿为冬怒，从肃而至杀也。

是故冬至之后，一阳爻升，一阴爻降也。夏至之后，一阳气下，一阴气上也。

【成注】

十月六爻皆阴，坤卦为用，阴极阳来，阳生于子。冬至之后，一阳爻升，一阴爻降，于卦为复，言阳气得复也。四月六爻皆阳，乾卦为用，阳极阴来，阴生于午。夏至之后，一阳气下，一阴气上，于卦为姤，言阴则 医统本作"得" 遇阳也。《内经》曰：冬至四十五日，阳气微上，阴气微下；夏至四十五日，阴气微上，阳气微下。

斯则冬夏二至，阴阳合也；春秋二分，阴阳离也。

【成注】

阳生于子，阴生于午，是阴阳相接，故曰合。阳退于酉，阴退于卯，是阴阳相背，故曰离。《内经》曰：气至之谓至，气分之谓分。至则气同，分则气异。

阴阳交易，人变病焉。
【成注】
天地阴阳之气，既交错而不正，人所以变病。《内经》曰：阴阳相错而变由生也。

此君子春夏养阳，秋冬养阴，顺天地之刚柔也。
【成注】
《内经》曰：养生者必顺于时，春夏养阳，以凉以寒；秋冬养阴，以温以热。所以然者，从其根故也。

小人触冒，必婴暴疹。须知毒烈之气，留在何经，而发何病，详而取之。
【成注】
不能顺四时调养，触冒寒温者，必成暴病。医者当在意审详而治之。

是以春伤于风，夏必飧泄；夏伤于暑，春_{赵本作"秋"}**必病**_{医统本作"痎"}**疟；秋伤于湿，冬必咳嗽；冬伤于寒，春必病温。此必然之道，可不审明之。**
【成注】
当春之时，风气大行。春伤于风，风气通于肝，肝以春适王，风虽入之，不能即发，至夏肝衰，然后始动。风淫末疾，则当发于四肢。夏以阳气外盛，风不能外发，故攻内而为飧泄。飧泄者，下利米谷不化，而色黄。当秋之时，湿气大行。秋伤于湿，湿则干于肺，肺以秋适王，湿虽入之，不能即发，至冬肺衰，然后湿始动也。雨淫腹疾，则当发为下利。冬以阳气内固，湿气不能下行，故上逆而

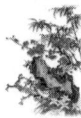

为咳嗽。当夏之时，暑气大行，夏伤于暑，夏以阴为主内，夏虽入之，势未能动，及秋阴出，而阳为内主，然后暑动传阴而为痎疟。痎者二日一发，疟者一日一发。当冬之时，寒气大行，冬伤于寒，冬以阳为主内，寒虽入之，势未能动，及春阳出而阴为内主，然后寒动传阳而为温病。是感冒四时正气为病必然之道。

伤寒之病，逐日浅深，以施方治。

【成注】

《内经》曰：未满三日者，可汗而已；其满三日者，可泄而已。

今世人伤寒，或始不早治，或治不对病，或日数久淹，困乃告医。医人又不依次第而治之，则不中病。皆宜临时消息制方，无不效也。今搜采仲景旧论，录其证候诊脉声色，对病真方，有神验者，拟防世急也。

【成注】

仲景之书，逮今千年而显用于世者，王叔和之力也。

又土地温凉，高下不同；物性刚柔，餐居亦异。是 ^{赵本有"故"字} 黄帝兴四方之问，岐伯举四治之能，以训后贤，开其未悟者。临病之工，宜须两审也。

【成注】

东方地气温，南方地气热，西方地气凉，北方地气寒。西北方高，东南方下。是土地温凉、高下不同也。东方安居食鱼，西方陵居华食，南方湿处而嗜酸，北方野处而食乳。是餐居之异也。东方治宜砭石，西方治宜毒药，南方治宜微针，北方治宜灸。是四方医治不同也。医之治病，当审其土地所宜。

凡伤于寒，则为病热，热虽甚，不死。

【成注】

《内经》曰：风寒客于人，使人毫毛毕直，皮肤闭而为热，是伤寒为病热也。《针经》曰：多热者易已，多寒者难已，是热虽甚不死。

若两感于寒而病者，必死。

【成注】

表里俱病者，谓之两感。

尺寸俱浮者，太阳受病也，当一二日发。以其脉上连风府，故头项痛，腰脊强。

【成注】

太阳为三阳之长，其气浮于外，故尺寸俱浮，是邪气初入皮肤外在表也。当一二日发。风府穴名也，项中央太阳之脉，从巅入络脑，还出别下项，是以上连风府。其经循肩膊内侠脊、抵腰中，故病头项痛、腰脊强。

尺寸俱长者，阳明受病也，当二三日发。以其脉侠_{赵本作"夹"}鼻、络于目，故身热、目疼、鼻干、不得卧。

【成注】

阳明血气俱多，尺寸俱长者，邪并阳明，而血气淖_{熊校记：而血气淖溢也，汪本淖改淖，按淖为潮正字，汪本原误溢也。}太阳受邪不已，传于阳明，是当二三日发。其脉侠鼻者，阳明脉起于鼻交頞中，络于目。阳明之脉，正上，頞頞_{医统本作"頞頞"}还出系目系。身热者，阳明主身之肌肉。《针经》曰：阳明气盛，则身以前皆热；目疼鼻干者，经中客邪也；不得卧者，胃气逆不得从其道也。《内经》曰：胃不和，则卧不安。

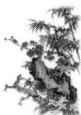

尺寸俱弦者，少阳受病也，当三四日发。以其脉循胁络于耳，故胸胁痛而耳聋。

【成注】

《内经》曰：阳中之少阳，通于春气。春脉弦，尺寸俱弦者，知少阳受邪也。二三日阳明之邪不已，传于少阳，是当三四日发。胸胁痛而耳聋者，经壅而不利也。

此三经皆受病，未入于腑者，可汗而已。

【成注】

三阳受邪，为病在表，法当汗解。然三阳亦有便入腑者，入腑则宜下，故云未入于腑者，可汗而已。

尺寸俱沉细者，太阴受病也，当四五日发。以其脉布胃中，络于嗌，故腹满而嗌干。

【成注】

阳极则阴受之，邪传三阳既遍，次乃传于阴经。在阳为在表，在阴为在里。邪在表则见阳脉，邪在里则见阴脉。阳邪传阴，邪气内陷，故太阴受病而脉尺寸俱沉细也。自三阳传于太阴，是当四五日发也。邪入于阴，则渐成热，腹满而嗌干者，脾经壅而成热也。

尺寸俱沉者，少阴受病也，当五六日发。以其脉贯肾，络于肺，系舌本，故口燥舌干而渴。

【成注】

少阴肾水也，性趣下。少阴受病，脉尺寸俱沉也。四五日太阴之邪不已，至五六日则传于少阴也，是少阴病当五六日发。人伤于寒，则为病热，谓始为寒，而终成热也。少阴为病，口燥舌干而渴，邪传入里，热气渐深也。

尺寸俱微缓者，厥阴受病也，当六七日发。以其脉循阴器、络于肝，故烦满而囊缩。

【成注】

缓者，风脉也。厥阴脉微缓者，邪传厥阴，热气已剧，近于风也。当六七日发，以少阴邪传于厥阴。烦满而囊缩者，热气聚于内也。

此三经皆受病，已入于腑，可下而已。

【成注】

三阴受邪，为病在里，于法当下。然三阴亦有在经者，在经则宜汗，故云已入于腑者，可下而已。经曰：临病之工，亦须两审。

若两感于寒者，一日太阳受之，即与少阴俱病，则头痛、口干、烦满而渴；二日阳明受之，即与太阴俱病，则腹满身热、不欲食、谵语；三日少阳受之，即与厥阴俱病，则耳聋，囊缩而厥，水浆不入，不知人者，六日死。若三阴三阳、六脏六腑皆受病，则荣卫不行；腑脏赵本作“脏腑”不通，则死矣。

【成注】

阴阳俱病、表里俱伤者，为两感。以其阴阳两感，病则两证俱见。至于传经，则亦阴阳两经俱传也。始得一日，头痛者太阳，口干烦满而渴者少阴；至二日则太阳传于阳明，而少阴亦传于太阴，身热谵语者阳明，腹满不欲食者太阴；至三日阳明传于少阳，而太阴又传于厥阴，耳聋者少阳，囊缩而厥者厥阴，水浆不入，不知人者，胃气不通也。《内经》曰：五脏已伤，六腑不通，荣卫不行，如是之后，三日乃死，何也？岐伯曰：阳明者十二经脉之长也，其血气盛，故云不知人。三日其气乃尽，故死矣。谓三日六经俱病，荣卫之气，不得行于内外，腑脏之气不得通于

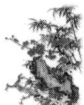

上下，至六日腑脏之气俱尽，荣卫之气俱绝，则死矣。

其不两感于寒，更不传经，不加异气者，至七日太阳病衰，头痛少愈也；八日阳明病衰，身热少歇也；九日少阳病衰，耳聋微闻也；十日太阴病衰，腹减如故，则思饮食；十一日少阴病衰，渴止舌干，已而嚏也；十二日厥阴病衰，囊纵，少腹微下，大气皆去，病人精神爽慧也。

【成注】

六日传遍，三阴三阳之气皆和，大邪之气皆去，病人精神爽慧也。

若过十三日以上不间，尺寸赵本作"寸尺"陷者，大危。

【成注】

间者，瘥也。十二日传经尽，则当瘥愈。若过十三日已上不瘥，尺寸之脉沉陷者，即正气内衰，邪气独胜，故云大危。

若更感异气，变为他病者，当依旧赵本作"后"坏证病赵本作"病证"而治之。若脉阴阳俱盛，重感于寒者，变为赵本作"成"温疟。

【成注】

异气者，为先病未已，又感别异之气也。两邪相合，变为他病，脉阴阳俱盛者，伤寒之脉也。《难经》曰：伤寒之脉，阴阳俱盛而紧涩。经曰：脉盛身寒，得之伤寒，则为前病热未已，再感于寒，寒热相搏，变为温疟。

阳脉浮滑，阴脉濡弱者，更遇于风，变为风温。

【成注】

此前热未歇，又感于风者也。《难经》曰：中风之脉，阳浮而滑，阴濡而弱，风来乘热，故变风温。

阳脉洪数，阴脉实大者，_{赵本有"更"字}遇温热，变为温毒。温毒为病最重也。

【成注】

此前热未已，又感温热者也。阳主表，阴主里，洪数实大皆热也，两热相合，变为温毒。以其表里俱热，故为病最重，

阳脉濡弱，阴脉弦紧者，更遇温气，变为温疫。_{赵本注："一本作疟"}以此冬伤于寒，发为温病，脉之变证，方治如说。

【成注】

此前热未已，又感温气者也。温热相合，变为瘟疫。

凡人有疾，不时即治，隐忍冀差，以成痼疾。

【成注】

凡觉不佳，急须求治，苟延时日，则邪气入深，难可复制。《千金》曰：凡有少苦，似不如平常，即须早道；若隐忍不治，冀望自差，须臾之间，以成痼疾，此之谓也。

小儿女子，益以滋甚。

【成注】

小儿气血未全，女子血室多病，凡所受邪，易于滋蔓。

时气不和，便当早言，寻其邪由，及在腠理，以时治之，罕有不愈者。

【成注】

腠理者，津液腠泄之所，文理缝会之中也。《金匮要略》曰：腠者，是三焦通会元真之处，为血气所注；理者，是皮肤脏腑之文理也。邪客于皮肤，则邪气浮浅，易为散发，若以时治之，罕有不愈者矣。《金匮玉函》曰：主_{医统本}

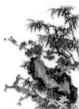

作"生"候长存，形色未病，未入腠理，针药及时，服将调节，委以良医，病无不愈。

患人忍之，数日乃说，邪气入脏，则难可制，此为家有患，备虑之要。

【成注】

邪在皮肤，则外属阳而易治；邪传入里，则内属阴而难治。《内经》曰：善治者，治皮毛，其次治肌肤，其次治筋脉，其次治六腑，其次治五脏。治五脏者，半死，半生也。昔桓侯怠于皮肤之微疾，以至骨髓之病，家有患者，可不备虑。

凡作汤药，不可避晨夜，觉病须臾，即宜便治，不等早晚，则易愈矣。

【成注】

《千金》曰：凡始觉不佳，即须治疗，迄至于病，汤食竞进，折其毒势，自然而差。

若赵本作"如"或差迟，病即传变。虽欲除治，必难为力。

【成注】

传有常也，变无常也。传为循经而传，此太阳传阳明是也；变为不常之变，如阳证变阴证是也。邪既传变，病势深也。《本草》曰：病势已成，可得半愈；病势已过，命将难全。

服药不如方法，纵意违师，不须治之。

【成注】

《内经》曰：拘于鬼神者，不可与言至德；恶于针石者，不可与言至巧。病不许治者，病必不治，治之无功矣。

凡伤寒之病，多从风寒得之。

【成注】

凡中风与伤寒为病，自古通谓之伤寒。《千金》曰：夫伤寒病者，起自风寒，入于腠理，与精气分争，荣卫偏隔，周身不通而病。

始表中风寒，入里则不消矣。

【成注】

始自皮肤，入于经络，传于脏腑是也。

未有温复而当，不消散者。

【成注】

风寒初客于皮肤，便投汤药，温暖发散而当者，则无不消散之邪。

不在证治，拟欲攻之，犹当先解表，乃可下之。

【成注】

先解表而后下之，则无复传之邪也。

若表已解，而内不消，非大满，犹生寒热，则病不除。

【成注】

表证虽罢，里不至大坚满者，亦未可下之。是邪未收敛成实，下之则里虚而邪复不除，犹生寒热也。

若表已解，而内不消，大满大实，坚有燥屎，自可除下之。虽四五日，不能为祸也。

【成注】

外无表证，里有坚满，为下证悉具。《外台》云：表和里病，下之则愈。下证既具，则不必拘于日数。

若不宜下，而便攻之，内虚热入，协热遂利，烦躁诸变，不可胜数，轻者困笃，重者必死矣。

【成注】

下之不当，病轻者，证犹变易而难治，又矧重者乎。

夫阳盛阴虚，汗之则死，下之则愈；阳虚阴盛，汗之则愈，下之则死。

【成注】

表为阳，里为阴。阴虚者，阳必凑之，阳盛之邪，乘其里虚而入于腑者，为阳盛阴虚也。经曰：尺脉弱，名曰阴不足。阳气下陷入阴中，则发热者是矣。下之，除其内热而愈，若反汗之，则竭其津液而死。阴脉不足，阳往从之；阳脉不足，阴往乘之。阴邪乘其表虚，客于荣卫之中者，为阳虚阴盛也。经曰：假令寸口脉微，名曰阳不足。阴气上入阳中，则洒淅恶寒者是矣。汗之，散其表寒则愈，若反下之，则脱其正气而死。经曰：本发汗而复下之，此为逆也。本先下之，而反汗之为逆。

夫如是，则神丹安可以误发，甘遂何可以妄攻。虚盛之治，相背千里，吉凶之机，应若影响，岂容易哉！

【成注】

神丹者，发汗之药也。甘遂者，下药也。若汗下当则吉，汗下不当则凶，其应如影随形，如响应声。

况桂枝下咽，阳盛则赵本作"即"毙；承气入胃，阴盛以亡。

【成注】

桂枝汤者，发汗药也。承气汤者，下药也。《金匮玉函》曰：不当汗而强与汗之者，令人夺其津液，枯槁而死；不当下而强与下之者，令人开肠洞泄，便溺不禁而死。

死生之要，在乎须臾，视身之尽，不暇计日。

【成注】

投汤不当，则灾祸立见，岂暇计其日数哉。

此阴阳虚实之交错，其候至微；发汗吐下之相反，其祸至速，而医术浅狭，懵然不知病源，为治乃误，使病者殒殁，自谓其分，至今（医统本作"令"）冤魂塞于冥路，死尸盈于旷野，仁者鉴此，岂不痛欤！凡两感病俱作，治有先后，发表攻里，本自不同，而执迷妄（赵本作"用"）意者，乃云神丹、甘遂，合而饮之，且解其表，又除其里，言巧似是，其理实违。夫智者之举错也，常审以慎；愚者之动作也，必果而速。安危之变，岂可诡哉！世上之士，但务彼翕习之荣，而莫见此倾危之败，惟明者，居然能护其本，近取诸身，夫何远之有焉。

【成注】

两感病俱作，欲成不治之疾，医者大宜消息，审其先后，次第而治之；若妄意攻治，以求速效者，必致倾危之败。

凡发汗温服（赵本作"暖"）汤药，其方虽言日三服，若病剧不解，当促其间，可半日中尽三服。若与病相阻，即便有所觉。重病（赵本作"病重"）者，一日一夜，当晬时观之，如服一剂，病证犹在，故当复作本汤服之。至有不肯汗出，服三剂乃解；若汗不出者，死病也。

【成注】

发汗药，须温暖服者，易为发散也。日三服者，药势续也。病势稍重，当促急服之，以折盛热，不可拘于本方。设药病不相对，汤入即便知之，如阴多者，投以凉药，即寒逆随生；阳多者，饮以温剂，则热毒即起，是便有所觉。晬时者，周时也，一日一夜服汤药尽剂，更看其传，如病

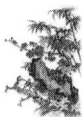

证犹在，当复作本汤，以发其汗；若服三剂不解，汗不出者，邪气大甚，汤不能胜，必成大疾。《千金》曰：热病脉躁盛而不得汗者，此阳脉之极也，死。

凡得时气病，至五六日，而渴欲饮水，饮不能多，不当与也，何者？以腹中热尚少，不能消之，便更与人作病也。至七八日，大渴，欲饮水者，犹当依证赵本有"而"字与之。与之常令不足，勿极意也。言能医统本作"欲"饮一斗，与五升。若饮而腹满，小便不利，若喘若哕，不可与之。赵本有"也"字忽然大汗出，是为自愈也。

【成注】

热在上焦，则为消渴，言热消津液，而上焦干燥，则生渴也。大热则能消水，热少不能消之，若强饮，则停饮变为诸病。至七八日阳胜气温，向解之时，多生大渴也，亦须少少与之，以润胃气，不可极意饮也。若饮而腹满，小便不利，若喘若哕者。为水饮内停而不散，不可更与之。忽然阳气通，水气散，先发于外，作大汗而解。

凡得病，反能饮水，此为欲愈之病。其不晓病者，但闻病饮水自愈。小渴者，乃强与饮之，因成其祸，不可复数。赵本有"也"字

【成注】

小渴者，为腹中热少。若强与水，水饮不消，复为诸饮病也。

凡得病厥，脉动数，服汤药更迟；脉浮大减小；初躁后静，此皆愈证也。

【成注】

动数之脉，邪在阳也，汤入而变迟者，阳邪愈也。浮

大之脉，邪在表也，而复减小者，表邪散也。病初躁乱者，邪所烦也，汤入而安静者，药胜病也。是皆为愈证。

凡治温病，可刺五十九穴。
【成注】

五十九穴者，以泻诸经之温热。《针经》曰：热病，取之诸阳五十九穴，刺，以泻其热，而出其汗；实其阴，而补其不足。所谓五十九刺，两手内外侧各三，凡十二痏；五指间各一，凡八痏；足亦如是；头入发际一寸，旁三分，各三，凡六痏；更入发三寸，边五，凡十痏；耳前后、口十，各一，项中一穴，凡六痏；巅上一、囟会一、发际一、廉泉一、风池二、天柱二。又《内经》曰：热俞五十九，头上五行。行五者，以泻诸阳之热逆也。大杼、膺俞、缺盆、背俞，此八者，以泻胸中之热也；气冲、_{熊校记：各本同。}
按素问作气街三里、巨虚、上下廉，此八者，以泻胃中之热也；云门、髃骨、委中、髓空，此八者，以泻四肢之热也；五脏俞旁五，此十者，以泻五脏之热也。凡此五十九穴者，皆热之左右也。

又身之穴，三百六十有五，其三十九赵本无"九"字穴，灸之有害；七十九穴，刺之为灾。并中髓也。
【成注】

穴有三百六十五，以应一岁。其灸刺之禁，皆肉薄骨解之处，血脉虚少之分，针灸并中髓也。

凡赵本无"凡"字脉四损，三日死。平人四息，病人脉一至，名曰四损。脉五损，一日死。平人五息，病人脉一至，名曰五损。脉六损，一时死。平人六息，病人脉一至，名曰六损。

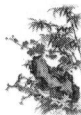

【成注】

四脏气绝者，脉四损；五脏气绝者，脉五损；五脏六腑俱绝者，脉六损。

脉盛身寒，得之伤寒；脉虚身热，得之伤暑。

【成注】

《内经》曰：脉者，血之府也。脉实血实，脉虚血虚。寒则伤血，邪并于血，则血盛而气虚，故伤寒者，脉盛而身寒。热则伤气，邪并于气，则气盛而血虚，故伤暑者，脉虚而身热。

脉阴阳俱盛，大汗出，不解者，死。

【成注】

脉阴阳俱盛，当汗出而解；若汗出不解，则邪气内胜，正气外脱，故死。《内经》曰：汗出，而脉尚躁盛者，死。《千金》曰：热病已得汗，脉尚躁盛，此阳脉之极也，死。

脉阴阳俱虚，热不止者。死。

【成注】

脉阴阳俱虚者，真气弱也；热不止者，邪气胜也。《内经》曰：病温虚甚者，死。

脉至乍疏乍数赵本作"乍数乍疏"**者，死。**

【成注】

为天真荣卫之气断绝也。

脉至如转索者，赵本无"者"字**其日死。**

【成注】

为紧急而不软，是中无胃气，故不出其日而死。

谵言妄语，身微热，脉浮大，手足温者，生。逆冷，脉沉细者，不过一日，死矣。

【成注】

谵言妄语，阳病也。身微热，脉浮大，手足温，为脉病相应；若身逆冷，脉沉细，为阳病见阴脉，脉病不相应，故不过一日而死。《难经》曰：脉不应病，病不应脉，是为死病。

此以前是伤寒热病证候也。

辨痓湿暍脉证

伤寒所致太阳，赵本有"病"字痓、湿、暍赵本有"此"字三种，宜应别论，以为与伤寒相似，故此见之。

【成注】

痓，当作痉，传写之误也。痓者恶也，非强也。《内经》曰：肺移热于肾，传为柔痓。柔为筋柔而无力，痓谓骨痓而不随。痉者，强也，千金以强直为痓。经曰：颈项强急，口噤背反张者痓。即是观之，痓为痉字明矣。

太阳病，发热无汗，反恶寒者，名曰刚痓。

【成注】

《千金》曰：太阳中风，重感寒湿，则变痓。太阳病，发热无汗，为表实，则不当恶寒，今反恶寒者，则太阳中风，重感于寒，为痓病也。以表实感寒，故名刚痓。

太阳病，发热汗出，赵本有"而"字不恶寒者，赵本无"者"字名曰柔痓。

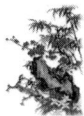

【成注】

太阳病，发热汗出为表虚，则当恶寒，其不恶寒者，为阳明病。今发热汗出，而不恶寒者，非阳明证，则是太阳中风，重感于湿，为柔痉也。表虚感湿，故曰柔痉。

太阳病，发热，脉沉而细者，名曰痉。

【成注】

太阳主表，太阳病，发热为表病，脉当浮大，今脉反沉细，既不愈，则太阳中风，重感于湿，而为痉也。《金匮要略》曰：太阳病，其证备，身体强，几几然，脉反沉迟，此为痉，栝蒌桂枝汤主之。

太阳病，发汗太多，因致痉。

【成注】

太阳病，发汗太多，则亡阳。《内经》曰：阳气者，精则养神，柔则养筋。阳微不能养筋，则筋脉紧急而成痉也。

病身热足寒，颈项强急，恶寒，时头热面赤，目脉赤，独头面赵本注：一本无面字摇，卒口噤，背反张者，痉病也。

【成注】

太阳中风，为纯中风也，太阳伤寒，为纯伤寒也，皆不作痉。惟是太阳中风，重感寒湿，乃变为痉也。身热足寒者，寒湿伤下也。时头热面赤，目脉赤，风伤于上也。头摇者，风主动也，独头摇者，头为诸阳之会，风伤阳也，若纯伤风者，身亦为之动摇，手足为之搐搦，此者内挟寒湿，故头摇也。口噤者，寒主急也，卒口噤者，不常噤也，有时而缓，若风寒相搏，则口噤而不时开，此者加之风湿，故卒口噤也。足太阳之脉，起于目内眦，上额交巅上，其支别者，从巅入络脑，还出别下项，循肩膊内，挟脊抵腰中，下贯臀，以下至足，风寒客于经中，则筋脉拘急，故颈项强急而背反张也。

　　太阳病，关节疼痛而烦，脉沉而细赵本注："一作缓"**者，此名湿痹。**赵本注："一云中湿"**湿痹之候，其人小便不利，大便反快，但当利其小便。**
　　【成注】
　　《金匮要略》曰：雾伤皮腠，湿流关节，疼痛而烦者，湿气内流也。湿同水也，脉沉而细者，水性趣下也。痹，痛也。因其关节烦疼，而名曰湿痹，非脚气之痹也。《内经》曰：湿胜则濡泄。小便不利，大便反快者，湿气内胜也。但当利其小便，以宣泄腹中湿气。古云：治湿之病，不利小便，非其治也。

　　湿家之为病，一身尽疼，发热，身色如似熏黄。
　　【成注】
　　身黄如橘子色者，阳明瘀热也。此身色如似熏黄，即非阳明瘀热。身黄发热者，栀子柏皮汤主之，为表里有热，则身不疼痛。此一身尽疼，非伤寒客热也，知湿邪在经而使之，脾恶湿，湿伤，则脾病而色见，是以身发黄者，为其黄如烟熏，非正黄色也。

　　湿家，其人但头汗出，背强，欲得被覆向火，若下之，早则哕，胸满，小便不利，舌上如胎者，以丹田有热，胸中有寒，渴欲得水而不能饮，则赵本无"则"字**口燥烦也。**
　　【成注】
　　湿家，有风湿、有寒湿，此寒湿相搏者也。湿胜则多汗，伤寒则无汗，寒湿相搏，虽有汗而不能周身，故但头汗出也。背阳也，腹阴也，太阳之脉，挟背抵腰，太阳客

辨痉湿暍脉证

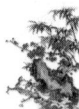

寒湿，表气不利，而背强也。里有邪者，外不恶寒，表有邪者，则恶寒。欲得被覆向火者，寒湿在表而恶寒也。若下之早，则伤动胃气，损其津液，故致哕而胸满、小便不利。下后里虚，上焦阳气因虚而陷于下焦，为丹田有热，表中寒乘而入于胸中，为胸上有寒，使舌上生白苔滑也。脏燥则欲饮水，以胸上客寒湿，故不能饮而但口燥烦也。

湿家下之，额上汗出，微喘，小便利赵本注："一云不利"者，死。若下利不止者，亦死。

【成注】

湿家发汗则愈。《金匮要略》曰：湿家身烦疼，可与麻黄加术四两，发其汗为宜；若妄下则大逆。额上汗出而微喘者，乃阳气上逆也。小便自利或下利者，阴气下流也。阴阳相离，故云死矣。《内经》曰：阴阳离决，精气乃绝。

问曰：风湿相搏，一身尽疼痛，赵本作"病"法当汗出而解，值天阴雨不止，医云：此可发汗，汗之病不愈者，何也？答曰：发其汗，汗大出者，但风气去，湿气在，是故不愈。若治风湿者，发其汗，但微微似欲汗出赵本作"出汗"者，风湿俱去也。

【成注】

值天阴雨不止，明其湿胜也。《内经》曰：阳受风气，阴受湿气。又曰：伤于风者，上先受之；伤于湿者，下先受之。风湿相搏，则风在外，而湿在内。汗大出者，其气暴，暴则外邪出，而里邪不能出，故风去而湿在。汗微微而出者，其气缓，缓则内外之邪皆出，故风湿俱去也。

湿家病，身上疼痛，发热面黄而喘，头痛，鼻塞而烦，其脉大，自能饮食，腹中和无病，病在头中寒湿，故鼻塞，内药鼻中，则愈。

【成注】

病有浅深，证有中外，此则湿气浅者也。何以言之？湿家不云关节烦疼，而云身上疼痛，是湿气不流关节而外客肌表也；不云发热身似熏黄，复云发热面黄而喘，是湿不干于脾而薄于上焦也。阴受湿气，则湿邪为深，今头痛，鼻塞而烦，是湿客于阳，而不客于阴也。湿家之脉当沉细，为湿气内流，脉大者阳也，则湿不内流，而外在表也。又以自能饮食，胸腹别无满痞，为腹中和无病，知其湿气微浅，内药鼻中，以宣泄头中寒湿。

病者一身尽疼，发热，日晡所剧者，此名风湿。此病伤于汗出当风，或久伤取冷所致也。

【成注】

一身尽疼者，湿也；发热日晡所剧者，风也。若汗出当风而得之者，则先客湿而后感风；若久伤取冷得之者，则先伤风而后中湿。可与麻黄杏仁薏苡仁甘草汤，见《金匮要略》中。

太阳中热者，暍是也。其人汗出恶寒，身热而渴也。

【成注】

汗出恶寒，身热而不渴者，中风也。汗出恶寒，身热而渴者，中暍也。白虎加人参汤主之，见《金匮要略》中方。

太阳中暍者，身热疼重，而脉微弱，此亦_{赵本作"以"}夏月伤冷水，水行皮中所致也。

【成注】

经曰：脉虚身热，得之伤暑。身热脉微弱者，暍也。

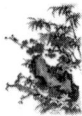

身体疼重者，水也。夏时暑热，以水灌洗而得之。一物瓜蒂散主之，见《金匮要略》中方。

太阳中暍者，发热恶寒，身重而疼痛，其脉弦细芤迟，小便已，洒洒然毛耸，手足逆冷，小有劳，身即热，口开，前板齿燥。若发汗，则恶寒甚；加温针，则发热甚；数下之，则淋甚。

【成注】

病有在表、有在里者，有表里俱病者。此则表里俱病者也。发热恶寒，身重疼痛者，表中暍也；脉弦细芤迟者，中暑脉虚也；小便已，洒洒然毛耸，手足逆冷者，太阳经气不足也；小有劳，身即热者，谓劳动其阳，而暍即发也；口开，前板齿燥者，重 医统本作"里" 有热也。《内经》曰：因于暑汗，烦则喘喝。口开，谓喘喝也，以喘喝不止，故前板齿干燥。若发汗以去表邪，则外虚阳气，故恶寒甚；若以温针助阳，则火热内攻，故发热甚；若下之，以除里热则内虚，而膀胱燥，故淋甚。

辨不可发汗病脉证并治法

夫以为疾病至急，仓卒寻按，要者难得，故重集诸可与不可方治，比之三阴三阳篇中，此易见也。又时有不止是三阴三阳，出在诸可与不可中也。

【成注】

诸不可汗、不可下，病证药方，前三阴三阳篇中，经注已具者，更不复出；其余无者，于此已后经注备见。医统本作"于此已后，复注备见"

脉濡而弱，弱反在关，濡反在巅，微反在上，涩反在下。

微则阳气不足，涩则无血。阳气反微，中风汗出而反躁烦。涩则无血，厥而且寒。阳微发汗，躁不得眠。

【成注】

寸关为阳，脉当浮盛，弱反在关，则里气不及；濡反在巅，则表气不逮。卫行脉外，浮为在上以候卫；微反在上，是阳气不足；荣行脉中，沉为在下以候荣；涩反在下，是无血也。阳微不能固外，腠理开疏，风因客之，故令汗出而躁烦；无血则阴虚，不与阳相顺接，故厥而且寒；阳微无津液，则不能作汗，若发汗则必亡阳而躁。经曰：汗多亡阳，遂虚，恶风烦躁，不得眠也。

动气在右，不可发汗，发汗则衄而渴，心苦烦，饮即吐水。

【成注】

动气者，筑筑然气动也。在右者，在脐之右也。《难经》曰：肺内证，脐右有动气，按之牢若痛。肺气不治，正气内虚，气动于脐之右也。发汗则动肺气，肺主气，开窍于鼻，气虚则不能卫血，血溢妄行，随气出于鼻而衄。亡津液，胃燥，则烦渴而心苦烦。肺恶寒，饮冷则伤肺，故饮即吐水。

动气在左，不可发汗，发汗则头眩，汗不止，筋惕肉瞤。

【成注】

《难经》曰：肝内证，脐左有动气，按之牢若痛。肝气不治，正气内虚，气动于脐之左也。肝为阴之主，发汗，汗不止，则亡阳外虚，故头眩、筋惕肉瞤。《针经》曰：上虚则眩。

动气在上，不可发汗，发汗则气上冲，正在心端。

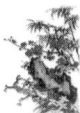

【成注】

《难经》曰：心内证，脐上有动气，按之牢若痛。心气不治，正气内虚，气动于脐之上也。心为阳，发汗亡阳，则愈损心气，肾乘心虚，欲上凌心，故气上冲，正在心端。

动气在下，不可发汗，发汗则无汗，心中大烦，骨节苦疼，目运，恶寒，食则反吐，谷不得前。

【成注】

《难经》曰：肾内证，脐下有动气，按之牢若痛。肾气不治，正气内虚，动气发于脐之下也。肾者主水，发汗则无汗者，水不足也；心中大烦者，肾虚不能制心火也；骨节苦疼者，肾主骨也；目运者，肾病则目𥉂𥉂如无所见；恶寒者，肾主寒也；食则反吐，谷不得前者，肾水干也。王冰曰：病呕而吐，食久反出，是无水也。

咽中闭塞，不可发汗，发汗则吐血，气欲_{赵本作"微"}绝，手足厥冷，欲得蜷卧，不能自温。

【成注】

咽门者，胃之系。胃经不和，则咽内不利。发汗攻阳，血随发散而上，必吐血也，胃经不和而反攻表，则阳虚于外，故气欲绝，手足冷，欲踡而不能自温。

诸脉得数动微弱者，不可发汗，发汗则大便难，腹中干，_{赵本注："一云小便难，胞中干"}胃躁而烦，其形相象，根本异源。

【成注】

动数之脉，为热在表；微弱之脉，为热在里。发汗亡津液，则热气愈甚，胃中干燥，故大便难，腹中干，胃燥而烦。根本虽有表里之异，逆治之后，热传之则一，是以病形相象也。

脉微赵本作"濡"而弱，弱反在关，濡反在巅；弦反在上，微反在下。弦为阳运，微为阴寒。上实下虚，意欲得温。微弦为虚，不可发汗，发汗则寒栗，不能自还。

【成注】

弦在上，则风伤气，风胜者，阳为之运动；微在下，则寒伤血，血伤者，里为之阴寒。外气拂郁为上实，里有阴寒为下虚。表热里寒，意欲得温，若反发汗，亡阳阴独，故寒栗不能自还。

咳者则剧，数吐涎沫，咽中必干，小便不利，心中饥烦，晬时而发，其形似疟，有寒无热，虚而寒栗，咳而发汗，蜷而苦满，腹中复坚。

【成注】

肺寒气逆，咳者则剧；吐涎沫，亡津液，咽中必干，小便不利；膈中阳气虚，心中饥而烦。一日一夜，气大会于肺，邪正相击，晬时而发，形如寒疟，但寒无热，虚而寒栗。发汗攻阳，则阳气愈虚，阴寒愈甚，故蜷而苦满，腹中复坚。

厥，脉紧，不可发汗，发汗则声乱、咽嘶、舌萎、声不得前。

【成注】

厥而脉紧，则少阴伤寒也，法当温里，而反发汗，则损少阴之气。少阴之脉，入肺中，循喉咙，挟舌本。肾为之本，肺为之标，本虚则标弱，故声乱、咽嘶、舌萎、声不得前。

诸逆发汗，病微者难差；剧者言乱、目眩者死，赵本注："一云：谵言目眩睛乱者死"命将难全。

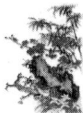

【成注】

不可发汗而强发之，轻者因发汗重而难差；重者脱其阴阳之气，言乱目眩而死。《难经》曰：脱阳者，见鬼，是此言乱也；脱阴者，目盲，是此目眩也。眩非玄而见玄，是近于盲也。

咳而小便利，若失小便者，不可发汗，汗出则四肢厥逆冷。

【成注】

肺经虚冷，上虚不能治下者，咳而小便利，或失小便。上虚发汗，则阳气外亡。四肢者，诸阳之本，阳虚则不与阴相接，故四肢厥逆冷。

伤寒头痛，翕翕发热，形象中风，常微汗出自呕者，下之益烦，心中赵本无"中"字懊恼如饥；发汗则致痉，身强，难以屈伸；赵本作"伸屈"熏之则发黄，不得小便；灸则发咳唾。

【成注】

伤寒当无汗、恶寒，今头痛、发热、微汗出，自呕，则伤寒之邪传而为热，欲行于里；若反下之，邪热乘虚流于胸中为虚烦，心懊恼如饥；若发汗，则虚表，热归经络，热甚生风，故身强直而成痉；若熏之，则火热相合，消烁津液，故小便不利而发黄；肺恶火，灸则火热伤肺，必发咳嗽而唾脓。

辨可发汗病脉证并治法

大法，春夏宜发汗。

【成注】

春夏阳气在外，邪气亦在外，故可发汗。

488

凡发汗，欲令手足俱周，时出以_{赵本作"似"}漐漐然，一时间许，亦_{赵本医统本并作"益"}佳。不可令如水流漓_{赵本作"离"}。若病不解，当重发汗。汗多_{赵本有"者"字}必亡阳，阳虚，不得重发汗也。

【成注】

汗缓缓出，则表里之邪悉去；汗大出，则邪气不除，但亡阳也。阳虚为无津液，故不可重发汗。

凡服汤发汗，中病便止，不必尽剂。_{赵本有"也"字}

【成注】

汗多则亡阳。

凡云可发汗，无汤者，丸散亦可用；要以汗出为解，然不如汤，随证良验。

【成注】

《圣济经》曰：汤液主治，本乎腠理壅郁。除邪气者，于汤为宜。《金匮玉函》曰：水能净万物，故用汤也。

夫病脉浮大，问病者言，但便硬尔。_{赵本作"耳"}设利者，为大逆。硬为实，汗出而解。何以故？脉浮当以汗解。

【成注】

经曰：脉浮大应发汗，医反下之，为大逆。便硬难，虽为里实，亦当先解其外，若行利药，是为大逆。结胸虽急，脉浮大，犹不可下，下之即死，况此便难乎。经曰：本发汗而复下之，此为逆；若先发汗，治不为逆。

下利后，身疼痛，清便自调者，急当救表，宜桂枝汤发汗。

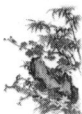

【成注】

《外台》云：里和表病，汗之则愈。

辨发汗后病脉证并治法

发汗多，亡阳谵语者，不可下，与柴胡桂枝汤和其荣卫，以通津液，后自愈。赵本有"柴胡桂枝汤方"详见卷十

【成注】

胃为水谷之海，津液之主。发汗多，亡津液，胃中燥，必发谵语；此非实热，则不可下，与柴胡桂枝汤，和其荣卫，通行津液，津液生，则胃润，谵语自止。

此一卷，第十七篇，凡三十一证，前有详说。

辨不可吐

合四证，已具太阳篇中。

辨可吐

大法，春宜吐。

【成注】

春时阳气在上，邪气亦在上，故宜吐。

凡用吐汤，中病即赵本作"便"止，不必尽剂也。

【成注】

要在适当，不欲过也。

按：赵本此处有："病如桂枝证，头不痛，项不强，寸脉微浮，胸中痞硬，气上撞咽喉，不得息者，此为有寒，当吐之。"注："一云：此以内有久痰，宜吐之。"一条。

病胸上诸实，赵本注："一作寒"胸中郁郁而痛，不能食，欲使人按之，而反有涎唾，下利日十余行，其脉反迟，寸口脉微滑，此可吐之，吐之，利则止。

【成注】

胸上诸实，或痰实，或热郁，或寒结胸中，郁而痛，不能食，欲使人按之，反有涎唾者，邪在下，按之气下而无涎唾，此按之反有涎唾者，知邪在胸中。经曰：下利脉迟而滑者，内实也。今下利日十余行，其脉反迟，寸口脉微滑，是上实也，故可吐之。《玉函》曰：上盛不已，吐而夺之。

按：赵本此处有："少阴病，饮食入口则吐，心中温温，欲吐复不能吐者，宜吐之。"一条。

宿食，在上脘赵本作"管"者，当吐之。

【成注】

宿食在中下脘者，则宜下；宿食在上脘，则当吐。《内经》曰：其高者因而越之，其下者引而竭之。

病人手足厥冷，赵本作"病手足逆冷"脉乍结，以客气在胸中；心下满而烦，欲食不能食者，病在胸中，当吐之。

【成注】

此与第六卷厥阴门瓜蒂散证同。彼云，脉乍紧，此云脉乍结，惟此有异。紧为内实，乍紧则实未深，是邪在胸中；结为结实，乍结则结未深，是邪在胸中。所以证治俱同也。

辨不可下病脉证并治法

脉濡而弱，弱反在关，濡反在巅；微反在上，涩反在下。

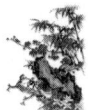

微则阳气不足，涩则无血。阳气反微，中风、汗出而反躁烦；涩则无血，厥而且寒。阳微赵本有"则"字不可下，下之则心下痞硬。

【成注】

阳微下之，阳气已虚，阴气内甚，故心下痞硬。

动气在右，不可下。下之则津液内竭，咽燥、鼻干、头眩、心悸也。

【成注】

动气在右，肺之动也。下之伤胃动肺，津液内竭。咽燥鼻干者，肺属金主燥也；头眩心悸者，肺主气而虚也。

动气在左，不可下。下之则腹内拘急，食不下，动气更剧。虽有身热，卧则欲踡。

【成注】

动气在左，肝之动也。下之损脾而肝气益胜，复行于脾，故腹内拘急，食不下，动气更剧也。虽有身热，以里气不足，故卧则欲踡。

动气在上，不可下。下之则掌握热烦，身上浮冷，热汗自泄，欲得水自灌。

【成注】

动气在上，心之动也。下之则伤胃，内动心气。心为火主热，《针经》曰：心所生病者，掌中热。肝为脏中之阴，病则虽有身热，卧则欲踡，作表热里寒也；心为脏中之阳，病则身上浮冷，热汗自泄，欲得水自灌，作表寒里热也。二脏阴阳寒热，明可见焉。

动气在下，不可下。下之则腹胀满，卒起头眩，食则下清谷，心下痞也。

【成注】

动气在下，肾之动也。下之则伤脾，肾气则动，肾寒乘脾，故有腹满、头眩、下清谷、心下痞之证也。

咽中闭塞，不可下。下之则上轻下重，水浆不下，卧则欲踡，身急痛，下利日数十行。

【成注】

咽中闭塞，胃已不和也。下之则闭塞之邪为上轻，复伤胃气为下重，至水浆不下，卧则欲踡，身急痛，下利日数十行，知虚寒也。

诸外实者，不可下。下之则发微热，亡脉厥者，当脐_{赵本作}"齐"握热。

【成注】

外实者，表热也，汗之则愈，下之为逆。下后里虚，表热内陷，故发微热。厥深者，热亦深，亡脉厥者，则阳气深陷，客于下焦，故当脐握热。

诸虚者，不可下。下之则大渴，求水者易愈；恶水者剧。

【成注】

《金匮玉函》曰：虚者十补，勿一泻之。虚家下之为重虚，内竭津液，故令大渴。求水者，阳气未竭，而犹可愈；恶水者，阳气已竭，则难可制。

脉濡而弱，弱反在关，濡反在巅；弦反在上，微反在下。弦为阳运，微为阴寒。上实下虚，意欲得温。微弦为虚，虚者不可下也。

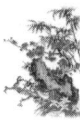

【成注】

虚家下之是为重虚。《难经》曰：实实虚虚，损不足益有余。此者，是中工所害也。

微则为咳，咳则吐涎，下之则咳止，而利因不休，利不休，则胸中如虫啮，粥入则出，小便不利，两胁拘急，喘息为难，颈背相引，臂则不仁，极寒反汗出，身冷若冰，眼睛不慧，语言不休，而谷气多入，此为除中，口虽欲言，舌不得前。

【成注】

《内经》曰：感于寒，则受病。微则为咳，甚则为泄、为痛。肺感微寒为咳，则脉亦微也。下之，气下咳虽止，因而利不休，利不休则夺正气，而成危恶。胸中如虫啮，粥入则出，小便不利，两胁拘急，喘息为难者，里气损也。颈背相引，臂为不仁，极寒反汗出，身冷如冰者，表气损也。表里损极，至阴阳俱脱，眼睛不慧，语言不休。《难经》曰：脱阳者见鬼，脱阴者目盲。阴阳脱者，应不能食，而谷多入者，此为除中，是胃气除去也，口虽欲言，舌不得前，气已衰脱，不能运也。

脉濡而弱，弱反在关，濡反在巅；浮反在上，数反在下。浮为阳虚，数为无〔医统本作"亡"〕血，浮为虚，数为〔赵本作"生"〕热。浮为虚，自汗出而恶寒；数为痛，振寒而〔赵本作"而寒"〕栗。微弱在关，胸下为急，喘汗而不得呼吸，呼吸之中，痛在于胁，振寒相搏，形如疟状，医反下之，故令脉数、发热、狂走见鬼，心下为痞，小便淋沥，〔赵本作"漓"〕小〔赵本作"少"〕腹甚硬，小便则尿血也。

【成注】

弱在关，则阴气内弱；濡在巅，则阳气外弱。浮为虚，浮在上，则卫不足也，故云阳虚。阳虚不固，故腠理汗出、恶寒；数亦为虚，数在下则荣不及，故云亡血。亡血则不能温润腑脏。脉数而痛，振而寒栗。微弱在关，邪气传里也，里虚遇邪，胸下为急，喘而汗出，胁下引痛，振寒如疟。此里邪未实，表邪未解，医反下之，里气益虚，邪热内陷，故脉数、发热、狂走见鬼，心下为痞，此热陷于中焦者也。若热气深陷，则客于下焦，使小便淋漓，小腹甚硬，小便尿血也。

脉濡而紧，濡则胃_{赵本医统本并作"卫"}气微，紧则荣中寒。阳微卫中风，发热而恶寒；荣紧胃气冷，微呕心内烦。医为_{赵本作"谓"}有大热，解肌而发汗。亡阳虚烦躁，心下苦痞坚。表里俱虚竭，卒起而头眩。客热在皮肤，怅怏不得眠。不知胃气冷，紧寒在关元。技巧无所施，汲水灌其身。客热应时罢，栗栗而振寒。重被而覆之，汗出而冒巅。体惕而又振，小便为微难。寒气因水发，清谷不容间。呕变反肠出，颠倒不得安。手足为微逆，身冷而内烦。迟欲从后救，安可复追还。

【成注】

胃冷荣寒，阳微中风，发热恶寒，微呕心烦。医不温胃，反为有热，解肌发汗，则表虚亡阳，烦躁，心下痞坚。先里不足，发汗又虚其表，表里俱虚竭，卒起头眩。客热在表，怅怏不得眠。医不救里，但责表热，汲水灌洗以却热，客热易罢，里寒益增，栗而振寒。复以重被覆之，表虚遂汗出，愈使阳气虚也。巅，顶也。颠冒而体振寒，_{医统本作"顶冒颠体振寒"}小便难者，亡阳也。寒因水发，下为清谷，上为呕吐，外有厥逆，内为躁烦，颠倒不安，虽欲拯救不可得也。《本草》曰：病势已过，命将难全。

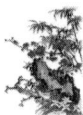

脉浮而大，浮为气实，大为血虚。血虚为无阴，孤阳独下阴部者，小便当赤而难，胞中当虚，今反小便利，而大汗出，法应卫家当微，今反更实，津液四射，荣竭血尽，干烦而不得眠，血薄肉消，而成暴 <small>赵本注："一云黑"</small> 液。医复以毒药攻其胃，此为重虚，客阳去有期，必下如污泥而死。

【成注】

卫为阳，荣为阴。卫气强实，阴血虚弱，阳乘阴虚，下至阴部。阴部，下焦也。阳为热则消津液，当小便赤而难；今反小便利而大汗出者，阴气内弱也。经曰：阴弱者，汗自出。是以卫家不微而反更实，荣竭血尽，干烦而不眠，血薄则肉消，而成暴液者，津液四射也。医反下之，又虚其里，是为重虚，孤阳因下而又脱去，气血皆竭，胃气内尽，必下如污泥而死也。

脉数者，久数不止，止则邪结，正气不能复，正气却结于脏，故邪气浮之，与皮毛相得。脉数者，不可下，下之则 <small>赵本无"则"字</small> 必烦利不止。

【成注】

数为热，止则邪气结于经络之间，正气不能 <small>医统本作"得"</small> 复行于表，则却结于脏，邪气独浮于皮毛。下之虚其里，邪热乘虚而入，里虚协热，必烦利不止。

脉浮大，应发汗，医反下之，此为大逆。<small>赵本有"也"字。</small>

【成注】

浮大属表，故不可下，病欲吐者，不可下。

呕多，虽有阳明证，不可攻之。

【成注】

为邪扰在胸中也。

太阳病，_{赵本有"有"字}外证未解，不可下，下之为逆。
【成注】

表未解者，虽有里证亦不可下，当先解外为顺；若反下之，则为逆也。经曰：本发汗而复下之，此为逆也。若先发汗，治不为逆。

夫病阳多者热，下之则硬。
【成注】

阳热证多，则津液少，下之虽除热，复损津液，必便难也。或谓阳多者表热也，下之则心下硬。

无阳阴强，大便硬者，下之则_{赵本无"则"字}必清谷腹满。
【成注】

无阳者，亡津液也；阴强者，寒多也。大便硬则为阴结，下之虚胃，阴寒内甚，必清谷腹满。

伤寒发热，头痛，微汗出。发汗，则不识人；熏之则喘，不得小便，心腹满；下之则短气，小便难，头痛，背强；加温针则衄。

【成注】

伤寒则无汗，发热，头痛，微汗出者，寒邪变热，欲传于里也。发汗则亡阳，增热，故不识人；若以火熏之，则火热伤气，内消津液，结为里实，故喘，不得小便，心腹满；若反下之，则内虚津液，邪欲入里，外动经络，故短气，小便难，头痛，背强；若加温针，益阳增热，必动其血而为衄也。

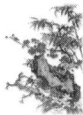

伤寒，脉阴阳俱紧，恶寒发热，则脉欲厥。厥者，脉初来大，渐渐小，更来渐渐大，_{赵本下无"渐"字}是其候也。如此者恶寒，甚者，翕翕汗出，喉中痛；_{赵本有"若"字}热多者，目赤脉多，睛不慧，医复发之，咽中则伤；若复下之，则两目闭，寒多者_{赵本无"者"字}便清谷，热多者_{赵本无"者"字}便脓血；若熏之，则身发黄；若熨之，则咽燥。若小便利者，可救之；_{赵本有"若"字}小便难者，为危殆。

【成注】

脉阴阳俱紧，则清邪中上，浊邪中下，太阳少阴俱感邪也。恶寒者少阴，发热者太阳，脉欲厥者，表邪欲传里也。恶寒甚者，则变热，翕翕汗出，喉中痛，以少阴之脉循喉咙故也。热多者，太阳多也；目赤脉多者，睛不慧，以太阳之脉起于目故也。发汗攻阳，则少阴之热因发而上行，故咽中伤。若复下之，则太阳之邪，因虚而内陷，故两目闭。阴邪下行为寒多，必便清谷；阳邪下行为热多，必便脓血。熏之，则火热甚，身必发黄。熨之，则火热轻，必为咽燥。小便利者，为津液未竭，犹可救之；小便难者，津液已绝，则难可制而危殆矣。

伤寒发热，口中勃勃气出，头痛，目黄，衄不可制，贪水者必呕，恶水者厥。若下之，咽中生疮，假令手足温者，必下重便脓血。头痛目黄者，若下之则两_{赵本无"两"字}目闭。贪水者，_{赵本有"若下之其"四字}脉必厥，其声嘤，咽喉塞；若发汗，则战栗，阴阳俱虚。恶水者，若下之，则里冷不嗜食，大便完谷出；若发汗，则口中伤，舌上白胎，烦燥，_{赵本医统本并作"躁"}脉数实，不大便，六七日后，必便血；若发汗，则小便自利也。

【成注】

伤寒发热，寒变热也。口中勃勃气出，热客上膈也。

头痛目黄，血_{医统本作"衄"}不可制者，热蒸于上也。《千金》
曰：无阳即厥，无阴即呕。贪水者必呕，则阴虚也；恶水
者厥，则阳虚也。发热口中勃勃气出者，咽中已热也，若
下之亡津液，则咽中生疮，热因里虚而下，若热气内结，
则手足必厥。设手足温者，热气不结而下行，作协热利，
下重便脓血也。头痛目黄者，下之，热气内伏，则目闭也。
贪水为阴虚，下之又虚其里，阳气内陷，故脉厥声嘤，咽
喉闭塞，阴虚发汗，又虚其阳，使阴阳俱虚而战栗也。恶
水为阳虚，下之又虚胃气，虚寒内甚，故里冷不嗜食。阳
虚发汗，则上焦虚燥，故口中伤烂，舌上白苔而烦燥_{医统本作}
_{"躁"}也。经曰：脉数不解，合热则消谷喜饥。至六七日不
大便者，此有瘀血，此脉数实，不大便六七日，热畜血于
内也。七日之后，邪热渐解，迫血下行，必便血也。便血
发汗，阴阳俱虚，故小便利。

　　下利，脉大者，虚也，以其_{赵本无"其"字}强下之故也。设
脉浮革，固尔肠鸣者，属当归四逆汤主之。_{赵本无"主之"二字，有}
_{"当归四逆汤方"详见卷六}
　　【成注】
　　脉大为虚，以未应下而下之，利因不休也。浮者，按
之不足也；革者，实大而长微弦也。浮为虚，革为寒，寒
虚相搏，则肠鸣，与当归四逆汤，补虚散寒。

辨可下病脉证并治法

　　大法，秋宜下。
　　【成注】
　　秋时阳气下行，则邪亦在下，故宜下。

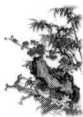

凡服下药，_{赵本作"凡可下者"}用汤胜丸，_{赵本有"散"字}中病即_{赵本作"便"}止，不必尽剂也。

【成注】

汤之为言荡也，涤荡肠胃，溉灌脏腑，推陈燥结，却热下寒，破散邪疫，理导润泽枯槁，悦人皮肤，益人血气。水能净万物，故胜丸散。中病即止者，如承气汤证云：若一服，利而_{医统本作"则"}止后服。又曰：若一服，谵语止，更莫复服。是不尽剂也。

下利，三部脉皆平，按之心下硬者，急下之，宜大承气汤。

【成注】

下利者，脉当微厥，今反和者，此为内实也。下利三部脉平者，已为实，而又按之心下硬者，则知邪甚也，故宜大承气汤下之。

下利，脉迟而滑者，内实也。利未欲止，当下之，宜大承气汤。

【成注】

经曰：脉迟者，食干物得之。《金匮要略》曰：滑则谷气实。下利脉迟而滑者，胃有宿食也。脾胃伤食，不消水谷，是致下利者，为内实，若但以温中厚肠之药，利必不_{医统本作"未"}止，可与大承气汤，下去宿食，利自止矣。

问曰：人病有宿食，何以别之？师曰：寸口脉浮而大，按之反涩，尺中亦微而涩，故知有宿食，当下之，宜大承气汤。

【成注】

寸以候外，尺以候内；浮以候表，沉以候里。寸口脉浮大者，气实血虚也；按之反涩，尺中亦微而涩者，胃有宿食里气不和也。与大承气汤，以下宿食。

下利，不欲食者，以有宿食故也，当宜_{赵本无"宜"字}下之，
与_{赵本作"宜"}大承气汤。
【成注】
伤食则恶食，故不欲食，如伤风恶风、伤寒恶寒之
类也。

下利差后，_{赵本无"后"字}至其年月日_{赵本有"时"字}复发者，
以病不尽故也，当下之，宜大承气汤。
【成注】
乘春，则肝先受之；乘夏，则心先受之；乘至阴，则
脾先受之；乘秋，则肺先受之。假令春时受病，气必伤肝，
治之难_{医统本作"虽"}愈，邪有不尽者，至春时元受月日，内
外相感，邪必复动而痛_{医统本作"病"}也。下利为肠胃疾，宿
积不尽，故当下去之。

下利，脉反滑，当有所去，下之_{赵本无"之"字}乃愈，宜大
承气汤。
【成注】
《脉经》曰：滑脉者，为病_{熊校记：脉滑者为宿食也。汪本宿误病}
食也。下利脉滑，则内有宿食，故云当有所去，与大承气
汤，以下宿食。

病腹中满痛者，此为实也，当下之，宜大承气_{赵本有"大柴}
_{胡"三字}汤。
【成注】
《金匮要略》曰：病者腹满，按之不痛为虚，痛为实，
可下之。腹中满痛者，里气壅实也，故可下之。

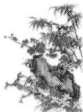

伤寒后，脉沉沉者，内实也，下解之，赵本作"之解" 宜大柴胡汤。

【成注】

伤寒后，为表已解，脉沉为里未和，与大柴胡汤，以下内实。经曰：伤寒差已后更发热，脉沉实者，以下解之。

脉双弦而迟者，必心下硬；脉大而紧者，阳中有阴也，可以赵本无"以"字下之，宜大承气汤。

【成注】

《金匮要略》曰：脉双弦者寒也。经曰：迟为在脏。脉双弦而迟者，阴中伏阳也，必心下硬。大则为阳，紧则为寒，脉大而紧者，阳中伏阴也，与大承气汤以分阴阳。

辨发汗吐下后病脉证并治法

此第十卷，第二十二篇，凡四十八证，前三阴三阳篇中，悉具载之。

方

此已下诸方，于随卷本证下虽已有，缘止以加减言之，未甚明白，似于览者检阅未便，今复校勘，备列于后：

桂枝加葛根汤主之熊校记：汤下汪本增主之二字方：

葛根四两　芍药二两　甘草二两　生姜三两，切　大枣十二枚，擘　桂枝二两，去皮　麻黄三两，去节右七医统本作"六"味，以水一斗，先煮麻黄、医统本无"麻黄"一味药，医统本无此二字葛根减二升，去上沫，内诸药，煮取三升，去滓，温服一升，覆取微似汗，不须啜粥，余如桂枝医统本有"汤"字法。赵本卷二载此方，句下有"将息及禁忌"五字

桂枝加厚朴杏子汤方：
【成注】
于桂枝汤方内，加厚朴二两，杏仁五十个，去皮尖，余依前法。

桂枝加附子汤方：
【成注】
于桂枝汤方内，加附子一枚，炮，去皮，破八片，余依前法。术附汤方，附于此方内，去桂枝，加白术四两，依前法。

桂枝去芍药汤方：
【成注】
于桂枝汤方内，去芍药，余依前法。

桂枝去芍药加附子汤方：
【成注】
于桂枝汤方内，去芍药，加附子一枚，炮，去皮，破八片，余依前法。

桂枝麻黄各半汤方：
桂枝一两十六铢，去皮 芍药 生姜切 甘草炙 麻黄各一两，去节 大枣四枚，擘 杏仁（仁医统本作人）二十四个，汤浸，去皮尖及两仁（赵本医统本并作人）者

方

503

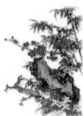

右七味，以水五升，先煮麻黄一二沸，去上沫，内诸药，煮取一升八合，去滓，温服六合。

桂枝二麻黄一汤方：

桂枝—两十七铢，去皮　芍药—两六铢　麻黄十六铢，去节　生姜—两六铢，切　杏仁（仁，医统本作人）十六个，去皮尖　甘草—两二铢，炙　大枣五枚，擘

右七味，以水五升，先煮麻黄一二沸，去上沫，内诸药，煮取二升，去滓，温服一升，日再。

白虎加人参汤方：
【成注】
于白虎汤方内，加人参三两，余依白虎汤法。

桂枝去桂加茯苓白术汤方：
【成注】
于桂枝汤方内，去桂枝，加茯苓、白术各三两，余依前法，煎服。小便利，则愈。

已上九方，病证并在第二卷内。

葛根加半夏汤方：
【成注】
于葛根汤方内，加入半夏半升，余依葛根汤法。

桂枝加芍药生姜人参新加汤方：
【成注】
于第二卷桂枝汤方内，更加芍药、生姜各一两，人参三两，余依桂枝汤法服。

栀子甘草豉汤方:

【成注】

于栀子豉汤方内,加入甘草二两,余依前法。得吐,止后服。

栀子生姜豉汤方:

【成注】

于栀子豉汤方内,加生姜五两,余依前法。得吐,止后服。

柴胡加芒硝汤方:

【成注】

于小柴胡汤方内,加芒硝六两,余依前法。服不解,更服。

桂枝加桂汤方:

【成注】

于第二卷桂枝汤方内,更加桂二两,共五两,余依前法。

已上六方,病证并在第三卷内。

柴胡桂枝汤方:

桂枝去皮　黄芩　人参各一两半　甘草一两,炙　半夏二合半
芍药一两半　大枣六枚,擘　生姜一两半,切　柴胡四两

右九味,以水七升,煮取三升,去滓,温服,赵本卷四载此方,服下有"一升"二字

附子泻心汤方:

大黄二两　黄连　黄芩各一两　附子一枚,炮,去皮,破,别煮取汁

方

505

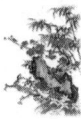

右四味，切三味，以麻沸汤二升渍之，须臾，绞去滓，内附子汁，分温再服。

生姜泻心汤方：

生姜四两，切　甘草三两，炙　人参三两　干姜一两　黄芩三两　半夏半斤，洗　黄连一两　大枣十二枚（医统本有"擘"字）

右八味，以水一斗，煮取六升，去滓，再煎取三升，温服一升，日三服。

甘草泻心汤方：

甘草四两　黄芩三两　干姜三两　半夏半升，洗　黄连一两　大枣十二枚，擘

右六味，以水一斗，煮取六升，去滓，再煎取三升，温服一升，日三服。

黄芩加半夏生姜汤方：
【成注】
于黄芩汤方内，加半夏半升，生姜一两半，余依黄芩汤法服。

已上五方，病证并在第四卷内。

桂枝加大黄汤方：

桂枝三两，去皮　大黄一两（赵本卷六载此方，作"大黄二两"）　芍药六两　生姜三两，切　甘草二两，炙　大枣十二枚，擘

右六味，以水七升，煮取三升，去滓，温服一升，日三服。

桂枝加芍药汤方：
【成注】
于第二卷桂枝汤方内，更加芍药三两，随_{医统本作"通"}前共六两，余依桂枝汤法。

四_{赵本四上有"当归"二字}逆加吴茱萸生姜汤方：_{赵本卷六载此方}

当归_{二两}　芍药_{三两}　甘草_{二两，炙}　通草_{二两}　桂枝_{三两，去皮}
细辛_{三两}　生姜_{半斤，切}　大枣_{二十五枚，擘}　吴茱萸_{二升}

右九味，以水六升，清酒六升，和煮取五升，去滓，温分五服，一方水酒各四升。

已上三方，病证并在第六卷内。

四逆加人参汤方：
【成注】
于四逆汤方内，加人参一两，余依四逆汤法服。

四逆加猪胆汁汤方：
【成注】
于四逆汤方内，加入猪胆汁半合，余依前法服；如无猪胆，以羊胆代之。

已上二方，病证并在第七卷内。

方

507

郭霭春
中医经典白话解系列

伤寒论

校注白话解 上

郭霭春
张海玲 编著

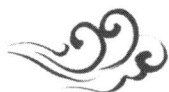

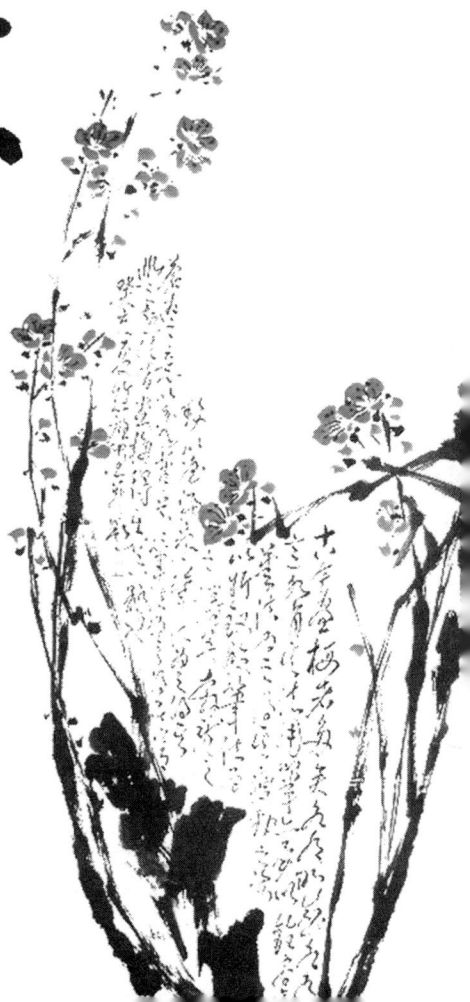

中国中医药出版社
· 北京 ·

图书在版编目（CIP）数据

伤寒论校注白话解：全2册 / 郭霭春，张海玲编
著 .—北京：中国中医药出版社，2012.11（2023.9 重印）
（郭霭春中医经典白话解系列）
ISBN 978-7-5132-1153-6

Ⅰ .①伤… Ⅱ .①郭… ②张… Ⅲ .①《伤寒论》—
注释②《伤寒论》—译文 Ⅳ .① R222.22

中国版本图书馆 CIP 数据核字（2012）第 216975 号

中国中医药出版社出版

北京经济技术开发区科创十三街 31 号院二区 8 号楼
邮政编码　100176
传真　010-64405721
山东润声印务有限公司印刷
各地新华书店经销

开本 880×1230　1/32　印张 16.75　字数 448 千字
2012 年 11 月第 1 版　2023 年 9 月第 9 次印刷
书号　ISBN 978 – 7 – 5132 – 1153 – 6

定价　（上下册）58.00 元
网址　www.cptcm.com

服 务 热 线　010-64405510
购 书 热 线　010-89535836
维 权 打 假　010-64405753

微信服务号　zgzyycbs
微商城网址　https://kdt.im/LIdUGr
官 方 微 博　http://e.weibo.com/cptcm
天猫旗舰店网址　https://zgzyycbs.tmall.com

如有印装质量问题请与本社出版部联系（010-64405510）
版权专有　侵权必究

出 版 说 明

郭霭春（1912－2001），本名郭瑞生，天津人，我国著名医史文献学家、中医学家、史学家、诗人，天津中医学院（现天津中医药大学）终身教授。

郭先生早年曾师从朴学大师章钰（式之）、史学大师卢弼（慎之），1933 年毕业于天津崇化学会历史专修科，20 世纪 30 年代开始研究中医典籍，并师从天津宝坻名医赵镕轩习岐黄之术。曾任天津市私立崇化中学校长，历任天津中医学院医学史、医古文、各家学说三教研室主任及医史文献研究室主任、医史文献情报中心主任等职。长期从事教学、临床、医史研究及文献整理工作，享受国务院政府特殊津贴。

郭先生博学多识，治儒通医，文理医理融会贯通，精通史学、国学，于目录、版本、校勘、训诂、音韵等专门之学，造诣精深，并善诗词。他深研中医基础理论，精医史、善临证，尤以文献研究和中医内科见长。郭先生治学精勤，著作颇丰，著有《黄帝内经素问校注语译》、《伤寒论校注语译》、《中国医史年表》、《中国分省医籍考》等近 20 部中医学专著，为中医文献整理和阐述作出了突出贡献。

这套"郭霭春中医经典白话解系列"丛书含《黄帝内经素问白话解》、《黄帝内经灵枢白话解》、《难经集注白话解》、《伤寒论校注白话解》、《金匮要略校注白话解》5 种。其中，《黄帝内经素问白话解》据 1992 年人民卫生出版社出版的《黄帝内经素问语译》整理；《黄帝内经灵枢白话解》据 1989 年天津科学技术出版社出版的《黄帝内经灵枢校注语译》整理；《难经集注白话解》据 1984 年天津科学技术出版社出版的《八十一难经集解》整理；《伤寒论校注白话解》据 1996 年天津科学技术出版社出版的《伤寒论校注语译》整理；《金匮要略校注白话解》据 1999 年中国中医药出版社出版的《金匮要略校注语译》整理。在遵照作者原意基础上，本系列对底本存在的一些印刷错误予以了修正。

　　时值郭先生百年诞辰之际，出版这套"郭霭春中医经典白话解系列"丛书意义非凡。在这套丛书的整理出版过程中，得到了郭先生长子郭洪耀教授及学生王玉兴教授的大力支持，特此表示感谢。由于整理者水平有限，不足之处在所难免，恳请各位读者提出宝贵意见，以便我们今后修订提高。

整理者
2012 年 7 月

序　例

一、序言

《汉书·艺文志·方技略》列有方书十一家，可惜这些书早已亡佚了；《后汉书》无艺文志，更无从得知有哪些方书。现存最早的古方书仅有东汉末年张机（仲景）编著的《伤寒论》了。它流传一千七百余年，医林传诵，经久不衰，至于内容、价值之高是众所周知，已用不着以过多文字来絮叨了。但有令人所不解的就是该书注者将近五百家，而学习者愈多困惑，无它，众说纷杂，人人以为能传仲景之真，世无仲景，又有谁能定其是非之真呢？

我们有个想法，一个时代的医药文化思想总有一定范畴，《伤寒论》是东汉末年医学之书，当然不会跳出该时医药文化思想圈外。后世注家，紧紧地以自己生存时代的医药文化来讲《伤寒论》，那么郢书燕说之谈，是绝对难免的，"旧注随文附会，难以置信"，清·吴谦早就有此感觉了。

《伤寒论》一书，一般说是难读、难懂。我认为学习它，首要是"正文字"。文字还未弄清，而说能解微言，通大义，那好像是呓语。

柯琴说："《伤寒论》已非仲景之旧，其间脱落、倒句、讹字、衍文，不将全书始终理会，先后合参，彼此矛盾，黑白不分。"（见柯琴《伤寒论注》自序）

柯琴所说的《伤寒论》里之衍误脱倒是可信的，但只靠"先后合参，始终理会"就能整理好《伤寒论》也是不够的，似还需要做一番校勘功夫，这样才会对于《伤寒论》的研究有些益处。

《伤寒论》的第一注家是成无己，有人将他比作像王冰注《素问》一样，有功古典医籍，这是当之无愧的。清·曹禾说："成无己宋嘉祐时人，后聊摄入金，遂为金人。正隆丙子（1156 年）年九十余尚存。《伤寒论》无己研究终身，深有所得，故其注释简谨。"

因此，我们校勘《伤寒论》就采用了成无己注本。为什么？请看：

清·莫枚士说："王叔和次《伤寒论》，成氏即用其本，由晋而唐而宋，即此本。"（见《研经言》卷一）

清·陆懋修说："《伤寒论》见《隋书·经籍志》，隋时必有定本，惜无可考。今按成无己于原文'坚'皆作'硬'，且于欲作'坚瘕'句，改为欲作'固瘕'，则愈疑避隋文帝讳，如曹宪之避炀帝而改《广雅》为《博雅》也，可见聊摄所据，尚是当时原本，是可贵矣。"（见陆著《伤寒阳明病释》）

根据以上两氏所说，采用成注本作为底本，是理所当然的。如何进行校勘工作呢？就是依据宋·林亿校《素问》的遗规，"搜访中外，裒集众本，寝寻其义，正其讹舛，又采古医经之存于世者而考正焉。"

"论文东汉应属古，仲圣曾标古训求。"意思是说，学习《伤寒论》还需要搞清楚其中训诂部分。该书有许多字词古义，历代注家们可能认为无关重要，所致力的只着意于阐述大义、补充新见、分析病证、区辨方药，无疑，这些都是无可非议的。但如果忽略了正确理解原文，那就容易脱离《伤寒论》本义，而所谓辨证云云，也只是注者一家之言而已。

让我举几个例子，请看一下训诂对于学习《伤寒论》有无必要吧！

《伤寒论》第十二条，"啬啬恶寒"：按"啬"无寒的意思，这怎么讲呢？"啬"读如"濇"，音同字通。《说文·水部》："濇，不滑也。"肌肤因寒粟起，抚触不滑，因而引申形容寒貌。一般说，人若觉寒，就云冷瑟瑟的。《白虎通》云："瑟者，啬也。"

淅淅恶风：按"淅"字在《说文》、《广韵》里都无风寒的意思，只在医书里有这样说法。《素问·刺疟》："先淅然起毫毛，恶风寒"，细绎"起毫毛"三字，就是"淅"字的古义，"起毫毛"，

2

说俗了就是起鸡皮疙瘩。

翕翕发热："翕翕"是形容像火烧一样，天津俗语是烧得像锅边。《广韵·二十六缉》："翕，火炙。"

第五十条，"何以知之然"：赵本无"之"字。其实这不是"之"字的有无问题，而是既断错了句，又对"然"字的误解。"然"有"则"义，见《古书虚字集释》卷七。"然"字宜属下读，这应该是"何以知之，则以营气不足，血少故也。"岂不文从字顺，还说"之"字的有无做什么。

说到这，如果讥训诂学为死抠字眼，我看还比囫囵吞枣好，因为枣就是吞下了，也恐不知其甘的味道啊。

"医有南阳百世宗，伤寒疑义尚重重。"在《伤寒论》里，有方证不合之处，有方药较杂之处，柯琴、舒诏、黄元御等曾略举了一些，但并未剔抉无遗。仲景自《序》说"博采众方"，这一百十三方，其中仲景之方有几？在伤寒注本里，似乎未曾有提到的。据著录载称仲景所著尚有《汤液经法》，其书与《伤寒论》有无联系，无如该书早已亡佚，无从查考，只有俟诸高明。

二、例言

本编正文之外，首列成注，次校文，再增注。成注分条逐录，至于校、注两项，则用不同序码于正文右上角标出。

本书校文，是以人民卫生出版社1963年排印本成无己《注解伤寒论》为底本，另外根据其他六种善本对校。

凡古医籍引用《伤寒论》而文字相异，则酌采引，作为旁校。至于医家提出之校文，在注文里不便插入者，就列于校文栏内。

无论衍误脱倒，原文绝不改动，如需说明者，则加说明。

校文之下，有的加按语。但遇义可两存，难以确断者，就仅列校文，不加别白，俾免孟浪。

关于注文引用，主要择要采用一说，但论证不同，而均有参考价值者，则兼采用。

旧说不当，或于字句漏予注解，则酌加补注。

语译之法，主要依照正文文义，并参考注文、校文，作出直译，力求符合原文。

原《辨脉法》、《平脉法》、《伤寒例》、《辨痉湿暍脉证》旧载篇首，但医家多认为非仲景所作，兹移存于后，以寓不废之意。

三、采用书刊

善本书目：

1. 成无己《注解伤寒论》元初刻本
2. 四部丛刊本（即明刻本）　简称丛刊本
3. 明·熊氏种德堂校刊本
4. 明·同德堂刻本　简称同德本
5. 四库全书本（文渊阁本）　简称四库本
6. 日本天保乙未年跻寿馆刻本　简称天保本

旁征书目：

1. 《金匮玉函经》人民卫生出版社 1955 年据何义门鉴定影印本 简称《玉函》
2. 《脉经》四部丛刊影印元广勤堂刊本
3. 《诸病源候论》人民卫生出版社影印本　简称《病源》
4. 《备急千金要方》人民卫生出版社影印本　简称《千金》
5. 《千金翼方》人民卫生出版社影印本　简称《翼方》
6. 《外台秘要》人民卫生出版社影印本　简称《外台》
7. 《伤寒总病论》1937 年商务印书馆刊印本　简称《总病论》
8. 《伤寒微旨论》1914 年上海千顷堂书局石印本　简称《微旨论》
9. 《伤寒百证歌》元刻本　简称《百证歌》

10.《伤寒九十论》1912 年双流黄氏济忠堂刊本　简称《九十论》

11.《伤寒类书活人总括》清道光八年鲍氏刊活字本

12.《伤寒类证活人书》清刻本　简称《活人书》

13.《伤寒补亡论》清宣统三年武昌医馆据太平轩本重校刊本

14.《太平圣惠方》人民卫生出版社排印本　简称《圣惠方》

15.《圣济总录》1962 年人民卫生出版社排印本　简称《总录》

16.《阴证略例》商务印书馆《济生拔萃》影印元刻本

17.《伤寒明理论》清刻本　简称《明理论》

18.《伤寒准绳》清康熙三十八年金士云虞氏刻本　简称《准绳》

19.《永乐大典》中华书局影印残本

各家注释书目：

1. 方有执　《伤寒论条辨》

2. 喻昌　《尚论篇》

3. 程应旄　《伤寒论后条辨》

4. 张璐　《伤寒绪论》

5. 张志聪　《伤寒论集注》

6. 柯琴　《伤寒来苏集》

7. 吴谦　《医宗金鉴·订正伤寒论注》

8. 舒诏　《伤寒论集注》

9. 尤怡　《伤寒贯珠集》

10. 周扬俊　《伤寒论三注》

11. 汪琥　《伤寒论辨证广注》

12. 沈明宗　《伤寒六经辨证治法》

13. 钱潢　《伤寒溯源集》

14. 张兼善　《伤寒发明》

15. 张锡驹　《伤寒直解》

16. 黄元御　《伤寒悬解》
17. 沈尧封　《伤寒卒病论读》
18. 陈念祖　《伤寒论浅注》
19. 唐宗海　《伤寒论浅注补正》
20. 陆懋修　《伤寒论阳明病释》
21. 周学海　《伤寒补例》
22. 孙鼎宜　《伤寒论章句》
23. 范式则　《伤寒论辨解》
24. 陈恭溥　《伤寒论章句》
25. 曹家达　《伤寒发微》
26. 周岐隐　《古本伤寒心解》
27. 孙世扬　《伤寒论字诂》
28. 余无言　《伤寒论新义》
29. 陆渊雷　《伤寒论今释》
30. 丹波元简　《伤寒论辑义》
31. 丹波元坚　《伤寒论述义》
32. 山田正珍　《伤寒论集成》
33. 山田业广　《九折堂读书记》

由于我们水平所限，本编难免疏漏错误，竭诚仁盼着医林同志们进而正之。

郭霭春　张海玲
1995 年识于天津中医学院

伤寒卒病论集

论曰：余每览越人入虢之诊，望齐侯之色，未尝不慨然叹其才秀也。怪当今居世之士，曾不留神医药，精究方术，上以疗君亲之疾，下以救贫贱之厄，中以保身长全，以养其生，但竞逐荣势，企踵权豪，孜孜汲汲，惟名利是务，崇饰其末，忽弃其本，华其外，而悴其内，皮之不存，毛将安附焉。卒然遭邪风之气，婴非常之疾，患及祸至，而方震栗，降志屈节，钦望巫祝。告穷归天，束手受败。赍百年之寿命，持至贵之重器，委付凡医，恣其所措，咄嗟呜呼！厥身已毙，神明消灭，变为异物，幽潜重泉，徒为啼泣，痛夫！举世昏迷，莫能觉悟，不惜其命，若是轻生，彼何荣势之云哉！而进不能爱人知人，退不能爱身知己，遇灾值祸，身居厄地，蒙蒙昧昧，惷若游魂。哀乎！趋世之士，驰竞浮华，不固根本，忘躯徇物，危若冰谷，至于是也。

余宗族素多，向余二百，建安纪年以来，犹未十稔，其死亡者，三分有二，伤寒十居其七。感往昔之沦丧，伤横夭之莫救，乃勤求古训，博采众方，撰用《素问》、《九卷》、《八十一难》、《阴阳大论》、《胎胪药录》，并平脉辨证，为《伤寒杂病论》合十六卷。虽未能尽愈诸病，庶可以见病知源。若能寻余所集，思过半矣。

夫天布五行，以运万类，人禀五常，以有五藏，经络府俞，阴阳会通，玄冥幽微，变化难极，自非才高识妙，岂能探其理致哉！上古有神农、黄帝、岐伯、伯高、雷公、少俞、少师、仲文，中世有长桑、扁鹊，汉有公乘阳庆及仓公，下此以往，未之闻也。观今之医，不念思求经旨，以演其所知，各承家技，终始顺旧，省疾问病，务在口给，相对斯须，便处汤药，按寸不及尺，握手不及足，人迎趺阳，三部不参，动数发息，不满五十，短期未知，决诊九候，曾无髣髴，明堂阙庭，尽不见察，所谓窥管而已。夫欲视死别生，实为难矣。孔子云：生而知之者上，学则亚之，多闻博识，知之次也。余宿尚方术，请事斯语。

伤寒论序

夫伤寒论，盖祖述大圣人之意，诸家莫其伦拟，故晋·皇甫谧序《甲乙针经》云：伊尹以元圣之才，撰用神农本草，以为汤液；汉张仲景论广汤液，为十数卷，用之多验；近世太医令王叔和，撰次仲景遗论甚精，皆可施用。是仲景本伊尹之法，伊尹本神农之经，得不谓祖述大圣人之意乎。张仲景，汉书无传，见《名医录》云：南阳人，名机，仲景乃其字也。举孝廉，官至长沙太守。始受术于同郡张伯祖，时人言，识用精微过其师，所著论，其言精而奥，其法简而详，非浅闻寡见者所能及。自仲景于今八百余年，惟王叔和能学之，其间如葛洪、陶景、胡洽、徐之才、孙思邈辈，非不才也，但各自名家，而不能修明之。开宝中，节度使高继冲曾编录进上，其文理舛错，未尝考正；历代虽藏之书府，亦阙于雠校。是使治病之流，举天下无或知者。国家诏儒臣校正医书，臣奇续被其选。以为百病之急，无急于伤寒，今先校定张仲景伤寒论十卷，总二十二篇，证外合三百九十七法，除重复，定有一百一十二方，今请颁行。

太子右赞善大夫臣高保衡、尚书屯田员外郎臣孙奇、尚书司封郎中秘阁校理臣林亿等谨上。

注解伤寒论序

夫前圣有作，后必有继而述之者，则其教乃得著于世矣。医之道源自炎黄，以至神之妙，始兴经方；继而伊尹以元圣之才，撰成汤液，俾黎庶之疾疢，咸遂蠲除，使万代之生灵，普蒙拯济；后汉张仲景，又广汤液为伤寒卒病论十数卷，然后医方大备，兹先圣后圣，若合符节。至晋太医令王叔和，以仲景之书，撰次成叙，得为完秩医统本作"帙"。昔人以仲景方一部为众方之祖，盖能继述先圣之所作，迄今千有余年，不坠于地者，又得王氏阐明之力也。《伤寒论》十卷，其言精而奥，其法简而详，非寡闻浅见所能赜究。后虽有学者，又各自名家，未见发明。仆忝医业，自幼徂老，耽味仲景之书五十余年矣，虽粗得其门而近升乎堂，然未入于室，常为之慊然。昨者，解后医统本作"邂逅"聊摄成公，议论该博，术业精通，而有家学，注成伤寒十卷，出以示仆，其三百九十七法之内，分析异同，彰明隐奥，调陈脉理，区别阴阳，使表里以昭然，俾汗下而灼见；百一十二方之后，通明名号之由，彰显药性之主，十剂轻重之攸分，七精制用之斯见，别气味之所宜，明补泻之所适，又皆引《内经》，旁牵众说，方法之辨，莫不允当，实前贤所未言，后学所未识，是得仲景之深意者也。昔所谓慊然者，今悉达其奥矣！亲觌其书，诚难默默，不揆荒芜，聊序其略。

时甲子中秋日洛阳严器之序

目　录

上　册

1

3

下 册

4

卷一

辨太阳病脉证并治法上第一

（1）太阳之为病，脉浮①，头项②强③痛而恶④寒。

【成注】

经曰：尺寸俱浮者，太阳受病。太阳受病，太阳主表，为诸阳主气。脉浮，头项强痛而恶寒者，太阳表病也。

【注】

①脉浮　浮脉，下指即得。《难经·十八难》："浮者，肉上行也。"所谓肉上行者，是言在皮肤之间，肌肉之上也。

②项　颈之后部。《说文·页部》："项，头（据桂馥说，'头'当为'颈'。）后也。"《释名·释形体》："项，确也。坚确受枕之处也。"

③强　僵直而不自如。慧琳《音义》卷十四引《周礼·郑注》云："强，坚也。"引申有不柔和之意。头项强痛，即头痛项强。山田宗俊引"瓜蒂散条云，病如桂枝证头不痛，项不强，可以征焉"。

④恶（wù 误）　厌恶。《广韵·十一暮》："恶，憎恶。""恶寒"犹言怕冷。

【白话解】

太阳经的病理表现是：脉浮，头痛，项部拘紧不舒而怕冷。

（2）太阳病，发热①，汗出，恶风，脉缓[1]②者，名为中风[2]③。

【成注】

风，阳也。寒，阴也。风则伤卫，发热，汗出，恶风

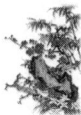

者，卫中风。医统本有"也"字荣病，发热，无汗，不恶风而恶寒；卫病，则发热，汗出，不恶寒而恶风。以卫为阳，卫外者也，病则不能卫固其外，而皮腠疏，故汗出而恶风也。伤寒脉紧，伤风脉缓者，寒性劲急而风性解缓故也。

【校】

[1] 脉缓 《总病论》卷一"脉"上有"其"字。

[2] 名为中风 《微旨论》卷上"名"下无"为"字。

【注】

①发热 感寒以后，因何发热？《素问·水热穴论》云："人伤于寒，而传为热，寒盛则生热也。"王冰注云："寒气外凝，阳气内郁，腠理坚致，元府闭封。致则气不宣通，封则湿气内结，中外相薄，寒盛热生。"其说申明"发热"之义。

②脉缓 谓脉现怠缓。按缓脉应区分平脉、病脉，舒和平缓为平脉，怠缓无神为病脉。此则指病脉言。

③名为中（zhòng 仲）风 中，慧琳《音义》卷四引《考声》云："中，著也。"《本事方》卷八云："今伤风古谓之中风。"张志聪曰："风邪开发太阳之毛窍，而薄于通体之肌腠，故名为中风。"

【白话解】

太阳病，在脉证上，出现发热，汗出，怕风，脉浮而怠缓的，名叫中风。

（3）太阳病，或已①发热，或未发热[1]，必恶寒，体痛，呕逆[2]，脉[3]阴阳俱紧者②，名曰赵本作"为"伤寒[4]③。

【成注】

经曰：凡伤于寒，则为病热，为寒气客于经中，阳经怫结而成热也。中风即发热者，风为阳也。及伤寒云，或已发热，或未发热，以寒为阴邪，不能即热，郁而方变热也。风则伤卫，寒则伤荣，卫虚者恶风，荣虚者恶寒，荣伤寒者，必恶寒也。气病者则麻，血病者则痛。风令气缓，寒令气逆，体痛呕逆者，荣中寒也。经曰：脉盛身寒，得之伤寒，脉阴阳俱紧者，知其伤寒也。

【校】

［1］或未发热　《准绳》中"未"上无"或"字。

［2］呕逆　《总病论》卷一无此二字。

［3］脉　《玉函》卷二"脉"上有"其"字。

［4］名曰伤寒　《玉函》卷二、《总病论》卷一"曰"并作"为"。

【注】

①或已　"或"当训"有"。《孟子·公孙丑下》赵注："或，有也。""已"有"太"意。《广韵·六止》："已，甚也。""或已"两句，犹云有的病人甚发热，有的病人不发热。旧注以"或"为未定之词，未切。

②脉阴阳俱紧者　"阴阳"指脉之浮沉。"紧"主表寒（亦主里有积、有食、有痛），于脉浮取、沉取均感急切，说明寒性强劲。或有以寸尺释"阴阳"者，可备参考。

③伤寒　此指麻黄汤证之狭义伤寒。

【白话解】

太阳病，有的病人发热重，有的病人不发热，但必恶寒，身体疼痛，气逆呕吐，脉浮取沉取俱紧，这就名为伤寒。

(4) 伤寒①一日，太阳受之，脉若静②者，为不传；颇欲吐[1]，若[2]③燥[3]赵本作"躁"烦，脉数急者，为传也[4]。

【成注】

太阳主表，一日则太阳受邪，至二日当传阳明，若脉气微而不传阳明，胃经受邪，则喜吐；寒邪传里者，则变热，如颇欲吐，若烦躁，脉急数者，为太阳寒邪变热，传于阳明也。

【校】

［1］吐　《翼方》卷九作"呕"。

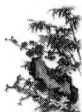

［2］若　《玉函》卷二无"若"字。

［3］燥　天保本、《准绳》并作"躁"。

［4］为传也　《玉函》卷二、《翼方》卷九并作"乃为传"。

【注】

①伤寒　指广义伤寒，与第三条"名为伤寒"有广狭之分。

②脉若静　"静"与下"数急"相对，慧琳《音义》卷十二引《考声》云："静，安也，息也。"脉安息即不数急，不数急故不传。

③若　"若"犹"而"也，"而"犹"又"也。见《古书虚字集释》卷七。

【白话解】

伤寒第一天，太阳经受病，如果脉象变化不大，是病邪不会传变；如果很想呕吐，又心中烦躁，脉数急，这是病邪将传变它经。

（5）伤寒二三日，阳明少阳证不见①者，为不传也。

【成注】

伤寒二三日，无阳明少阳证，知邪不传，止在太阳经中也。

【注】

①阳明少阳证不见（xiàn 现）　即无阳明病之不恶寒、反恶热、口渴欲饮等症，亦无少阳病之往来寒热、胸胁苦满、心烦喜呕、口苦、咽干、目眩等症。

【白话解】

伤寒两三天，阳明证、少阳证都没有出现，这是病邪没有传变。

（6）太阳病，发热而渴，不恶寒者，为温病①。

【成注】

发热而渴，不恶寒者，阳明也。此太阳受邪，知为温病，非伤寒也。积温成热，所以发热而渴，不恶寒也。

【注】

①温病　此乃太阳伤寒之温病，与后世温热学说之所谓温病不同。

【白话解】

太阳病，发热而口渴，不恶寒的，是温病。

若发汗已，身灼热[1]①者，名曰赵本无"曰"字风温[2]②。风温为病[3]，脉阴阳俱浮，自汗出，身重，多睡眠，鼻息[4]必鼾③，语言难出。若被下④者，小便不利[5]，直视，失溲⑤；若被火者，微发黄色[6]，剧则如惊痫，时瘛疭[7]⑥；若[8]火熏之⑦，一逆⑧尚引日⑨，再逆促命期。

【成注】

伤寒发汗已，则身凉；若发汗已，身灼热者，非伤寒，为风温也。风伤于上，而阳受风气，风与温相合，则伤卫。脉阴阳俱浮，自汗出者，卫受邪也。卫者气也，风则伤卫，温则伤气，身重，多眠睡者，卫受风温而气昏也。鼻息必鼾，语言难出者，风温外甚，而气拥不利也。若被下者，则伤脏气，太阳膀胱经也。《内经》曰：膀胱不利为癃，不约为遗溺。癃者，小便不利也。太阳之脉起目内眦；《内经》曰：瞳子高者，太阳不足，戴眼者，太阳已绝。小便不利、直视、失溲，为下后竭津液，损脏气，风温外胜。经曰：欲绝也，为难治。若被火者，则火助风温成热，微者热瘀而发黄；剧者热甚生风，如惊痫而时瘛疭也。先曾被火为一逆，若更以火熏之，是再逆也。一逆尚犹延引时日而不愈，其再逆者必致危殆，故云促命期。

【校】

[1] 身灼热　《玉函》卷二"身"下有"体"字。

[2] 名曰风温　《玉函》卷二"曰"作"为"。

[3] 风温为病　《玉函》卷二"温"下有"之"字。

[4] 鼻息　熊本无"鼻"字。

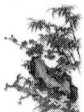

［5］小便不利　汪琥曰："'小便不利'四字，当在'若被下者'四字之上，否则，既云不利，又曰失溲，悖矣。"

［6］微发黄色　《玉函》卷二"黄"下无"色"字。

［7］时瘛疭　《玉函》卷二"疭"下有"发作"二字。

［8］若　《玉函》卷二作"复以"。

【注】

①灼热　比喻身热犹如火烧，极言热甚。《广韵·十八药》："灼，烧也。"

②风温　此为风药误治之坏证，曰风温。与后世所谓外感风温不同。

③鼾（hān 酣）　睡鼾声。慧琳《音义》卷五十八引《说文》："鼾，卧息声也。"今本脱"声"字。

④被下　谓用下法。"被"犹"受"也，"受"有"用"义。《吕氏春秋·不苟论》高注："受，用也。"

⑤溲　小便。《说文·水部》："溲（原作'浚'），浸沃。""浸沃"为淘米水，久留则发臭秽之气，故古人借称小便为溲。

⑥瘛疭　手足抽搐。《集韵·三用》："瘛疭，风病。"《伤寒明理论》云："瘛者，筋脉急也；疭者，筋脉缓也。急者引而缩，缓者纵而伸。或缩或伸，动而不止者，名曰瘛疭，俗谓之搐者是也。"

⑦若火熏之　此"若"字与上"若被火"之"若"字义异。此"若"作"又"解。《古书虚字集释》卷七、卷一、卷八："若，犹以也。""以，犹且也。""且，犹又也。"上云"被火"，所谓"一逆"；此又"火熏"，所谓"再逆"。

⑧逆　误治。

⑨引日　延长时日。《广韵·十六轸》引《尔雅》："引，长也。"

【白话解】

如果发汗以后，身体如火烧般发热，是风温。风温的临床表现是：尺脉、寸脉俱浮，自汗出，身体沉重，嗜睡，鼻息必有鼾声，语言困难，小便不利。如果误用下法治疗，就会出现两目直视，小便失禁；如果误用火法治疗，轻则身体出现黄色，重则像惊痫一样，手足常常抽搐。如果又误用火熏的方法治疗，那么第一次误治还可以苟延些时日，第二次误治就会加速病人死亡日期的到来。

（7）病有[1]发热[2]恶寒者，发[3]于阳①也；无热[2]恶寒者，发[3]于阴①也。发于阳者赵本无"者"字七日愈②，发于阴者赵本无"者"字六日愈②。以阳数七，阴数六故也。

【成注】

阳为热也，阴为寒也。发热而恶寒，寒伤阳也；无热而恶寒，寒伤阴也。阳法火，阴法水，火成数七，水成数六。阳病七日愈者，火数足也；阴病六日愈者，水数足也。

【校】

［1］有　《总病论》卷一无"有"字。

［2］热　《翼方》卷九"热"下有"而"字。

［3］发　《总病论》卷一"发"上有"邪"字。

【注】

①发于阳、发于阴　吴谦曰："有初病即发热恶寒者，是谓中风之病，发于卫阳者也；有初病不发热而恶寒者，是谓伤寒之病，发于营阴者也。"

②七日愈、六日愈　吴谦曰："以阳和七数，阴和六数也。"周禹载曰："阳，奇数也，阳常有余，故六日虽周遍六经，余热不能即散，至七日汗出身凉而解；阴，偶数也，阴常不足，故六日周遍六经，即阳回身暖而愈也。"

【白话解】

病有发热而恶寒的，是发于卫阳；无发热而恶寒的，是发于营阴。发于卫阳七天痊愈，发于营阴六天痊愈。这是因为阳数是七，阴数是六的缘故。

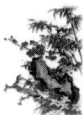

（8）太阳病，头痛至七日已赵本作"以"上[1]自愈①者[2]，以行[3]其经尽[4]②故也。若欲作再经[5]③者，针[6]足阳明④，使经不传则愈[7]。

【成注】

伤寒自一日至六日，传三阳三阴经尽，至七日当愈。经曰：七日太阳病衰，头病少愈；若七日不愈，则太阳之邪再传阳明，针足阳明为迎而夺之，使经不传则愈。

【校】

[1] 已上　《脉经》卷七、《翼方》卷十、《百证歌》第三十七证注并无"已上"二字。

[2] 自愈者　《玉函》卷二、《脉经》卷七、《翼方》卷十、《百证歌》第三十七证注并作"自当愈"。

[3] 以行　《玉函》卷二、《总病论》卷一"行"上并无"以"字，《翼方》卷十、《百证歌》第三十七证注并无"以行"二字。

[4] 尽　《玉函》卷二、《翼方》卷十、《总病论》卷一、《百证歌》第三十七证注并作"竟"。

[5] 欲作再经　《百证歌》第三十七证注作"欲再传"。

[6] 针　《玉函》卷二"针"上有"当"字；《翼方》卷十"针"作"刺"，上有"宜"字。

[7] 则愈　《总病论》卷一无"则愈"二字。

【注】

①头痛至七日已上自愈　谓正胜邪却，可能自愈。《素问·热论》："七日巨阳病衰，头痛少愈。"王注云："邪气渐退，经气渐和，故少愈。"

②以行其经尽　谓邪气在太阳经已然行遍。

③再经　谓邪气将传向阳明。

④针足阳明　周扬俊谓宜针冲阳穴，陈念祖谓宜针足三里穴，近人承淡庵谓宜针头维、内庭诸穴。为何需针足阳明，乃截其传路，使邪不得入于阳明经耳。

【白话解】

太阳病，头痛至第七天应当自愈，这是因为病邪在太阳经运行完毕的缘故。如果有再传它经的趋向，要针刺足阳明经的穴位，使邪气不能传经，病就会痊愈。

(9) 太阳病欲解时，从巳至未上[1]①。

【成注】

巳为正阳，则阳气得以复也。始于太阳，终于厥阴。六经各以三时为解，而太阳从巳至未，阳明从申至戌，少阳从寅至辰；至于太阴从亥至丑，少阴从子至寅，厥阴从丑至卯者，以阳行也速，阴行也缓，阳主医统本作"生"于昼。阴主医统本作"生"于夜。阳三经解时，从寅至戌，以阳道常饶也；阴三经解时，从亥至卯，以阴道常乏也。《内经》曰：阳中之太阳，通于夏气，则巳午未太阳乘王也。

【校】

[1] 至未上 《玉函》卷二作"尽未"。《准绳》中"上"作"解"。

【注】

①从巳至未上 "上"犹"前"也。见《吕氏春秋·节丧》高注。张志聪曰："午乃太阳天中之时，巳未前后之气交也。夫天有六气，人有六气，人得天气之助，则正气盛而邪病解矣。"柯琴曰："巳午为阳中之阳，故太阳主之。至未上者，阳过其度也。人身阴阳，上合于天，天气至太阳之时，人身太阳之病日藉其主气而解，此天人感应之理也。"

【白话解】

太阳病将外解的时间，是从上午九时至下午三时之前。

(10) 风家[1]，表解而不了了①者，十二日愈②。

【成注】

中风家，发汗解后，未全快畅者，十二日大邪皆去，

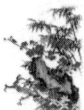

六经悉和则愈。

【校】

［1］家　《总病论》卷一作"者"。

【注】

①不了了　即不轻快，不舒畅。《方言·二》："了，快也。"重言者，以足其义。此所以云"不了了"者，余邪未除也。

②十二日愈　柯琴曰："七日表解后，复过一候，而五脏元气始充，故十二日精神爽而愈。"

【白话解】

患太阳中风的人，表证解除以后，身体仍然感觉不轻快的，到第十二天就会痊愈。

（11）病人[1]身大热，反[2]欲得近赵本无"近"字衣[2]者①，热在皮肤[4]，寒在骨髓也；身大寒，反不欲近衣者②，寒在皮肤，热在骨髓也。

【成注】

皮肤言浅，骨髓言深；皮肤言外，骨髓言内。身热欲得衣者，表热里寒也；身寒不欲衣者，表寒里热也。

【校】

［1］病人　《玉函》卷二作"夫病"。

［2］反　《百证歌》第五证注作"及"。按："及"犹"若"也。

［3］近衣　《玉函》卷二、《百证歌》第五证注"衣"上并无"近"字。

［4］热在皮肤　《玉函》卷二此句与下"寒在骨髓"一句互乙。

【注】

①病人身大热，反欲得近衣者　"衣"，被也。俞樾曰："衣之本义，盖谓'被'也。《论语》：'必有寝衣'。孔郑注并云'寝衣，今被也。'许君于'被'篆下亦引《论语》文。盖'被'

者‘衣’之本义。而衣裳者其引申义。”张璐曰：“凡虚弱素寒之人，感邪发热，热邪浮浅，不胜沉寒，故外怯而欲得近衣，此所谓热在皮肤，寒在骨髓，药用辛温汗之。”

②身大寒，反不欲近衣者　张璐曰：“壮盛素热之人，或酒客辈，感邪之初，寒未变热，阴邪闭其伏热，阴凝于外，热郁于内，故内烦而不欲近衣，此所谓寒在皮肤，热在骨髓，药用辛凉必矣。”

【白话解】

病人身发高热，反而想要盖被的，是肌表有热，内里有寒；身体寒冷，反而不愿盖被的，是肌表有寒，内里有热。

（12）**太阳中风，阳浮而阴弱**[1]①**。阳浮者**[2]**，热自发**[3]**，阴弱者**[2]**，汗自出**[3]**。啬啬**[4]②**恶寒，淅淅**③**恶风，翕翕**[5]④**发热，鼻鸣**⑤**干呕**[6]⑥**者，桂枝汤主之**[7]⑦**。**

【成注】

阳以候卫，阴以候荣。阳脉浮者，卫中风也；阴脉弱者，荣气弱也。风并于卫，则卫实而荣虚，故发热汗自出也。经曰：太阳病，发热汗出者。此为荣弱卫强者是也。啬啬者，不足也，恶寒之貌也。淅淅者，洒淅也，恶风之貌也。卫虚则恶风，荣虚则恶寒，荣弱卫强，恶寒复恶风者，以自汗出，则皮肤缓，腠理疏，是亦恶风也。翕翕者，熻熻然而热也，若合羽所覆，言热在表也。鼻鸣干呕者，风拥而气逆也。与桂枝汤和荣卫而散风邪也。

【校】

[1] 阳浮而阴弱　《外台》卷二“浮”下无“而”字；“弱”《脉经》卷七、《翼方》卷九并作“濡”。

[2] 阳浮者、阴弱者　《脉经》卷七、《翼方》卷九“阳”并作“弱”，“阴”并作“濡”。

[3] 热自发、汗自出　《总病论》卷二作“自发热”、“自汗出”。

[4] 啬啬　《千金》卷九、《翼方》卷十并作“濇濇”。

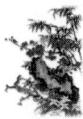

［5］翕翕　《病源》卷七、《千金》卷九、《总录》卷二十二并作"噏噏"。

［6］鼻鸣干呕　舒诏曰："'鼻鸣干呕'四字有误。太阳行身之背，阳明行身之前。'鼻鸣'者，阳明证也，太阳何得有此？'干呕'者，气上逆也，不可发汗。兹二者，皆非桂枝汤的对之证也。"

［7］桂枝汤主之　《九十论》第三十七作"宜桂枝汤"。

【注】

①阳浮而阴弱　程应旄曰："热自表发，故浮以候之；汗自里出，故沉以候之。"

②啬啬（sè 色）　寒貌。按字书"啬"无寒义。《说文》："啬读如濇。"音同义即可通。《水部》："濇，不滑也。"因寒肌肤粟起，抚触不滑，因之引申以状寒貌。孙世扬曰："《大戴记·少问》注云：'啬，收也。'《白虎通》云：'瑟者，啬也。'今谚称冷瑟瑟。"

③淅淅（xī 惜）　喻畏风寒。"淅"字核之《说文》、《广韵》均无寒义，唯医书有之。按《素问·刺热》："先淅然起毫毛，恶风寒"，细绎"起毫毛"三字，即"淅"字之古训。《灵枢·经脉》："洒洒振寒。"在《素问》洒淅二字同用，如《刺疟》："洒洒淅淅"，"洒淅"双声。

④翕翕　如火烧状，俗谚言烧得像锅边。《广韵·二十六解》："翕，火炙。"

⑤鼻鸣　方有执曰："鼻鸣者，气息不利也。盖主气而上升，气通息于鼻，阳热壅甚，故鼻窒塞而息鸣。"《九折堂读书记》引森立夫曰："鼻鸣者，谓喷嚏也。"

⑥干呕　空呕无物。

⑦桂枝汤主之　方有执曰："方之为言，义之所在也，言中风之治，宜在是物也。'主，主当也。'言以是为主当，而损益则存乎人。"经之用方，言主之，后人则言专治，两意同否？曰不同。主之者，示人以枢纽之意，专治则必人以胶柱矣。（见方氏

12

《或问》）柯琴曰："此太阳中风之桂枝证，非谓凡中风者，便当主桂枝也。"

【白话解】

太阳中风，脉轻取浮而重取弱，脉浮就会发热，脉弱就会自汗出，瑟瑟发冷，洒淅畏风，如火烧般发热，打喷嚏，恶心空呕而无物，这种证候，应当用桂枝汤治疗。

桂枝汤方：

桂枝三两，去皮。味辛热（按：下药性，赵本无，以后并同）　芍药三两。味苦酸，微寒　甘草二两，炙。味甘平　生姜三两，切。味辛温　大枣十二枚，擘①。味甘温

【成注】

《内经》曰：辛甘发散为阳。桂枝汤，辛甘之剂也，所以发散风邪。《内经》曰：风淫所胜，平以辛，佐以苦甘，以甘缓之，以酸收之。是以桂枝为主，芍药甘草为佐也。《内经》曰：风淫于内，以甘缓之，以辛散之。是以生姜大枣为使也。

【注】

①擘　《说文·手部》："擘，㧢也。""㧢，裂也。""擘"与"劈"通。《说文·刀部》："劈，破也。"段注："或假擘为之。"

右五味，㕮咀①。赵本有"三味"二字以水七升，微火煮取三升，去滓，适寒温②，服一升。服已须臾③，歠④热稀粥一升余，以助药力，温覆令一时许，遍身漐漐⑤，微似有汗者益佳，不可令如水流漓⑥，病必不除。若一服汗出病差，停后服，不必尽剂；若不汗，更服，依前法；又不汗，后服小促役赵本无"役"字其间⑦，半日许，令三服尽；若病重者，一日一夜服，周时⑧观之。服一剂尽，病证犹在者，更作服；若汗不出者，赵本无"者"字乃服至二三剂。禁生冷、黏滑、肉面、五辛⑨、酒酪⑩、臭恶等物。

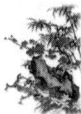

【注】

①咬咀 慧琳《音义》卷五十二:"咬咀,拍咔也。"(咔,疑碎之误字。)旧解为口嚼如碎豆状,恐不合。

②适寒温 使药之冷热适宜。

③须臾 为时不久。《玉篇·申部》:"须臾,俄顷也。"慧琳《音义》卷三:"二刻名须臾,以子丑等十二时约之,每辰五刻。"

④歠(chuò 辍) 《说文·欠部》:"歠,饮也。""歠"与"啜"通,盖有食、饮二义,故古人有歠粥之称。《广韵·十七薛》:"歠,大饮。""饮"有喝意,北人称歠粥为喝粥即以此。

⑤漐漐(zhé 哲) 汗出貌。见《广韵·二十六辑》。

⑥流漓 《集韵·五支》:"漓,流貌。""流漓"连绵同义。"不令如水流漓",盖戒汗出不宜过甚,故以水流喻之也。

⑦小促其间 《广韵·三十小》:"小,微也。"慧琳《音义》卷三引《广雅》:"促近也。"如上义,则"小促其间",即微将服药时间促近,即缩短间隔。

⑧周时 即整昼夜。

⑨五辛 山田业广曰:"五辛,蒜、葱、韭、薤、姜。"

⑩酪 牛羊乳汁。《释名·释饮食》:"酪,乳作汁。"

(13) 太阳病,头痛①发热②,汗出③恶风者[1],赵本无"者"字桂枝汤主之。

【成注】

头痛者,太阳也;发热汗出恶风者,中风也。与桂枝汤,解散风邪。

【校】

[1] 汗出恶风者 《脉经》卷七"恶风"下有"若恶寒"三字,无"者"字;《千金》卷九"者"作"寒"。

【注】

①头痛 太阳头痛,重在后脑,痛连项部,并有项强情况。

②发热 三阳经都有发热,此发热是太阳发热,所谓翕翕发热;

若阳明发热，则蒸蒸而热；少阳发热，则往来寒热。应细加区别。

③汗出　桂枝汤证，重在汗出。如汗不出者，便非桂枝汤证。

【白话解】

太阳病，出现头痛发热，汗出恶风的，应当用桂枝汤治疗。

（14）太阳病，项背强几几^①，反汗出恶风[1]者^②，桂枝加葛根汤主之[2]。赵本有"桂枝加葛根汤方"，详见本书卷十。

【成注】

几几者，伸颈之貌也。动则伸颈，摇身而行。项背强者，动则如之。项背几几者，当无汗，反汗出恶风者，中风表虚也，与桂枝汤以和表，加麻黄葛根以祛风，且麻黄主表实，后葛根汤证云：太阳病，项背强几几，无汗恶风，葛根汤主之。药味正与此方同。其无汗者，当用麻黄，今自_医统本作"日"。熊校记：今日汗出，旧钞作日，是也。汪本作自，非_{汗出，恐不}加麻黄，但加葛根也。

【校】

[1] 反汗出恶风　《玉函》、《翼方》卷九"反"上有"而"字；《总病论》卷二"汗"上无"反"字。

[2] 桂枝加葛根汤主之　《百证歌》第二十四证注"桂"上有"宜"字；《准绳》中"汤"下无"主之"二字。

【注】

①几几（shū 舒）　刘渡舟曰："几几，紧固拘牵不柔和貌。"《素问·刺腰痛论》："腰痛，侠脊而痛至头，几几然。"太阳经脉循脊而行，邪入于输，故项背强直，俯仰运转，不能如常。"几几"者，项背强直之状也。

②反汗出恶风者　周学海曰："反，复也。此谓既项背几几，复汗出恶风也。"

【白话解】

太阳病，出现项背部拘紧不舒，又汗出恶风的，应当用桂枝加葛根汤治疗。

辨太阳病脉证并治法上第一

15

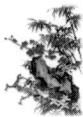

（15）太阳病，下之后^[1]，其气上冲^①者，可与桂枝汤。方用前法^[2]。若不上冲^{[3]②}者，不可赵本作"得"与之。

【成注】

太阳病属表，而反下之，则虚其里，邪欲乘虚传里。若气上冲者，里不受邪，而气逆上，与邪争也，则邪仍在表，故当复与桂枝汤解外；其气不上冲者，里虚不能与邪争，邪气已传里也，故不可更与桂枝汤攻表。

【校】

[1] 下之后　《玉函》卷二、《来苏集》卷一"之"下并无"后"字。

[2] 方用前法　《玉函》卷二、《翼方》卷九并无"方用"四字。

[3] 若不上冲　《玉函》卷二"不"上无"若"字。

【注】

①其气上冲　山田业广曰："按'上冲'二字，《论》中数见，如曰'气上冲胸'，曰'气从少腹上冲心'，曰'气上冲咽喉'，曰'气上撞心'是也。今既冒太阳病，而言其气上冲，未尝言上冲某处，知太阳经气上冲，或头项强痛，或鼻鸣干呕，或面反有热色等证，不以可定然也。"

②若不上冲　钱潢曰："若不上冲，恐下后邪或内入，胃气已伤，将有逆变，尚未可知，桂枝汤不可与也。"

【白话解】

太阳病，误下以后，有太阳经气上冲抗邪征象的，可以给与桂枝汤治疗。煎服方法与前面相同。如果没有经气上冲，就不能给服桂枝汤。

（16）太阳病三日，已发汗^[1]，若吐，若下，若温针^①，仍^[2]不解者，此为坏病^②，桂枝不中与^③赵本有"之"字也^[3]。观其脉证，知犯何逆^[4]，随证治之^[5]。

【成注】

太阳病，三日中，曾经发汗、吐下、温针，虚其正气，病仍不解者，谓之坏病，言为医所坏病也。不可复与桂枝汤。审观脉证，知犯何逆，而治之逆者，随所逆而救之。

【校】

[1] 已发汗　《脉经》卷七"发"下有"其"字。

[2] 仍　《玉函》卷二作"而"。

[3] 桂枝不中与也　《脉经》卷七、《玉函》卷二"桂枝"下并有"复"字。

[4] 观其脉证，知犯何逆　《活人书》卷五作"当知何逆"。

[5] 随证治之　《玉函》卷二"证"下有"而"字。

【注】

①温针　谓针刺于一定穴位内，以艾绒裹针柄，点燃加温，用以逼汗。山田业广曰："温针与烧针同义。"

②坏病　慧琳《音义》卷五引《考声》云："坏，败也。"方有执曰："坏，言遍历诸治（指用吐法、下法、温针），而犹不愈，则反复杂误之余，血气已惫坏，难以正名也。"柯琴曰："坏病者，即变证也。若误汗，则有遂漏不止、心下悸、脐下悸等证；妄吐，则有饥不能食，朝食暮吐，不欲近衣等证；妄下，则有结胸痞硬、协热下利、胀满清谷等证；火逆，则有发黄圊血，亡阳奔豚等证。"

③不中与　"不中"即不可、不宜。《广韵·一东》："中，堪也，宜也。"盖误治已成坏病，是桂枝证已罢，故不可再与桂枝汤也。

【白话解】

太阳病三日，已经用过发汗法、或吐法、或下法、或温针疗法以后，病仍不解的，这是"坏病"，不可再用桂枝汤治疗。要审察病人的脉象和症状，辨明误治后的证候性质，随证治疗。

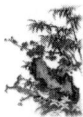

桂枝本为解肌^{[1]①}，若^[2]其人脉浮紧，发热汗不出^[3]者^②，不可与_{赵本有"之"字也。}常须^③识^④此，勿令误也。

【成注】

脉浮，发热，汗出恶风者，中风也，可与桂枝汤解肌；脉浮紧，发热，不汗_{医统本作"汗不"}出者，伤寒也，可与麻黄汤。常须识此，勿妄治也。

【校】

[1] 桂枝本为解肌　《玉函》卷二"桂枝"下有"汤"字。舒诏曰："'解肌'二字有误。桂枝乃太阳驱风之药，并非阳明解肌之药，何得谓'本为解肌'？当是'桂枝汤本为驱风'传写之误。"

[2] 若　《玉函》卷二无"若"字。

[3] 汗不出　《玉函》卷二、《千金》卷九、《翼方》卷九并作"无汗"。

【注】

①解肌　解散肌表之邪。当与麻黄汤之发汗解表加以区别。方有执曰："肌，肤肉也。盖风中卫而卫不固，发热汗出而恶风，卫行脉外，肤肉之分也，桂枝解护之，热粥释散之，病之所以解也，故曰：'本为解肌'。"

②脉浮紧，发热汗不出者　此乃表实证，当用麻黄汤发汗解表。

③常须　"常"与"当"义通。或疑为"当"之误字，似可不必。

④识（zhì 志）　记住。《集韵·七志》："识，记也。"

【白话解】

桂枝汤本来是解散表邪的方剂，如果病人脉浮紧，发热无汗的，不能用桂枝汤治疗。应当记住这一点，不要误用。

（17）若酒客病^{[1]①}，不可与桂枝汤^②，得汤_{赵本作"之"}则呕^[2]，以^[3]酒客不喜甘故也。

【成注】

酒客内热，喜辛而恶甘，桂枝汤甘，酒客得之，则中满而呕。

【校】

[1] 若酒客病　《玉函》卷二作"酒客"。

[2] 得汤则呕　《玉函》卷二"汤"作"之"。《千金》卷九"得汤则呕"作"若服必呕"。

[3] 以　《玉函》卷二无"以"字。

【注】

①酒客病　"酒客"指平素嗜酒者。吴谦曰："'酒客病'谓过饮而病也。其病之状：头疼发热，汗出呕吐。乃湿热熏蒸使然，非风邪也。"

②不可与桂枝汤　柯琴曰："言外当知有葛根、黄芩以解肌之法矣。"

【白话解】

如果平素嗜酒的人患太阳中风证，不能用桂枝汤，误服桂枝汤就会出现呕吐，这是因为嗜酒的人不适应甜味的缘故。

(18) 喘家作①，桂枝汤加厚朴杏子佳[1]②。医统本作"仁"

【成注】

太阳病，为诸阳主气，风甚气拥，则生喘也。与桂枝汤以散风，加厚朴、杏仁以降气。

【校】

[1] 厚朴杏子佳　同德本"佳"作"仁"。《来苏集》卷一"子"作"仁"。

【注】

①喘家作　"喘家"，指素有喘病的人。本句读法有二：一为"喘家"断句，"作"字属下读，如黄元御是；一为"喘家作"三字连读，如范式则是。按范说似是。"喘家作"与第十七条"酒客病"句例同。所谓"喘家作"谓素有喘疾又感新邪，而

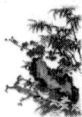

喘发益甚。

②加厚朴杏子佳　钱潢曰："气逆喘急，皆邪壅上焦也。盖胃为水谷之海，肺乃呼吸之门，其气不利，则不能流通宣布，故必加入厚朴、杏仁乃佳。"

【白话解】

平素有喘病的人患太阳中风证，用桂枝汤加厚朴、杏仁效果好。

（19）凡[1]服桂枝汤吐者[2]，其后必吐脓血①也。

【成注】

内热者，服桂枝汤则吐，如酒客之类也。既亡津液，又为热所搏，其后必吐脓血。吐脓血，谓之肺痿。《金匮要略》曰：热在上焦为肺痿。谓或从汗或从呕吐，重亡津液，故得之。

【校】

[1]凡　《玉函》卷二无"凡"字。

[2]吐者　《伤寒类书活人总括》卷一作"而吐"。

【注】

①凡服桂枝汤吐者，其后必吐脓血　柯琴曰："桂枝汤不特酒客当禁，凡热淫于内者，用甘温辛热以助其阳，不能解肌，反能涌越，致伤阳络，则吐脓血可必也。"

【白话解】

凡服桂枝汤而出现呕吐的，以后还会吐脓血。

（20）太阳病，发汗[1]，遂漏不止[2]①，其人恶风，小便难，四支微急②，难以屈伸者，桂枝加附子汤主之③。赵本有"桂枝加附子汤方"详见本书卷十

【成注】

太阳病，因发汗，遂汗漏不止而恶风者，为阳气不足，因发汗，阳气益虚而皮腠不固也。《内经》曰：膀胱者，州

20

都之官，津液藏焉，气化则出。小便难者，汗出亡津液，阳气虚弱，不能施化。四肢者，诸阳之本也。四肢微急，难以屈伸者，亡阳而脱液也。《针经》曰：液脱者，骨属屈伸不利。与桂枝加附子汤，以温经复阳。

【校】

[1] 发汗　《玉函》卷二"发"下有"其"字。

[2] 遂漏不止　《玉函》卷二"漏"下有"而"字。

【注】

①遂漏不止　"漏"，渗泄。《集韵·五十候》："漏，泄也。""遂漏不止"，犹云因而泄汗不止。《伤寒集注》引孙广从说，谓"漏"字不可解，拟改为"汗出不止"，似可不必。

②急　即拘紧。由于四肢拘紧，甚至难以屈伸。

③桂枝加附子汤主之　程知曰："此与真武汤微细有别，真武汤是救里寒亡阳之失，急于回阳者；桂枝加附子汤是救里寒漏汗之失，急于温经者。"

【白话解】

太阳病，用发汗法治疗，导致汗泄出不止，病人出现恶风，小便少，手足微微拘紧，屈伸不自如，这种病证应当用桂枝加附子汤治疗。

(21) 太阳病[1]**，下之后**[2]**，脉促**①赵本注："一作纵"**胸满**②**者，桂枝去芍药汤主之。**赵本有"桂枝去芍药汤方"详见本书卷十

【成注】

脉来数，时一止复来者，名曰促。促为阳盛，则不因下后而脉促者也。此下后脉促，不得为阳盛也。太阳病下之，其脉促不结胸者，此为欲解。此下后脉促而复胸满，则不得为欲解，由下后阳虚，表邪渐入而客于胸中也。与桂枝汤以散客邪，通行阳气，芍药益阴，阳虚者非所宜，故去之。

【校】

[1] 太阳病　《总病论》卷二无"太阳病"三字。

[2] 下之后　《玉函》卷二"之"下无"后"字。《总病论》卷二、《准绳》中"下"下并无"之"字。

【注】

①脉促　"促"为阳脉，其象急遽，甚至必数，寸部独盛，其主病为上部。本条下后，证现胸满，表邪已陷于内，而犹主桂枝汤者，即以"脉促"为准。盖"脉促"所寓有表邪未罢之意，故仍用桂枝汤。去芍药则以下后胸中阳气已伤，不宜再用阴药也。

②胸满　即胸闷。"满"与"懑"通。《汉书·石显传》颜注："满，读曰懑。"玄应《一切经音义》卷十一引《仓颉》："懑，闷也。"

【白话解】

太阳病，用下法治疗后，出现脉促而胸闷的，应当用桂枝去芍药汤治疗。

（22）若微恶赵本无"恶"字寒①者[1]，赵本有"桂枝"二字去芍药方中[2]，赵本无"方中"二字加附子汤主之。赵本有"桂枝去芍药加附子汤方"详见本书卷十

【成注】

阳气已虚，若更加之微恶熊校记：按论文据赵本无恶字，元刊误衍，然注中仍不误也，汪氏反增之以足成其误，非是寒，则必当温剂以散之，故加附子。

【校】

[1] 若微恶寒者　吴谦曰："微恶寒，当是'汗出微恶寒'方合。若无'汗出'二字，乃表未解，何取乎加附子也。"

[2] 去芍药方中　《玉函》卷二"去"上有"桂枝"二字。"芍药"下并无"方中"二字。《准绳》同。

【注】

①微恶寒　"微"字陈念祖释为脉微，甚是。此"脉"字蒙上"脉促"而省，古书自有其例。如谓不然，若解作轻微恶寒，则桂枝加附子将何解？

【白话解】

如果出现脉微而怕冷的，应当用桂枝去芍药加附子汤治疗。

（23）太阳病，得之八九日，如疟状①，发热恶寒，热多寒少[1]，其人[2]不呕，清便欲自可[3]②，一日二三度发[4]③。脉微缓④者，为欲愈也[5]；脉微[6]而恶寒者，此[7]阴阳俱虚⑤，不可更发汗、更下、更吐也[8]；面色反有热色[9]者，未欲解也[10]，以其不能得小汗出[11]，身必痒[12]⑥，宜桂枝麻黄各半汤。赵本有"桂枝麻黄各半汤方"详见本书卷十

【成注】

伤寒八九日，则邪传再经又遍，三阳欲传三阴之时也。传经次第，则医统本作"前"三日传遍三阳，至四日阳去入阴，不入阴者为欲解，其传阴经，第六日传遍三阴，为传经尽而当解。其不解传为再经者，至九日又遍三阳，阳不传阴则解。如疟，发作有时也。寒多者为病进，热多者为病退。经曰：厥少热多，其病为愈；寒多热少，阳气退故为进也。今虽发热恶寒，而热多寒少，为阳气进，而邪气少也。里不和者，呕而利，今不呕，清便自调者里和也。寒热间日发者，邪气深也；日一发者，邪气复常也；日再发者，邪气浅也；日二三发者，邪气微也。《内经》曰：大则邪至，小则平。言邪甚则脉大，邪少则脉微，今日数多而脉微缓者，是邪气微缓也，故云欲愈。脉微而恶寒者，表里俱虚也。阳表也，阴里也。脉微为里虚，恶寒为表虚，以表里俱虚，故不可更发汗、更下、更吐也。阴阳俱虚，则面色青白，反有热色者，表未解也。热色为赤色也。得小汗则

辨太阳病脉证并治法上第一

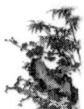

和。不得汗，则得邪气外散皮肤而为痒也，与桂枝麻黄各半汤，小发其汗，以除表邪。

伤寒论校注白话解

【校】

[1] 发热恶寒，热多寒少　《玉函》卷二"发热"、"热多"下并有"而"字。

[2] 其人不呕　《活人书》卷八无"其人"二字。

[3] 清便欲自可　《玉函》卷二、《总录》卷三十三"欲自可"并作"自调者"；《活人书》卷八无"欲"字。

[4] 一日二三度发　《玉函》卷二"日"上无"一"字；《脉经》卷七、《翼方》卷九"二三度"并作"再三"。《活人书》卷八作"日一二发"。

[5] 脉微缓者，为欲愈也　《脉经》卷七无此八字；《翼方》卷九"脉"上有"其"字。

[6] 脉微　《脉经》卷七"脉"上有"其"字。

[7] 此　《脉经》卷七、《翼方》卷九"此"下并有"为"字。

[8] 更发汗、更下、更吐也　《玉函》卷二作"复吐下发汗也"；《脉经》卷七"汗"下无"更下、更吐也"五字。

[9] 面色反有热色　《玉函》卷二"面"下无"色"字；《翼方》卷九"热"下无"色"字。

[10] 未欲解也　《翼方》卷九作"为未欲解"；《总病论》卷二"未"下无"欲"字。

[11] 不能得小汗出　《翼方》卷九"得"下无"小"字。

[12] 身必痒　《玉函》卷二"必"下有"当"字；《总病论》卷二"身"上有"其"字。

【注】

①如疟状　寒热交互发作，似疟疾。

②清便欲自可　"清"是"圊"之假字，"圊"即厕所。"欲"，据孙鼎宜《伤寒章句》作"续"，"续"犹"仍"也。"清便欲自可"，谓往厕大便仍平素之不硬不溏也。

③一日二三度发 "度"犹次也。一日发二三次，是申明非一日发、间日发，而上文"如疟状"之意益明。

④脉微缓 "微缓"与"洪紧"相对，谓不洪不紧，象征邪有退意。

⑤阴阳俱虚 "阴阳"指表里。此谓表里俱虚。

⑥身必痒 "痒"当作"蛘"。《说文·虫部》："蛘，搔痒也。"《疒部》："痒，疡也。""痒"与"蛘"义自有别。今字以"痒"为"癢"，《玉篇》中"痒"、"癢"为一字，则延误已久。

【白话解】

太阳病，得病八九日，像疟疾那样发热恶寒，发热多而恶寒少，病人不呕吐，大便仍调和如常，一天寒热发作两三次。如果脉象微缓，这是病将痊愈；如果脉微而怕冷，这是表里俱虚，不可再用发汗、泻下、催吐的方法治疗；如果面部反而有红色，表明病邪不能外解，因为表邪不得微汗以外达，所以身体会出现瘙痒，适宜用桂枝麻黄各半汤治疗。

（24）太阳病，初[1]服桂枝汤，反[2]烦不解①者，先[3]刺风池、风府②，却[4]③与桂枝汤则愈[5]。

【成注】

烦者，热也。服桂枝汤后，当汗出而身凉和；若反烦不解者，风甚而未能散也。先刺风池、风府，以通太阳之经，而泄风气，却与桂枝汤解散则愈。

【校】

[1] 初 《百证歌》第三十七证注《活人书》卷十二并无"初"字。

[2] 反 《脉经》卷七、《翼方》卷九"反"上并有"而"字。

[3] 先 《脉经》卷七、《百证歌》第三十七证注"先"上并有"当"字；《翼方》卷十"先"上有"宜"字。

[4] 却 《脉经》卷七、《翼方》卷九"却"上并有

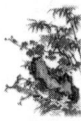

"乃"字。

［5］则愈 《百证歌》第三十七证注"则"上有"服之"二字。

【注】

①反烦不解 《说文·页部》："烦，热头痛也。"引申有热闷烦乱之意。此言由于表邪太盛，经络受阻，作汗无力，以致增烦而邪不解，须急疏通经脉。

②先刺风池、风府 "风池"，耳后陷中，后发际大筋外廉。"风府"，项后入发际一寸。《素问·骨空论》："风从外入，令人振寒，汗出头痛，身重恶寒，治在风府。"尤怡曰："太阳病，初服桂枝汤而反烦者，阳邪痹于阳而不散也，故先刺风池、风府，以通其痹。"（见《医学读书记》卷中）

③却 有"再"意。

【白话解】

太阳病，第一次服用桂枝汤后，反而出现烦热而表邪不解的，应当先针刺风池、风府穴，再给服桂枝汤就会病愈。

（25）服桂枝汤，大汗出[1]，脉洪大者[2]，与桂枝汤如前法[3]①；若[4]形如赵本作"似"疟②，赵本有"一"字日再发者[5]，汗出必[6]解，宜桂枝二麻黄一汤。赵本有"桂枝二麻黄一汤方"详见本书卷十

【成注】

经曰：如服一剂，病证犹在者，故当复作本汤服之。服桂枝汤汗出后，脉洪大者，病犹在也；若形如疟，日再发者，邪气客于荣卫之间也。与桂枝二麻黄一汤，解散荣卫之邪。

【校】

［1］大汗出 舒诏曰："'大'字误，当作'不'。若'大汗出'之证，不藉汗解可知，必是'大汗出'，故宜汗解。"

［2］脉洪大者 《玉函经》卷二作"若脉但洪大"。

[3] 如前法 《玉函》卷二、《脉经》卷七、《翼方》卷九并无"如前法"三字。

[4] 若 《玉函》卷二、《脉经》卷七"若"下有"其"字;《翼方》卷九"若"作"其"。

[5] 日再发者 《脉经》卷七作"一日再三发";《玉函》卷二"日"上有"一"字。

[6] 必 《脉经》卷七作"便"。

【注】

①服桂枝汤,大汗出,脉洪大者,与桂枝汤,如前法 按此十八字,似涉下二十六条致衍,脉洪大,安能再服桂枝汤耶? 有人认为"大汗出"应为"不汗出",但细勘全书,并无"不汗出"句例,改"大"为"不"亦似不妥。

②若形如疟 此与前"如疟状"句意同。《素问·至真要大论》云:"帝曰:火热复恶寒,发热有如疟状,或一日发,或间数日发,其何故也? 岐伯曰:胜复之气,会遇之时有多少也,阴气多而阳气少,则其发日远,阳气多而阴气少,则其发日近,此胜复相薄,盛衰之节,疟亦同法。"其释"如疟状"之病理,可以旁参。

【白话解】

如果身体寒热如疟疾,一日两次发作的,汗出就会病解,适宜用桂枝二麻黄一汤治疗。

(26) 服桂枝汤,大汗出后[1],大烦渴①不解[2],脉[3]洪大者,白虎加人参汤主之。赵本有"白虎加人参汤方"详见本书卷十

【成注】

大汗出,脉洪大而不渴,邪气犹在表也,可更与桂枝汤。若大汗出,脉洪大,而烦渴不解者,表里有热,不可更与桂枝汤。可与白虎加人参汤,生津止渴,和表散热。

【校】

[1] 后 《总录》卷二十三无"后"字。

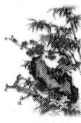

［2］渴不解 《总病论》卷二无"不解"二字，"渴"属上读。

［3］脉 《玉函》卷二、《脉经》卷七"脉"上并有"若"字。

【注】

①大烦渴 "大烦渴"即甚烦渴。"大"古"太"字。《太平御览》卷二十七引《风俗通》："大者太也。"《广韵·十四泰》："太，甚也。"

【白话解】

服桂枝汤，大汗出以后，出现非常心烦，口渴不能缓解，脉洪大的，应当用白虎加人参汤治疗。

（27）太阳病，发热恶寒[1]，**热多**①**寒少，脉**[2]**微弱**②**者，此**[3]**无阳**③**也，不可更**赵本医统本并作"发"**汗**[4]，**宜桂枝二越婢一汤方**[5]。

【成注】

胃为十二经之主，脾治水谷为卑脏若婢。《内经》曰：脾主为胃行其津液。是汤所以谓之越婢者，以发越脾气，通行津液。外台方，一名越脾汤，即此义也。

【校】

［1］发热恶寒 《百证歌》第二十三证注"发"下无"热恶寒"三字，"发"连下读。

［2］脉 《活人书》卷八"脉"下有"都大"二字。

［3］此 《百证歌》第二十三证注无"此"字。

［4］更汗 元刻本、四库本、同德本、天保本、《百证歌》第二十三证注、《永乐大典》卷三千六百十四"更"并作"发"；《玉函》卷二"更汗"作"复发其汗"。

［5］宜桂枝二越婢一汤方 《玉函》卷二、《百证歌》第二十三证注"汤"下并无"方"字。柯琴曰："本论无越婢证，亦无越婢方，《金匮要略》有越婢汤方，世本取合者即是也。仲景言不可发汗，则不用麻黄可知；言无阳，则不用石膏可知，若非

方有不同，必抄录误耳。"

按："宜桂枝"九字，疑系错倒，似在"热多寒少"句下，则"无阳"、"不可更汗"之疑可解，是否？请质高明。

【注】

①热多　柯琴曰："'热多'是指发热，不是内热。"

②脉微弱者　吴人驹曰："'微乃微甚之微，非细微之微，但不过强耳。既曰'热多'，脉安得微?"

③无阳　喻昌曰："'无阳'乃无表、无津液之通称。"柯琴曰："'无阳'是阳已虚，而阴不虚。"

【白话解】

太阳病，发热恶寒，热重而寒轻，适宜用桂枝二越婢一汤治疗。如果脉象微弱，这是阳气已虚，不可再发汗。

桂枝二越婢一汤方：

桂枝去皮　**芍药**　**甘草**各十八铢，赵本有"炙"字　**生姜**一两三钱，赵本作"二铢"，切，医统本无"切"字　**大枣**四枚，擘　**麻黄**十八铢，去节，赵本无"去节"二字　**石膏**二十四铢，碎，绵裹

右七味，㕮咀。赵本无"㕮咀"二字以五升水，赵本作"水五升"煮麻黄一二沸，去上沫，内诸药，煮取二升，去滓，温服一升。本方赵本作"云"当裁为越婢汤、桂枝汤，合赵本有"之"字饮一升，今合为一方，桂枝二越婢一。赵本作"桂枝汤二分，越婢汤一分。"熊校记：本方至越婢一，按此二十六字，语欠明，赵本作"本云当裁为越婢汤、桂枝汤，合之饮一升，今合为一方，桂枝汤二分，越婢汤一分"，赵本文义较完，当从订正。

（28）服桂枝汤，或^[1]之下①，仍^[2]头项强痛，翕翕发热，无汗②，心下满微痛^[3]③，小便不利④者，桂枝汤赵本医统本并无"汤"字去桂^[4]⑤加茯苓白术汤主之。赵本有"桂枝去桂加茯苓白术汤方"详见本书卷十。

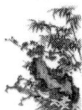

【成注】

头项强痛，翕翕发热，虽经汗下，为邪气仍在表也。心下满，微痛，小便利者，则欲成结胸。今外证未罢，无汗，小便不利，则心下满，微痛，为停饮也。与桂枝汤以解外，加茯苓白术利小便行留饮。

【校】

[1] 或　《脉经》卷七无"或"字。

[2] 仍　《脉经》卷七无"仍"字。

[3] 微痛　《玉函》卷二"微痛"上有"而"字，与上句连读。

[4] 桂枝汤去桂　同德本、天保本、《外台》卷二"桂枝"下并无"汤"字。吴谦曰："'去桂'当是去芍药，'去桂'将何以治仍头项强痛，发热无汗之表乎？"

【注】

①或下之　孙鼎宜曰："此麻黄汤证，误服桂枝汤者也，然尚不为逆，逆在误下，遂致几成结胸。"

②无汗　孙鼎宜曰："前此之无汗为寒郁。今此之无汗，知有水停。"

③心下满微痛　误下所致。张璐曰："颇似结胸。"

④小便不利　孙鼎宜曰："既已无汗，而又小便不利，则停饮上逆，必致心下满微痛。"

⑤去桂　吴谦曰："'去桂'当是'去芍药'。去芍药者，为胸满也。"

【白话解】

服桂枝汤，或误下以后，仍然头痛项强，如火烧般发热，无汗，心下部满闷而微痛，小便不利的，应当用桂枝去芍药加茯苓白术汤治疗。

（29）伤寒脉浮，自汗出[1]，小便数①，心烦[2]，微恶寒，脚[3]挛急②，反与桂枝汤，赵本无"汤"字欲[4]攻其表，此误

30

也^[5]。得之便厥^③，咽中干^[6]，烦燥^[7]，赵本作"躁" 吐逆者，作^[8]甘草干姜汤与之，以复其阳；若^[9]厥愈足温者，更作芍药甘草汤与之，其脚即伸；若胃气不和，谵语者，少与调胃承气汤；若重发汗^[10]，复加烧针者，四逆汤主之。

【成注】

脉浮，自汗出，小便数而恶寒者，阳气不足也。心烦、脚挛急者，阴气不足也。阴阳血气俱虚，则不可发汗，若与桂枝汤攻表，则又损阳气，故为误也。得之便厥，咽中干，烦燥吐逆者，先作甘草干姜汤，复其阳气，得厥愈足温，乃与芍药甘草汤，益其阴血，则脚胫得伸。阴阳虽复，其有胃躁，谵语，少与调胃承气汤微溏，以和其胃。重发汗为亡阳，加烧针则损阴，《内经》曰：荣气微者，加烧针则血不流行，重发汗，复烧针，是阴阳之气大虚，四逆汤以复阴阳之气。

【校】

[1] 出　《玉函》卷二无"出"字。

[2] 心烦　《翼方》卷十作"颇复"。

[3] 脚　《玉函》卷二、《脉经》卷七、《翼方》卷十"脚"上并有"两"字。

[4] 欲　《九十论》第二作"以"。

[5] 此误也　《玉函》卷二、《脉经》卷七、《翼方》卷十并无"此误也"三字。

[6] 咽中干　《脉经》卷七"咽"下无"中"字。

[7] 燥　天保本、《九十论》第二、《永乐大典》卷三千六百十四并作"躁"。

[8] 作　《玉函》卷二"作"上有"当"字。成注有"先"字。

[9] 若　《玉函》卷二无"若"字。

[10] 若重发汗　《脉经》卷七作"重发其汗"。

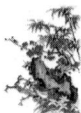

【注】

①数（shùo 朔）　屡次。《广韵·四党》："数，频数。"

②挛急　拘挛甚紧，伸展不开。

③厥　四肢发冷。曹家达曰："自汗出，微恶寒，为表阳虚，更发汗，以亡其阳，故手足厥冷。"

【白话解】

伤寒，出现脉浮，自汗出，小便数，心烦，轻微恶寒，两小腿筋脉疼挛拘急，医生反而给服桂枝汤，想要攻散表邪，这是错误的。服桂枝汤，就会导致四肢厥冷、咽干、烦躁、气逆呕吐，这时应给服甘草干姜汤，以恢复阳气；如果厥冷转好四肢变温的，再给服芍药甘草汤，病人的小腿就会舒展；如果胃气不和，出现谵语的，给予少量调胃承气汤；如果重复发汗，又加用烧针误伤阳气的，就应当用四逆汤治疗。

甘草干姜汤方：

甘草四两，炙。味甘平　　干姜二两，炮。味辛热

【成注】

《内经》曰：辛甘发散为阳，甘草干姜相合，以复阳气。

右㕮咀，赵本作"二味" 以水三升，煮取一升五合，去滓，分温再服。

芍药甘草汤方：

白芍药四两。味（医统本有"苦"字）酸，微寒　　甘草四两，炙。甘平

【成注】

芍药，白补而赤泻，白收而赤散也。酸以收之，甘以缓之，酸甘相合，用补阴血。

右二味㕮咀，<small>赵本无"㕮咀"二字</small>以水三升，煮取一升半，<small>赵本作"五合"</small>去滓，分温再服之。<small>赵本无"之"字</small>

调胃承气汤方：

大黄<small>四两，去皮，清酒浸。（赵本作"洗"）</small>　　甘草<small>二两，炙。味甘平</small>
芒硝<small>（赵本医统本并作"消"）半斤。（医统本作"升"）味咸苦，大寒</small>

【成注】

《内经》曰：热淫于内，治以咸寒，佐以苦甘。芒硝咸寒以除热，大黄苦寒以荡实，甘草甘平，助二物，推陈而缓中。

右三味㕮咀，<small>赵本无"㕮咀"二字</small>以水三升，煮取一升，去滓，内芒硝更上火微煮，令沸，少少温服。<small>赵本医统本并有"之"字</small>

四逆汤方：

甘草<small>二两，炙。味甘平</small>　　干姜<small>一两半。味辛热</small>　　附子<small>一枚，生用，去皮，破八片。辛，大热</small>

【成注】

《内经》曰：寒淫于内，治以甘热；又曰：寒淫所胜，平以辛热。甘草姜附相合，为甘辛大热之剂，乃可发散阴阳之气。

右三味㕮咀，<small>赵本无"㕮咀"二字</small>以水三升，煮取一升二合，去滓，分温再服，强人可大附子一枚、干姜三两。

（30）问曰：证象阳旦[①]，按法治之而增剧，厥逆[②]，咽中干，两胫拘急而谵语[③]。师曰：言夜半手足当温，两脚当伸，后如师言。何以知此[1]？答曰：寸口脉浮而大，浮则[2]<small>赵本无"则"字</small>为风，大则[2]<small>赵本无"则"字</small>为虚，风则生微热，虚则两胫挛。病证[3]<small>赵本作"形"</small>象桂枝，因加附子参[4]其间，增桂令汗

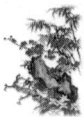

出，附子温经，亡阳故也。厥逆咽中干，烦燥[5]，_{赵本作"躁"}阳明内结，谵语，烦乱，更饮④甘草干姜汤。夜半阳气还，两足当热，胫尚微拘急，重[6]与芍药甘草汤，尔乃⑤胫伸，以[7]承气汤，微溏，则[8]止其谵语，故知病可愈[9]。

【成注】

阳旦，桂枝汤别名也。前证脉浮_{医统本作"微"}自汗出，小便数，心烦，微恶寒，脚挛急，与桂枝汤证相似，是证象阳旦也。与桂枝汤而增剧，得寸口脉浮大，浮为风邪，大为血虚，即于桂枝汤加附子，温经以补虚，增桂令汗出以祛风。其有治之之逆而增厥者，与甘草干姜汤，阳复而足温，更与芍药甘草汤，阴和而胫伸。表邪已解，阴阳已复，而有阳明内结，谵语烦乱，少与调胃承气汤，微溏泄以和其胃，则阴阳之气皆和，内外之邪悉去，故知病可愈。

【校】

[1] 此 《玉函》卷二作"之"。

[2] 则 《玉函》卷二作"即"。

[3] 病证 《玉函》卷二作"其形"。

[4] 参 《玉函》卷二作"于"。

[5] 燥 天保本、《永乐大典》卷三千六百十四并作"躁"。

[6] 重 《玉函》卷二无"重"字。

[7] 以 《玉函》卷二作"与"。

[8] 则 《玉函》卷二无"则"字。

[9] 故知病可愈 《玉函》卷二"病"上有"其"字。

【注】

①阳旦 《千金方》卷九："阳旦汤治伤寒中风，脉浮，发热往来，汗出恶风，头项强，鼻鸣干呕，桂枝汤主之。"按绎《千金》之文，上既云"阳旦汤"，下又云"桂枝汤主之"，则成注所谓"阳旦，桂枝汤别名"之语可信。但《外台秘要》卷二引《古今录验》以桂枝汤加黄芩为阳旦汤，是又少异。山田业广曰："阳旦乃桂枝汤别名。"《尔雅·释诂》："旦，早也。"《说文》：

"旦，明也。"引申之为凡物之始，如岁旦、月旦是也。夫桂枝之一方尤为众方之祖，故六经初起，皆可通用。

②厥逆　谓冷感上及腕肘胫膝。

③谵语　病中梦话。《集韵·二十四盐》："谵，疾而寐语也。"又"谵"通"詹"（zhān 詹），多言、乱言。

④更（gēng 庚）饮　"更"，改换。"更饮"，即改换饮服。

⑤尔乃　即"若乃"。见《古书虚字集释》卷七。

按：此条与本论各条文例不类，似为后人释文混入者。尤怡曰："此即前条（指二十九条）之意，而设为问答，以明所以增剧及所以病愈之故，然中间语意殊无伦次，此岂后人之文耶?"（见《医学读书记》）

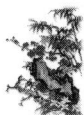

辨太阳病脉证并治法中第二

（31）太阳病，项背强[1]几几，无汗[2]，恶风，葛根汤①主之。

【成注】

太阳病，项背强几几，汗出恶风者，中风表虚也；项背强几几，无汗恶风者，中风表实也。表虚宜解肌，表实宜发汗，是以葛根汤发之也。

【校】

[1] 强 《总病论》卷二无"强"字。

[2] 无汗 《外台》卷二作"反汗不出"。

【注】

①葛根汤 本汤与桂枝加葛根汤有何区别？盖桂枝加葛根汤证属表虚，是有汗，而经输不利；葛根汤证属表实，是无汗，而经输不利。故前则无麻黄，后则用麻黄发汗。

【白话解】

太阳病，发现项背部拘紧不舒，无汗，怕风，就应当用葛根汤治疗。

葛根汤方：

葛根四两　麻黄三两，去节　桂（赵本有"枝"字）二两，去皮　芍药二两，切。（赵本无"切"字）　甘草二两，炙　生姜三两，切　大枣十二枚，擘

【成注】

本草云，轻可去实，麻黄葛根之属是也。此以中风表

实，故加二物于桂枝汤中也。

　　右七味㕮咀，<small>赵本无"㕮咀"二字</small>**以水一斗，先煮麻黄葛根，减二升，去**<small>赵本有"白"字</small>**沫，内诸药，煮取三升，去滓，温服一升，覆取微似汗，不须啜粥，**<small>赵本无"不须啜粥"一句</small>**余如桂枝法，将息**①**及禁忌。**<small>赵本有"诸汤皆仿此"五字</small>

【注】

①将息　犹将养。

　　（32）太阳与阳明合病①**者，必自下利**[1]**，葛根汤主之。**

【成注】

　　伤寒有合病，有并病。本太阳病不解，并于阳明者，谓之并病；二经俱受邪，相合病者，谓之合病。合病者，邪气甚也。太阳阳明合病者，与太阳少阳合病、阳明少阳合病，皆言必自下利者，以邪气并于阴，则阴实而阳虚；邪气并于阳，则阳实而阴虚。寒邪气甚，客于二阳，二阳方外实而不主里，则里气虚，故必下利，与葛根汤，以散经中甚邪。

【校】

　　[1]必自下利　《翼方》卷九作"而自利"；《百证歌》第十五证注作"则自利"。《脉经》卷七、《准绳》中"下利"下并有"不吐者"三字。

【注】

　　①太阳与阳明合病　此谓既有头项强痛、恶寒、无汗之太阳表证，复有自下利之阳明里证，二经俱受邪，故曰"合病"。

【白话解】

　　太阳与阳明同时受病，必定有大便自行下利的症状，应当用葛根汤治疗。

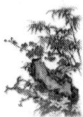

（33）太阳与阳明合病^①，不下利^[1]，但呕者^①，葛根加半夏汤主之。

【成注】

邪气外甚，阳不主里，里气不和，气下而不上者，但下利而不呕；里气上逆而不下者，但呕而不下利。与葛根汤，以散其邪，加半夏以下逆气。

【校】

［1］不下利　《总病论》卷二"利"上无"下"字。

【注】

①太阳与阳明合病、但呕者　曹家达曰："太阳汗液不能畅行于表，反入于里，与太阴之湿并居，水气不甚，渗入中脘，胃不能受，而成呕逆之证。不曰太阳与太阴合病，而曰与阳明合病，则因水气入胃，胃不能受而呕逆者，病机皆假道阳明，故谓与阳明合病也。"

【白话解】

太阳与阳明同时受病，不下利，只呕吐的，应当用葛根加半夏汤治疗。

葛根加半夏汤方：

葛根四两　麻黄三两，去节，汤泡去黄汁，焙干称　生姜三（赵本作"二"）两，切　甘草二两，炙　芍药二两　桂枝二两，去皮　大枣十二枚，擘　半夏半斤（赵本医统本并作"升"），洗

右八味，以水一斗，先煮葛根、麻黄，减二升，去白沫，内诸药，煮取三升，去滓，温服一升，覆取微似汗。

（34）太阳病，桂枝证^[1]，医^[2]反下之，利遂不止^[3]，脉促^①赵本注："一作纵"者^[4]，表未解也，喘而汗出者，葛根黄连黄芩赵本作"黄芩黄连"汤主之。

【成注】

经曰：不宜下，而便攻之，内虚热入，协热遂利。桂枝证者，邪在表也，而反下之，虚其肠胃，为热所乘，遂利不止。邪在表则见阳脉，邪在里则见阴脉。下利脉微迟，邪在里也。促为阳盛，虽下利而脉促者，知表未解也。病有汗出而喘者，为自汗出而喘也，即邪气外甚所致。喘而汗出者，为因喘而汗出也，即里热气逆所致，与葛根黄芩黄连汤，散表邪，除里热。

【校】

[1] 桂枝证　《总病论》卷一作"汗证"。

[2] 医　《总病论》卷一无"医"字。

[3] 利遂不止　《玉函》卷二、《翼方》卷九"利遂"并作"遂利"。检成注同。

[4] 脉促者　《玉函》卷二、《翼方》卷九并作"其脉促"。

【注】

①脉促　"促"，急数。其象独盛于上，"利遂不止"，而未显见内陷脉象，故下曰"表未解也"。柯琴曰："桂枝证，本脉缓，误下后而反促，阳气内盛，邪蒸于外，故汗出也。"

【白话解】

太阳病，是桂枝汤证，医生反而用下法治疗，导致下利不止，如果脉象急数，是表邪未解，出现喘而汗出的，应当用葛根黄连黄芩汤治疗。

葛根黄芩黄连汤方：赵本"芩"、"连"互易

葛根半斤　**甘草**二两，炙。味甘平　**黄芩**二（赵本作"三"）两。味苦寒

黄连三两。味苦寒

【成注】

《内经》曰：甘发散为阳。表未解者，散以葛根、甘草之甘苦；以坚里气弱者，坚以黄芩、黄连之苦。

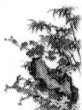

右四味，以水八升，先煮葛根，减二升，内诸药，煮取二升，去滓，分温再服。

（35）太阳病，头痛①发热②，身疼[1]腰痛，骨节疼痛[2]③，恶风[3]无汗而喘者，麻黄汤主之。

【成注】

此太阳伤寒也，寒则伤荣，头痛，身疼，腰痛，以至牵连骨节疼痛者，太阳经荣血不利也。《内经》曰：风寒客于人，使人毫毛毕直。皮肤闭而为热者，寒在表也。风并于卫，卫实而荣虚者，自汗出而恶风寒也；寒并于荣，荣实而卫虚者，无汗而恶风也。以荣强卫弱，故气逆而喘，与麻黄汤以发其汗。

【校】

[1] 身疼　《玉函》卷二"身"下有"体"字。

[2] 疼痛　《翼方》卷九无"痛"字。

[3] 恶风　《千金》卷九"风"作"寒"。

【注】

①头痛　本条与第三条合看，彼条言"体痛"，本条则言"身疼，腰疼，骨节疼痛"；彼条言"恶寒"，本条则言"恶风"。但太阳主证为脉紧，发热，无汗，其他不必尽具。

②发热　喻昌曰："寒邪外束，人身之阳不得宣越，故令发热。"

③骨节疼痛　太阳经循肩膊内，挟脊抵腰中，至足小趾端。由于寒邪客之，营血凝涩，以至身腰骨节疼痛。山田业广曰："盖'疼痛'二字，浑言则一，析言则'疼'与'痛'异。《金匮要略》湿、暍二篇，多言'疼'，言'痛'者甚少。兹知'疼'者，酸疼懈惰之义，于湿、暍二病，义甚切，皆谓阴阴然疼痹，非若'痛'之甚也。"刘熙《释名》："疼，痹也，气疼疼然烦也。其与'痛'不同者，可以见已。"

【白话解】

太阳病，出现头痛发热，身疼腰痛，骨节疼痛，恶寒无汗而气喘的，应当用麻黄汤治疗。

麻黄汤方：

麻黄三两，去节。味甘温　桂枝二（医统本作"三"）两，去皮。味辛热

甘草一两，炙。味甘平　杏仁七十个[1]，汤（赵本无"汤"字）去皮尖。味辛温

【成注】

《内经》曰：寒淫于内，治以甘热，佐以苦辛。麻黄、甘草，开肌发汗，桂枝、杏人医统本作"仁"散寒下气。

【校】

[1] 杏仁七十个　《千金》卷九"个"作"枚"，下并有"喘不甚，用五十枚"七字。

右四味，以水九升，先煮麻黄，减二升，去上沫，内诸药，煮取二升半，去滓，温服八合，覆取微似汗，不须啜粥，余如桂枝法将息。

（36）太阳与阳明合病，喘而胸满①者，不可下[1]②，宜麻黄汤主之。赵本无"主之"二字

【成注】

阳受气于胸中，喘而胸满者，阳气不宣发，壅而逆也。心下满、腹满，皆为实，当下之。此以为胸满，非里实，故不可下，虽有阳明，然与太阳合病，为属表，是与麻黄汤发汗。

【校】

[1] 不可下　《脉经》卷七"下"下有"之"字。

【注】

①喘而胸满　按此当与二百二十一条"阳明病，腹满而喘"

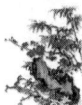

作区别，不能误认。吴谦曰："喘而胸满，是表邪盛，气壅于胸肺间也。以麻黄汤发表通肺，喘满自愈。"

②不可下　太阳既与阳明合病，即有里证存在，但表仍未解，不可轻用攻下。

【白话解】

太阳和阳明同时受病，出现气喘而胸闷的，不可使用下法，适宜用麻黄汤治疗。

（37）太阳病[1]，十日以[2]去，脉浮细而嗜卧者，外已解也。设胸满胁痛①者，与小柴胡汤。赵本有"小柴胡汤方"详见本书本卷脉但浮者，与麻黄汤。

【成注】

十日以去，向解之时也。脉浮细而嗜卧者，表邪已罢也。病虽已和解之，若脉但浮而不细者，则邪气但在表也，与麻黄汤发散之。

【校】

［1］太阳病　《玉函》卷二"病"上无"太阳"二字。

［2］以　四库本、《玉函》卷二、《补亡论》卷四并作"已"。

【注】

①设胸满胁痛　此表邪内结，涉及少阳。胁乃少阳经脉分布之区域，故为"胁痛"。至胸乃太阳经气出入之部位，邪未尽解，故有"胸满"之状。柯琴曰："设见胸满嗜卧，亦太阳之余邪未散。兼胁痛，是太阳少阳合病矣。少阳为枢，枢机不利，阳之气不升，故胸满胁痛而嗜卧矣。"

【白话解】

太阳病，已过十日，脉浮细，常愿静卧的，这是表证已解。假如胸闷胁痛，给服小柴胡汤。如果脉只见浮象，给服麻黄汤。

（38）太阳中风，脉浮紧，发热恶寒，身疼痛[1]，不汗出[2]而烦躁①者[3]，大青龙汤主之②。若[4]脉微弱，汗出恶风者，不可服[5]。赵本有"之"字服之则厥逆[6]，筋惕肉瞤③，此为逆也[7]④。赵本有"大青龙汤方"五字，医统本作"大青龙汤主之"

【成注】

此中风见寒脉也。浮则为风，风则伤卫；紧则为寒，寒则伤荣。荣卫俱病，故发热恶寒，身疼痛也。风并于卫者，为荣弱卫强；寒并于荣者，为荣强卫弱。今风寒两伤，则荣卫俱实，故不汗出而烦躁也。与大青龙汤发汗，以除荣卫风寒。若脉微弱，汗出恶风者，为荣卫俱虚，反服青龙汤，则必亡阳，或生厥逆，筋惕肉瞤，此治之逆也。

【校】

[1] 身疼痛　《玉函》卷二"身"下有"体"字。《总录》卷二十二、《总病论》卷二"痛"上无"疼"字。

[2] 不汗出　《千金》卷九作"汗不出"。

[3] 烦躁者　《玉函》卷二"者"作"头痛"；《翼方》卷九"烦"下无"躁"字。

[4] 若　《百证歌》第二十五证注无"若"字。

[5] 不可服　《总病论》卷二、《百证歌》第二十五证注、《准绳》中"服"下并有"之"字。《活人书》卷六"服"下有"青龙"二字。

[6] 服之则厥逆　《玉函》卷二作"服则厥"；《脉经》卷七、《翼方》卷九"厥"下并无"逆"字。

[7] 此为逆也　四库本、天保本、《总病论》卷二、《永乐大典》卷三千六百十五"逆也"下并有"大青龙汤主之"六字。方有执曰："上既曰不可服，服了为逆，则安得又有'大青龙汤主之'文，传写之误甚明。"按：据成注本"为逆"下，无"大青龙汤主之"之文，医统本、四库本增此六字。

【注】

①烦躁　喻昌曰："大青龙汤证，为太阳无汗而设，与麻黄

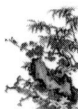

汤证何异？因有'烦躁'一证并见，则非此法不解。"

②大青龙汤主之　方有执曰："大青龙汤，一则曰主之，一则（第三十九条）曰发之，何也？主之者，以'烦躁'之急疾，属动而言；发之者，以'但重'之沉默，属静而言也。"

③筋惕肉瞤　筋紧，肌肉跳动。"惕"（tì替），慧琳《音义》卷五十七引《国语》贾注："惕，疾也。""疾"与"急"痛，有紧义。"瞤"，本训为目动，此借为肉动。《素问·气交变大论》："肉瞤瘛。"

④此为逆也　尤怡曰："逆者虚以实治，于理不顺，所以谓之逆也。"

【白话解】

太阳经感受了风寒之邪，出现脉浮紧，发热恶寒，身体疼痛，无汗而烦躁的，应当用大青龙汤治疗。如果脉微弱，汗出恶风，不可以服用大青龙汤。误服就会出现四肢厥冷，筋脉拘紧，肌肉抽掣跳动，这是误治所导致的变证。

大青龙汤方：

麻黄六两，去节。味甘温　桂枝二两，去皮。味辛热　甘草二两，炙。味甘平　杏人赵本人作"仁"，四十个，赵本作"枚"，去皮尖。味苦，甘温　生姜三两，切。味辛温　大枣十二（赵本无"二"字）枚，擘。味甘温　石膏如鸡子大，碎。味甘，微寒

【成注】

辛甘均为发散。然风宜辛散，寒宜甘发，医统本有"以"字辛甘相合，乃能发散荣卫之风寒。麻黄、甘草、石膏、杏人，以发散荣中之寒，桂枝、姜、枣，以解除卫中之风。

右七味，以水九升，先煮麻黄，减二升，去上沫，内诸药，煮取三升，去滓，温服一升，取微似汗，汗出多者，温粉①扑赵本医统本并作"粉"之。一服汗者，停后服。赵本有"若复服"三字汗多亡阳，遂赵本注："一作逆"虚，恶风烦躁，不得眠也。

【注】

①温粉　山田业广曰："温粉者，炒米粉一味令温之义，不必有他法。《外台》所载诸方，发汗后言以粉粉之者，不一而足，皆汗后腠理未密，恐外邪乘之，故扑米粉以和肌肤，盖亦发汗后之常法。"

（39）**伤寒脉浮缓**[1]①，**身不疼**[2]，**但重**②，**乍**[3]**有轻时**③，**无少阴证**④**者，大青龙汤发之**[4]。

【成注】

此伤寒见风脉也。伤寒者身疼，此以风胜，故身不疼；中风者身重，此以兼风，故乍有轻时；不发_{医统本作"久"}厥吐利，无少阴里证者，为风寒外甚也。与大青龙汤，以发散表中风寒。

【校】

[1] 伤寒脉浮缓　按脉浮缓无紧象，身不疼，但重，而有轻时，虽首冠"伤寒"二字，而就证脉来看，并非寒邪其盛，何以用大青龙汤发其汗，似传刻有误。《来苏集》卷二"浮缓"下有"发热恶寒，无汗烦躁"八字，柯知用大青龙汤之不合，而妄增"无汗"，以成其义，误矣。

[2] 身不疼　《玉函》卷二"身"上有"其"字。

[3] 乍　《圣惠方》卷八作"或"。

[4] 大青龙汤发之　《玉函》卷二、《翼方》卷九"大"上并有"可与"二字。《总病论》卷二、《百证歌》第二十五证注"发"并作"主"。

【注】

①脉浮缓　尤怡曰："伤寒脉浮缓者，脉紧去而成缓，为寒欲变热之征。"

②但重　尤怡曰："伤寒邪在表则身疼，邪入里则身重，寒已变热而脉缓，经脉不为拘急，故身不疼而但重。"

③乍有轻时　"乍"，忽然。尤怡曰："其脉犹浮，则邪气在

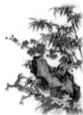

或进或退之时，故身体有乍重乍轻之候也。"

④无少阴证　无少阴阴盛阳虚之证。按本条"身不疼，但重"，勿与三百零五条"身体痛，骨节痛"、三百一十六条"四肢沉重疼痛"相混，故提出"无少阴证者"，以示诊断上应注意。喻昌曰："无少阴证，但重乍有轻时六字，早已指明。言但身重而无少阴之欲，其为寒用可审。况乍有轻时，不似少阴之昼夜俱重，又兼风因可审。若脉微弱，身重欲寐，则内顾少阴且不遑矣，敢发之乎！"

【白话解】

伤寒脉浮缓，身体不疼痛，只感到沉重，有时又忽然减轻，无少阴证的，可以用大青龙汤发散病邪。

（40）**伤寒表不解**①，**心下有水气**[1]②，**干呕发热而咳**[2]，**或**③**渴，或利，或噎**④，**或小便不利**[3]，**少腹**[4]**满，或喘者**[5]，**小青龙汤主之。**

【成注】

伤寒表不解，心下有水饮，则水寒相搏，肺寒气逆，故干呕发热而咳。《针经》曰：形寒饮冷则伤肺，以其两寒相感，中外皆伤，故气逆而上行，此之谓也。与小青龙汤发汗、散水。水气内渍，则所传不一，故有或为之证。随证增损，以解化之。

【校】

[1]　心下有水气　《活人书》卷十"水"下无"气"字。按检成注："心下有水饮"，是成注本亦无"气"字。

[2]　干呕发热而咳　《玉函》卷二作"咳而发热"；《翼方》卷九无"干呕"二字。

[3]　不利　《总病论》卷二作"难"。

[4]　小腹　《玉函》卷二、《脉经》卷七、《圣惠方》卷八、《百证歌》第九证注并作"小"；《总病论》卷二无"少"字。

[5]　或喘者　《玉函》卷二"喘者"作"微喘"。《总病论》卷二"或"作"而"。

【注】

①表不解　汪昂曰："发热恶寒，头痛身痛，属太阳表证。仲景书中凡有里证兼表证者，则以'表不解'三字赅之。"

②心下有水气　柯琴曰："水气者，太阳寒水之气也。水气蓄于心下，尚未固结，故有或热之证。若误下则硬满而成结胸矣。"

③或　不定之词。如呕、发热、咳、渴、利、噎、小便不利，少腹满、喘，或有或无，不必诸证皆见。但干呕、发热、咳嗽则为小青龙汤之常见证候。

④噎（yē 掖）　食时气逆噎塞。慧琳《音义》卷十五引《考声》云："噎，气塞咽喉。"

【白话解】

伤寒表证不解，心下又有水饮停蓄，出现干呕，发热。咳嗽，或有口渴，或有大便下利，或有气逆噎塞，或有小便不利，小腹胀满，或喘的，应当用小青龙汤治疗。

小青龙汤方：

麻黄三两，去节。味甘温　　芍药三两。味酸微寒　　五味子半升。味酸温
干姜三两。味辛热　甘草三两，炙。味甘平　　　桂枝三两，去皮。味辛热
半夏半升，汤（赵本无"汤"字）洗。味辛，微温　　细辛三两。味辛温

【成注】

寒邪在表，非甘辛不能散之，麻黄、桂枝、甘草之辛甘，以发散表邪。水停心下而不行，则肾气燥，《内经》曰：肾苦燥，急食辛以润之。干姜、细辛、半夏之辛，以行水气而润肾。咳逆而喘，则肺气逆，《内经》曰：肺欲收，急食酸以收之。芍药、五味子之酸，以收逆气而安肺。

右八味，以水一斗，先煮麻黄，减二升，去上沫，内诸药，煮取三升。去滓，温服一升。

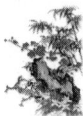

加减法：

若微利者，_{赵本无"者"字}去麻黄加荛花，如_{赵本有"一"字}鸡子大，_{赵本医统本并无"大"字}熬令赤色。下利者，不可攻其表，汗出必胀满，麻黄发其阳，水渍入胃，必作利。荛花下十二水，水去利则止。_{赵本从"下利"以下皆无。}

若渴者，_{赵本无"者"字}去半夏，加栝蒌根三两。辛燥而苦润，半夏辛而燥津液，非渴者所宜，故去之；栝蒌味苦而生津液，故加之。_{赵本从"辛燥"以下皆无}

若噎者，去麻黄，加附子一枚，炮。经曰：水得寒气，冷必相搏，其人即饲。加附子温散水寒。病人有寒，复发汗，胃中冷，必吐蚘，去麻黄恶发汗。_{赵本从"经曰"以下皆无}

若小便不利，少腹满，_{赵本有"者"字}去麻黄加茯苓四两。水畜下焦不行，为小便不利，少腹满，麻黄发津液于外，非所宜也；茯苓泄畜水于下，加所当也。_{赵本从"水畜"以下皆无}

若喘者，_{赵本无"者"字}去麻黄，加杏人_{赵本作"仁"}半升，去皮尖。《金匮要略》曰：其人形肿，故不内麻黄，内杏子。以麻黄发其阳故也。喘呼形肿，水气标本之疾。_{赵本从"金匮"以下皆无}

（41）伤寒，心下有水气，咳而微喘，发热不渴[1]。服汤已渴者[1][2]，此寒去欲解也[2][3]。小青龙汤主之[3]。

【成注】

咳而微喘者，水寒射肺也；发热不渴者，表证未罢也。与小青龙汤发表散水。服汤已渴者，里气温，水气散，为欲解也。

【校】

[1] 服汤已渴者　《玉函》卷二、《脉经》卷七、《翼方》卷九"已"下并有"而"字。

[2] 此寒去　《玉函》卷二"此"下有"为"字；《脉经》卷七"去"下有"为"字。

〔3〕小青龙汤主之　吴谦曰："'小青龙汤主之'六字，当在'发热不渴'之下，始与'服汤已渴者'之文义相属。"**按**：成注"发热不渴者，表证未罢也，与小青龙汤发表散水。服汤已渴者，里气温，水气散，为欲解也。"是成注本"小青龙汤主之"六字，原未窜移在下，传写失之。

【注】

①不渴　由于心下有水气，水寒停蓄，故虽发热不渴。

②服汤已渴者　柯琴曰："服汤后，渴者是解候。若寒既欲解，而更服之，不唯不能止渴，且重亡津液，转属阳明而成胃实矣。"

③寒去欲解也　山田业广曰："寒者，水饮挟邪之称，水之为性，冷而不滞，若滞而不通，则名之'寒'。"

【白话解】

伤寒，心下部有水饮停蓄，咳嗽微喘，发热而口不渴，应当用小青龙汤治疗。如果服药后转为口渴，这是寒饮已除，疾病将愈。

（42）**太阳**赵本有"桂枝汤方"详见本书卷二**病，外证**①**未解，脉浮弱者**[1]②**，当以汗解，宜桂枝汤**[2]。

【成注】

脉浮弱者，荣弱卫强也。

【校】

〔1〕脉浮弱者　《玉函》卷二作"其脉浮弱"。

〔2〕桂枝汤　《玉函》卷二"汤"下有"主之"二字。

【注】

①外证　即表证。《淮南子》卷七《精神训》："外为表而内为里。"

②脉浮弱者　柯琴曰："此条是桂枝本脉，必脉浮弱者，可用此解外，如脉但浮不弱，或浮而紧者，便是麻黄证。"

【白话解】

太阳病，表证未解，出现脉浮弱的，应当用汗法解表，适宜用桂枝汤。

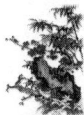

（43）太阳病，下之^①微喘^②者，表未解故^[1]也。桂枝加厚朴杏人汤^③主之^[2]。赵本有"桂枝加厚朴杏子汤方"详见本书卷十

【成注】

下后大喘，则为里气太虚，邪气传里，正气将脱也；下后微喘，则为里气上逆，邪不能传里，犹在表也。与桂枝汤以解外，加厚朴、杏人以下逆气。

【校】

[1] 故 《千金》卷九、《总病论》卷二、《百证歌》第五十二证注并无"故"字。

[2] 桂枝加厚朴杏人汤主之 《翼方》卷九作"宜桂枝汤"。

【注】

①下之 与"下后"不同，"下后"则前证悉去，"下之"则其证不变，下之"表未解"句，即是说明。

②微喘 程应旄曰："喘之一证，有里有表，不可不辨，下后汗出而喘者，其喘必盛，属里热壅逆，火炎故也。下后微喘者，汗不必大出，属表邪遏闭，气逆故也。"

③桂枝加厚朴杏子汤 柯琴曰："喘为麻黄证，治喘者功在杏仁。此妄下后，表虽不解，腠理已疏，故不宜麻黄而宜桂枝。"

【白话解】

太阳病，误下而致微喘的，是因为表邪没有外解，应当用桂枝加厚朴杏仁汤治疗。

（44）太阳病，外^[1]证未解^①者，赵本无"者"字不可下也^{[2]②}，下之为逆^③。欲解外者^[3]，宜桂枝汤主之。赵本无"主之"二字

【成注】

经曰：本发汗而复下之为逆也。若先发汗，治不为逆。

【校】

[1] 外 《脉经》卷七"外"上有"有"字。

[2] 也 《准绳》作"之"。

[3] 欲解外者 《翼方》卷九作"解外"。《玉函》卷二无"欲"字;《永乐大典》卷三千六百十五无"外"字。

【注】

①外证未解 谓桂枝汤之表证未解。王肯堂曰:"但有一毫头痛恶寒,即为'外证未解'。"

②不可下也 吴谦曰:"凡表证未解,无论已汗未汗,虽有可下之证,而非急下之例者,均不可下。"

③下之为逆 病在表而反攻里,故曰逆。钱潢曰:"太阳中风,其头痛项强、发热恶寒、自汗等表证未除,理宜汗解,慎不可下,下之与法为逆,而邪气乘虚内陷,结胸痞硬,下利喘汗,脉促胸满等证作矣。"其说于"下之为逆"申之至确。

【白话解】

太阳病,表证未解的,不可使用下法,用下法就违背了治疗原则。要解散表邪,适宜用桂枝汤。

(45) 太阳病,先发汗不解,而复下之[1],脉浮者[2]不愈。浮为在外,而反下之,故令不愈。今脉浮,故知赵本无"知"字在外①,当须解外[3]则愈②,宜[4]桂枝汤主之。赵本无"主之"二字

【成注】

经曰:柴胡汤证具,而以他药下之,柴胡汤证仍在者。复与柴胡汤,此虽已下之不为逆。则其类矣。

【校】

[1] 复下之 《玉函》卷二"下"上无"复"字。

[2] 脉浮者 《玉函》卷二、《脉经》卷七并作"其脉浮"。

[3] 当须解外 《玉函》卷二、《脉经》卷七、《翼方》卷九"当须解外"并作"当解其外"。

[4] 宜 《准绳》无"宜"字。

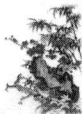

【注】

①而反下之，故令不愈，今脉浮，故知在外　按古书有涉上文而衍之例，此"而反"十五字，即其一例。如"而反下之"涉"而复下之"，"故令不愈"涉"脉浮者不愈"，"今脉浮，故知在外"涉"浮为在外"致衍，不应复解。喻昌曰："见已下其脉仍浮，证未增变者，仍当解其外也。"简言有当，似已察其文之繁衍。

②当须解外则愈　表邪犹未陷入，仍应使用汗法，使邪从表解。否则邪气内陷，则痞满结胸等变证作矣。

【白话解】

太阳病，先用发汗法治疗，表证未解，却又用下法治疗，如果脉象仍浮，是病未愈。脉浮说明病邪在肌表，应当用解表法治疗，就会病愈，适宜用桂枝汤。

（46）太阳病，脉浮紧，无汗，发热，身疼痛，八九日不解，表证仍在[1]，此当发其汗①。服药已[2]，微除，其人发烦目瞑②，剧者必衄，衄乃解。所以然者，阳气重故也。麻黄汤主之[3]。

【成注】

脉浮紧，无汗，发热身疼痛。太阳伤寒也，虽至八九日而表证仍在，亦当发其汗，既服温暖发散汤药，虽未作大汗亦微除也。烦者身热也，邪气不为汗解，郁而变热，蒸于经络，发于肌表，故生热烦。肝受血而能视，始者_{医统}本作"寒"气伤荣，寒既变热，则血为热搏，肝气不治，故目瞑也。剧者，热甚于经。迫血妄行而为衄，得衄则热随血散而解。阳气重者，热气重也。与麻黄汤以解前太阳伤寒之邪也。

【校】

[1] 表证仍在　《脉经》卷七作"表候续在"。

[2] 服药已　《翼方》卷九"药"下无"已"字。"服药"

二字连下读。

[3] 麻黄汤主之　尤怡《医学读书记》云："'麻黄汤主之'句，当在'此当发其汗'下。非既衄血，又以麻黄汤发之也。"吴谦曰："'服药已'上，并无所服何药之文。宜将'麻黄汤主之'五字，据张兼善说，移'服药已'上始合。"

【注】

①此当发其汗　本条文尾"麻黄汤主之"五字，应移在"发其汗"句下，再接"服药已"于文方合。程知曰："此言当发汗先以麻黄汤，非衄解之后仍用麻黄汤也。"其说可征。

②目瞑（míng 冥）　闭眼。慧琳《音义》卷三十四引《说文》："瞑，翕也。"《广韵·二十六绳》："翕，合也。"

【白话解】

太阳病，脉浮紧，无汗，发热，身体疼痛，八九日不愈，表证仍存在，这应当使用发汗法，用麻黄汤治疗。服药后症状稍有减轻，病人心烦而不愿瞑眼，严重的甚至鼻孔出血，衄血是病邪外解之象。之所以这样，是因为阳气受寒邪郁遏太重的缘故。

（47）太阳病，脉浮紧，发热，身无汗[1]，自衄者愈①。

【成注】

风寒在经，不得汗解，郁而变热，衄则热随血散，故云自衄者愈。

【校】

[1] 身无汗　《玉函》卷二"身"上有"其"字。

【注】

①自衄者愈　吴谦曰："伤寒当发汗，若当汗不汗，则寒闭于卫，热郁于营，邪若不从卫分汗出而解，久则必从营分衄血而愈也。"

【白话解】

太阳病，脉浮紧，发热，无汗，无其他原因而鼻衄的，病会自愈。

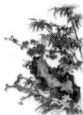

（48）二阳并病，太阳初得病时，发其[1]汗，汗先出不彻[2]①，因转属阳明，续自微汗出，不恶寒。若太阳病证不罢者，不可下，下之为逆，如此可小②发汗[3]。设面色缘缘正赤③者。阳气怫郁④在表，当解之、熏之[4]⑤，若发汗[5]不彻不足言，阳气怫郁不得越，当汗[6]不汗，其人躁烦，不知痛处，乍在腹中，乍在四肢，按之不可得，其人短气，但坐，以汗出不彻故也，更发汗[7]则愈。何以知汗出不彻[8]，以脉涩⑥故知也[9]。

【成注】

太阳病未解，传并入阳明，而太阳证未罢者，名曰并病。续自微汗出不恶寒者，为太阳证罢，阳明证具也，法当下之；若太阳证未罢者，为表未解，则不可下，当小发其汗，先解表也。阳明之经循面，色缘缘正赤者，阳气怫郁在表也，当解之、熏之，以取其汗。若发汗不彻者，不足言阳气怫郁，止是当汗不汗，阳气不得越散，邪无从出，拥甚于经，故燥医统本作"躁"烦也。邪循经行，则痛无常处，或在腹中，或在四肢，按之不可得而短气，但责以汗出不彻，更发汗则愈。《内经》曰：诸过者切之，涩者，阳气有余，为身热无汗。是以脉涩知阳气拥郁而汗出不彻。

【校】

［1］其 《准绳》无"其"字。

［2］汗先出不彻 《脉经》卷七"出"下有"复"字；《准绳》中"不"上无"汗先出"三字。

［3］下之为逆，如此可小发汗 《玉函》卷二、《脉经》卷七"此"下并有"者"字，"发"下并有"其"字。

［4］熏之 吴谦曰："'熏之'二字，当是'以汗'二字，始与上下文义相属。"

［5］若发汗不彻 《玉函》卷二无"若"下十五字；《脉经》卷七"不"下有"大"字。尤怡曰："'彻'下疑脱一'彻'字。'彻'字连下'不足言'三字作句。"

54

〔6〕当汗　《玉函》卷二、《脉经》卷七"汗"下并有"而"字。

〔7〕更发汗　《玉函》卷二"发"下有"其"字。

〔8〕何以知汗出不彻　《脉经》卷七"知"下有"其"字。

〔9〕故知也　《准绳》作"知之"。

【注】

①汗先出不彻　方有执曰："彻，除也，去也。不彻言发汗不如法，病不除去也。"

②小　《广韵·三十小》："小，微也。"

③缘缘正赤　"缘缘"疑为："團團"。《周礼·春官巾车》郑注："故书夏篆为夏缘。""篆"之作"缘"，系因二字偏旁均作"彖"。"團"从"專"，"專"与"彖"形易混，传抄相乱，似不可免。"團團"有"圆"意，为满面之形容词，"缘缘正赤"，犹云满面发红也。

④怫（fó佛）郁　《汉书·邹阳传》颜注："怫郁，蕴积也。"本条文内之"不得越"即"蕴积"之释词。

⑤熏之　熏为使其汗解。《外台秘要》卷一引崔氏方阮河南蒸法、卷三支太医桃叶汤熏身法，又廪丘蒸法，均可参考。

⑥脉涩　《素问·脉要精微论》王注："濇脉者，往来时不利而蹇涩也。"

按：本条条文与他条文体不同，就文义言，"二阳并病"至"不恶寒"似为经文，其余文字，疑系注文掺入。

【白话解】

太阳与阳明并病，太阳病初得时，用过发汗法治疗，汗出如洗而病邪未除，于是病转属阳明，仍微微自汗出，不恶寒。

(49) 脉浮数①者，法当汗出而愈。若下之[1]，身重[2]②心悸③者，不可发汗，当自汗出乃[3]解。所以然者，尺中脉微[4]，此里虚，须表里实[5]④，津液自和[6]，便[7]自汗出愈。

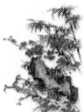

【成注】

经曰：诸脉浮数，当发热而洒渐恶寒，言邪气在表也，是当汗出愈。若下之，身重心悸者，损其津液，虚其胃气。若身重心悸而尺脉实者，则下后里虚，邪气乘虚传里也。今尺脉微，身重心悸者，知下后里虚，津液不足，邪气不传里，但在表也。然以津液不足，则不可发汗，须里气实、津液足，便自汗出而愈。

【校】

〔1〕若下之　《脉经》卷七、《翼方》卷十"若"并作"而"。

〔2〕身重　《玉函》卷二"身"下有"体"字。《翼方》卷十"身"上有"则"字。

〔3〕乃　《玉函》卷二、《病源》卷七并作"而"。

〔4〕尺中脉微　《病源》卷七"尺中"下无"脉"字。

〔5〕此里虚，须表里实　《病源》卷七作"里虚表实"。

〔6〕自和　《脉经》卷七"和"上无"自"字。

〔7〕便　《玉函》卷二、《脉经》卷七并作"即"。

【注】

①脉浮数　吴谦曰："伤寒未发热，脉多浮紧，寒盛也；已发热，脉多浮数，热盛也，均宜麻黄汤发汗则愈。"

②身重　下后阴虚倦怠。

③心悸　阴虚因而血虚，致发心悸。

④须表里实　柯琴曰："此'表'指身，'里'指心。有指营卫，而反遗心悸者，非也。"

【白话解】

脉浮数，理应汗出而愈。如果误用下法，出现身体沉重，心中跳动不宁的，就不能再发汗，待自汗出就会病解。之所以这样，是因为尺脉微，这说明里虚，待表里正气恢复，津液调和，就会自行汗出而病愈。

（50）脉浮紧者[1]，法当身疼痛[2]，宜以汗解之[3]。假令尺中迟[4]者，不可发汗①。何以知之_{赵本无"之"字}然[5]②？以[6]荣气不足，血少[7]故也。

【成注】

《针经》曰：夺血者无汗。尺脉迟者为荣血不足，故不可发汗。

【校】

[1]浮紧者　《玉函》卷二"紧者"作"而紧"。

[2]身疼痛　《玉函》卷二"痛"上有"头"字。《总病论》卷二"痛"上无"疼"字。

[3]宜以汗解之　《总病论》卷二"宜"作"当"，"解"下无"之"字。

[4]尺中迟　《玉函》卷二、《脉经》卷七、《总病论》卷二"尺中"下并有"脉"字。

[5]不可发汗，何以知之然　四库本、《补亡论》卷四"之"并作"其"；《玉函》卷二"知之然"作"故"；《总病论》卷二无"不可"下九字；《来苏集》卷一无"何以"五字。

[6]以　《玉函》卷二、《脉经》卷七并作"此为"。

[7]血少　《玉函》卷二、《翼方》卷十并作"血气微少"；《脉经》卷七"血"下有"微"字。

【注】

①尺中迟者，不可发汗　尺脉迟为阴虚血少之候，而汗液为阳气与阴津所化，阴虚于内，所以不可发汗，更伤其血。

②何以知之然　按"然"字在句尾断句，非是。"然"字应属下读，有"则"义。见《古书虚字集释》卷七。

【白话解】

脉浮紧，按规律会有身体疼痛，应该发汗解表。假如尺脉出现迟象，就不可发汗。根据什么知道的呢？因为病人荣气不足，阴虚血少的缘故。

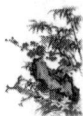

（51）脉浮者，病在表[1]①，可发汗，宜②麻黄汤[2]。

【成注】

浮为轻手得之，以候皮肤之气。《内经》曰：其在皮者汗而发之。

【校】

[1] 表 《翼方》卷十作"外"。

[2] 宜麻黄汤 《玉函》中"汤"下有"一云桂枝汤"五字。《脉经》卷七"宜麻黄汤"作"属桂枝汤证"。

【注】

①脉浮者，病在表 脉浮不紧，不能用麻黄汤。但就"病在表"言，自必具有麻黄汤证。"古人行文不嫌疏略"，古书有其例也。

②宜 不曰主之而曰宜者，乃有疑不肯定之意。"宜"犹"殆"也。《国语·周语》韦注："殆，近也。"此脉此证，近于麻黄汤证，盖示人用时当审慎也。

【白话解】

脉浮，是病在表，可以发汗，适宜用麻黄汤（或桂枝汤）。

（52）脉浮而数①者，可发汗[1]②，宜麻黄汤。

【成注】

浮则伤卫，数则伤荣，荣卫受邪，为病在表，故当汗散。

【校】

[1] 可发汗 《翼方》卷九"发"下有"其"字。

【注】

①脉浮而数 柯琴曰："数者，急也，即紧也。紧则为寒，指受寒而言；数则为热，指发热而言，词虽异而意则同，故脉浮紧者，即是麻黄汤证。"

②可发汗 吴谦曰："脉浮与浮数，不在发汗之列。观其不曰以麻黄汤发之，主之者，而曰'可发汗'，则有商量斟酌之意。"

【白话解】

脉浮而数紧，亦可发汗，适宜用麻黄汤。

(53) 病常[1]自汗①出者，此为荣气和②。荣气和者外不谐，以卫气不共荣气和谐赵本作"谐和"故尔[2]③。以[3]荣行脉中[4]，卫行脉外[5]，复发其汗，荣卫和[6]则愈，宜桂枝汤。

【成注】

风则伤卫，寒则伤荣。卫受风邪而荣不病者，为荣气和也。卫既客邪，则不能与荣气和谐，亦不能卫护皮腠，是以常自汗出。与桂枝汤解散风邪、调和荣卫则愈。

【校】

[1] 常　《来苏集》卷一作"尝"。

[2] 荣气和者，外不谐，以卫气不共荣气和谐故尔　《脉经》卷七、《千金》卷九"外不谐"并作"而外不解"；《翼方》卷九"荣气十八字"作"卫气不和故也"。

[3] 以　《脉经》卷七、《千金》卷九、《翼方》卷九并无"以"字。按："以"字蒙上"卫气"句衍，应据删。

[4] 荣行脉中　《脉经》卷七"中"下有"为阴主内"四字。

[5] 卫行脉外　《脉经》卷七"外"下有"为阳主外"四字。

[6] 荣卫和　《玉函》卷二、《脉经》卷七、《千金》卷九"卫"上并无"荣"字。

【注】

①自汗　徐大椿曰："自汗与发汗迥别，自汗乃营卫相离，发汗使营卫相合。"柯琴曰："此无热而常自汗者，其营气本足，因阳气不固，不能卫外，故汗自出。"

②荣气和　《素问·痹论》："荣者，水谷之精气。"徐大椿曰："荣气和者，言荣气不病。"

③以卫气不共营气和谐故尔　《痹论》："卫者，水谷之悍气

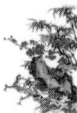

也。"柯琴曰："和者平也，谐者和也。不和见卫强，不谐见营弱，弱则不能合，强则不能密，皆令自汗。"

【白话解】

病人时常自汗出，这是荣气不病。荣气不病而肌表常自汗出，是卫气与荣气不相协调的缘故。荣气行于脉中，卫气行于脉外，应再给病人发汗，使荣卫和谐就会病愈，适宜用桂枝汤。

（54）病人脏无他病①，时[1]发热②，自汗出，而不愈者，此卫气不和③也。先其时发汗则愈[2]，宜桂枝汤主之[3]。赵本无"主之"二字

【成注】

脏无他病，里和也。卫气不和，表病也。《外台》云：里和表病，汗之则愈。所谓先其时者，先其发热汗出之时，发汗则愈。

【校】

[1] 时　《千金》卷九作"时时"。

[2] 则　《玉函》卷二作"即"。

[3] 主之　《玉函》卷二无"主之"二字。

【注】

①病人脏无他病　舒诏曰："风伤卫证，主桂枝汤一定之法也。然必察其脏无他病，方可用之而无虞。不然，自当见证加减。"

②时发热　沈尧封曰："时发热者，言今日某时热，明日亦到此时发热也，'时'字指有定言，从'先时'句看出。"

③卫气不和　乃卫气不能卫外为固，营阴失护，汗孔不密，故常自汗出。

④先其时发汗则愈　尤怡曰："于不热无汗之时，而先用药取汗。则邪去卫和而愈。"柯琴曰："先发其汗，使阴出之阳，谷气内充，而卫阳不复陷，是迎而夺之，令精胜而邪却也。"

60

【白话解】

病人内脏无其他疾病，时常发热，自汗出，而不愈的，这是卫气不和。在发热之前发汗就会病愈，适宜用桂枝汤。

（55）伤寒脉浮紧^①，不发汗，因致衄者^{[1]②}，麻黄汤主之^[2]。

【成注】

伤寒脉浮紧，邪在表也，当与麻黄汤发汗；若不发汗。则邪无从出，拥甚于经，迫血妄行，因致衄也。

【校】

[1] 不发汗，因致衄者　《来苏集》卷一"不发汗"七字在"麻黄汤主之"下。**按：**检成注："伤寒脉浮紧，邪在表也，当与麻黄汤发汗。"是成本原不倒。

[2] 麻黄汤主之　《玉函》卷二作"宜麻黄汤"。

【注】

①脉浮紧　此仅言脉，不言发热、恶寒、头痛、身疼、无汗诸症状。似有合"文具于前（详第三条）而略于后"之例（见《古书疑义举例》卷二）。

②不发汗，因致衄者　吴谦曰："不发汗。是失汗，失汗则热郁于营，因而致衄者，宜麻黄汤主之。但衄后而汗不出、表不解，即用麻桂之药以荣卫，亦须少兼芩、连、犀、地清热凉血之品佐之，以护及阴血。"

【白话解】

伤寒脉浮紧，因为不及时发汗，而导致鼻衄的，应当用麻黄汤治疗。

（56）伤寒不大便六七日，头痛有热^{[1]①}者，与承气汤^[2]。其小便清^[3]者^②，赵本注："一云大便青"知不在里，仍^[4]在表也，当须发汗^[5]；若^[6]头痛者必衄^{[7]③}，宜桂枝汤^{[8]④}。

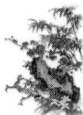

【成注】

不大便六七日，头痛有热者，故宜当下。若小便清者，知里无热，则不可下。经曰：小便数者，大便必硬，不更衣十日无所苦也。况此不大便六七日，小便清者，不可责邪在里，是仍在表也，与桂枝汤以解外。若头疼不已，为表不罢，郁甚于经，迫血妄行，上为衄也。

【校】

[1] 有热　柯琴曰："有热"当作"身热"。

[2] 与承气汤　《明理论》卷上"与"下有"小"字。

[3] 小便清　《玉函》卷二、《外台》卷一"清"上有"反"字，《来苏集》卷一"小便清"作"大便圊"。

[4] 仍在表也　《玉函》卷二"仍"作"而"；《翼方》卷九作"故"。《初亡论》卷四"表也"下有"不可与之"四字。

[5] 当须发汗　《玉函》卷二、《脉经》卷七、《翼方》卷九"须发汗"并作"发其汗"。

[6] 若　《玉函》卷二无"若"字。吴谦曰："'若'当是'苦'字。若是'若'字，则凡头痛皆能致衄矣。"

[7] 衄　《外台》卷一"衄"下有"血"字。

[8] 宜桂枝汤　尤怡曰："'宜桂枝汤'四字，疑在'当须发汗'句下。"按成注"小便清者，不可责邪在里，是仍在表也，与桂枝汤以解外。"是成注本"宜桂枝汤"四字，即在"当须发汗"句下，尤说是，惜其未检成注而犹以为疑也。

【注】

①伤寒不大便六七日，头痛发热　柯琴曰："六七日是解病之期，七日来仍不大便，病为在里，则头痛身热属阳明，外不解由于内不通也，下之里和而表自解矣。"

②其小便清者　"其"犹"若"也。小便清者知非里热，则头痛有热乃表邪不解，故可用桂枝汤解表。

③头痛者必衄　是表邪郁滞，热伤阳络故衄。

④宜桂枝汤　柯琴曰："'宜桂枝汤'句，直接'发汗'来，

不是用桂枝止衄，亦非用在已衄后也。"按柯说"直接发汗来"句，是亦知"必衄"前后，不宜用桂枝汤，但未说其句错倒，仍嫌未尽耳。

【白话解】

伤寒不大便已六七日，头痛身热的，给服承气汤。如果小便清，可知病不在里，仍在肌表，应当发汗，适宜用桂枝汤；感觉头剧痛的，就会鼻衄。

（57）**伤寒发汗，**赵本有"已"字**解**[1]**半日许，复烦**[2]①**，脉浮数者**[3]**，可更发汗**[4]②**，宜桂枝汤主之**[5]③。赵本无"主之"二字

【成注】

烦者，热也。发汗身凉为已解，至半日许，身复热，脉浮数者，邪不尽也，可更发汗，与桂枝汤。

【校】

[1] 解　《玉函》卷二"解"上有"已"字。

[2] 复烦　《活人书》卷八"复"下有"热"字。

[3] 脉浮数者　《玉函》卷二作"其脉浮数"。

[4] 可更发汗　《脉经》卷七作"复发其汗"。

[5] 宜桂枝汤主之　《玉函》卷二"汤"下无"主之"二字。《明理论》卷上"宜"作"再与"。无"主之"二字与《玉函》同。

【注】

①复烦　柯琴曰："麻黄汤证本不烦，服汤汗出，外热初解，而内热又发，故曰复烦。"

②可更（gēng 耕）发汗　"更"，《广韵·十二庚》："更，改也。"谓可改前用麻黄发汗之法，故下曰"宜桂枝汤"。

③宜桂枝汤主之　柯琴曰："桂枝汤内配芍药，奠安营气，正所以治烦，且此烦因汗后所致，必用啜热粥法始得汗。"

【白话解】

伤寒经发汗治疗，病见轻已半日左右，又出现心烦，脉浮数

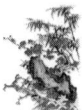

的，可以改变发汗的方法，适宜用桂枝汤。

（58）凡病①若发汗、若吐、若下，若亡^{赵本有"血亡"二字}津液[1]，阴阳[2]自和②者，必自愈。

【成注】

重亡津液，则不能作汗，必待阴阳自和，乃自愈矣。

【校】

[1] 亡津液 《玉函》卷二、《翼方》卷十"亡"下并有"血无"二字，"血"字属上读，"无"字连下读。

[2] 阴阳 《玉函》卷二、《脉经》卷七"阴阳"上并有"而"字。

【注】

①凡病 吴谦曰："'凡病'，不论中风伤寒，一切病也。"

②阴阳自和 "阴阳自和"者，谓脉有胃气，舌有神气，虽经误治，而表里内外尚能调和。方有执曰："阴阳以脉言，则二便在其中，两者和，则血气无胜负，故必自愈。"

【白话解】

一切疾病，或经发汗，或用吐法，或用下法治疗以后，如果损耗了津液，而阴阳依然调和的，病就会自愈。

（59）大下之后[1]，复[2]发汗，小便不利者[3]，亡津液故也[4]。勿治之①，得[5]小便利，必自愈。

【成注】

因亡津液而小便不利者，不可以药利之，俟津液足，小便利必自愈也。

【校】

[1] 大下之后 《玉函》卷二"后"上无"之"字。

[2] 复 《玉函》卷二无"复"字。

[3] 小便不利者 《玉函》卷二作"其人小便不利"。

[4] 亡津液故也 《玉函》卷二作"此亡津液"。

［5］得 《玉函》卷二作"其"。

【注】

①勿治之 柯琴曰："'勿治之'，是禁其勿得利小便，非待其自愈之谓也。然以亡津液之人，勿生其津液，焉得小便利，治在益其津液也。"

【白话解】

大下以后，又发汗，出现小便不利，是因为耗伤了津液的缘故。不要利小便，待津液恢复小便自然通利，病就会自愈。

（60）下之后[1]，复发汗[2]，必振寒①，脉微细[3]②。所以然者，以[4]内外俱虚③故也。

【成注】

发汗则表虚而亡阳；下之则里虚而亡血。振寒者，阳气微也；脉微细者，阴血弱也。

【校】

［1］下之后 《阴证略例·问下之》作"汗下后"。

［2］复发汗 《玉函》卷二作"发其汗"。

［3］脉微细 《脉经》卷七"脉"上有"又其"二字。

［4］以 《玉函》卷二、《脉经》卷七、《翼方》卷十并无"以"字。

【注】

①振寒 "振"与"战"声同，"振寒"犹"寒战"也。尤怡："'振寒'，振栗而寒也。"

②脉微细 "微"，阳气虚，"细"，阴气少。故下曰"内外俱虚"。

③内外俱虚 方有执曰："'内'，谓反下则亡阴而里虚，所以脉微细也；'外'，谓复汗则亡阳而表虚，所以振寒也。"

【白话解】

经过下法治疗后，又发汗，就会出现寒战，脉微细。之所以这样，是因为表里俱虚的缘故。

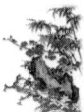

（61）下之后[1]，复发汗[2]，昼日[3]烦躁，不得眠[4]①，夜而安静，不呕②不渴③，无表证[5]，脉沉微，身无大热者，干姜附子汤主之[6]。

【成注】

下之虚其里，汗之虚其表，即下医统本作"里中"又汗，则表里俱虚。阳主于昼，阳欲复，虚不胜邪，正邪交争，故昼日烦燥医统本作"躁"不得眠；夜阴为主，阳虚不能与之争，是夜则安静。不呕不渴者，里无热也；身无大热者，表无热也。又无表证而脉沉微，知阳气大虚，阴寒气胜，与干姜附子汤，退阴复阳。

【校】

[1] 下之后 《总病论》卷三"后"上无"之"字。

[2] 复发汗 《玉函》卷二、《脉经》卷七"汗"上有"其"字。

[3] 昼日 《脉经》卷七、《翼方》卷十"昼"上并有"则"字。

[4] 不得眠 《脉经》卷七"不"下无"得"字。

[5] 无表证 《玉函》卷二、《翼方》卷十"无"上并有"而"字。

[6] 干姜附子汤主之 《总病论》卷三作"宜干姜附子汤"。

【注】

①昼日烦躁不得眠 "眠"有"卧"义。慧琳《音义》卷三引王逸《楚词》注云："眠，卧也。"程应旄曰："'昼日烦躁不得眠'，虚阳扰乱，外见假热也。"按"烦躁"一证，多由里热亢盛。如青龙汤证、白虎汤证；亦有表不解，邪热不除之烦，如第二十四条、第二十六条桂枝汤证。此"无表证，脉沉微"，则为阳气大虚，阴寒独盛之烦躁，故用干姜附子汤温中回阳。

②不呕 是病邪不在少阳。

③不渴 是病邪未入阳明。

【白话解】

经过下法治疗后，又发汗，出现白日烦躁。不能安卧，反而夜间安静，不呕不渴，没有表证。脉象沉微，身体发热不明显的，应当用干姜附子汤治疗。

干姜附子汤方：

干姜一两。味辛热　　**附子**一枚生用，去皮，破（赵本作"切"），八片。味辛热

【成注】

《内经》曰：寒淫所胜。平以辛热。虚寒大甚，是以辛热剂胜之也。

右二味，以水三升，煮取一升。去滓，顿服①。

【注】

①顿服　药煎成后，一次服完。

（62）发汗后，身疼痛[1]**，脉**[2]**沉迟者，桂枝加芍药生姜各一两人参三两新加汤主之**[3]①。赵本有"桂枝加芍药生姜人参新加汤方"。详见本书卷十

【成注】

汗后，身疼痛，邪气未尽也。脉沉迟，荣血不足也。经曰：其脉沉者，荣气微也。又曰：迟者，荣气不足，血少故也。与桂枝汤以解未尽之邪，加芍药、生姜、人参，以益不足之血。

【校】

[1] 身疼痛　《玉函》卷二"身"下有"体"字。

[2] 脉　《玉函》卷二"脉"上有"其"字。

[3] 桂枝加芍药生姜各一两人参三两新加汤主之　《来苏集》卷一作"桂枝去芍药生姜新加人参汤主之"。

【注】

①桂枝加芍药、生姜各一两、人参三两新加汤主之　喻昌

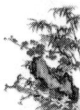

曰："名曰新加汤者，明非桂枝汤中之旧法也。"钱潢曰："以麻黄汤误发其汗，遂使阳气虚损，阴液耗竭，不能充灌滋养，故身疼痛，而脉沉迟，非伤寒脉浮紧而身疼痛之可比。仍以桂枝汤和解卫阳，多加芍药，以敛营阴之汗液，生姜以宣通阳气，人参以扶补元真，故名之曰桂加新加汤。"

【白话解】

发汗以后，身体疼痛，脉沉迟的，应当用桂枝加芍药生姜各一两人参三两新加汤治疗。

（63）发汗后，不可更行①桂枝汤。汗出[1]而喘，无大热[2]者②，可与麻黄杏仁甘草石膏汤主之[3]。赵本"主之"作"方"

【成注】

发汗后喘，当作桂枝加厚朴杏人汤，汗出则喘愈，今汗出而喘，为邪气拥甚，桂枝汤不能发散，故不可更行桂枝汤。汗出而喘有大热者，内热气甚也；无大热者，表邪必甚也。与麻黄杏子医统本作"人"甘草石膏汤，以散其邪。

【校】

[1] 汗出　《来苏集》卷二作"无汗"。**按**："汗出"上脱"若"字，比照"下后，不可更行桂枝汤"条应补。《伤寒论后条辨》有"若"字。

[2] 无大热　《来苏集》卷二"大"上无"无"字。柯琴曰："无"字，旧本讹在"大热"上。

[3] 主之　《玉函》卷二、《翼方》卷七并无"主之"二字。

【注】

①更行　就是再用之意。《公羊传》襄三十年何注："更，复也。""复"有"再"意。《周礼·司爟》郑注："行，犹用也。"张兼善曰："仲景常言发汗后，仍表邪悉解，止余一证而已，故言'不可更行桂枝汤'，令汗出而喘而已。"

②汗出而喘，无大热者　方有执曰："桂枝固卫，寒不得泄，

而气转上逆，所以喘益甚也。"尤怡曰："发汗后，汗出而喘，无大热者，其邪不在肌腠，而入肺中也。缘邪气外闭之时，肺中已自蕴热气，发汗之后，其邪不从汗而出之表者，必从内而倂于肺耳。故以麻黄、杏仁利肺气、散邪气，甘草、石膏益肺气、除热气，而桂枝不可更行矣。"

【白话解】

发汗以后，不可再用桂枝汤。出现汗出而喘，高热症状的，可以用麻黄杏仁甘草石膏汤治疗。

麻黄杏人赵本作"仁"**甘草石膏汤方：**

麻黄四两，去节。味甘温　　杏人（人赵本作"仁"），五十个，去皮尖。味甘温　甘草二两，炙。味甘平　石膏半斤，碎，绵裹。味甘寒

【成注】

《内经》曰：肝苦急，急食甘以缓之。风气通于肝，风邪外甚，故以纯甘之剂发之。

右四味，以水七升，先赵本无"先"字煮麻黄，减二升，去上沫，内诸药，煮取二升，去滓，温服一升。本云：黄耳杯。

（64）发汗过多[1]①，其人叉手自冒心②，心下悸③，欲得按者④，桂枝甘草汤主之。

【成注】

发汗过多亡阳也。阳受气于胸中，胸中阳气不足，故病叉手自冒心。心下悸欲得按者，与桂枝甘草汤，以调不足之气。

【校】

[1] 发汗过多　《脉经》卷七、《翼方》卷十"多"下并有"以后"二字。

【注】

①发汗过多　徐大椿曰："发汗不误，误在过多，汗为心之

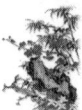

液，多则心气虚。"

②叉手自冒心　"叉"乃指与指相错。《说文·又部》："叉，手指相错也。"冒者，覆也。"叉手"、"冒心"谓叉手捂按其心也。柯琴曰："汗多则心液虚，心气馁故悸，叉手自冒，则外有所卫，得按则内有所遇，则望之而知其虚矣。"

③心下悸　"悸"，跳动。慧琳《音义》卷十七引《字林》："悸，心动也。""悸"与"痵"通，但《说文》各自为训，一曰"心动"，一曰"气不定"，其实两训相因相贯，病人患心悸者，则气不能定。

④欲得按者　钱潢曰："凡病之甚者，皆不可按，按之则或满或痛，而不欲也。此以误汗亡阳，心胸真气而悸动，故欲得按也。"尤怡曰："心中筑筑不宁，欲得按而之也。"

【白话解】

发汗过多，病人手指交叉捂按心前部，心中跳动不宁，愿意按压的，应当用桂枝甘草汤治疗。

桂枝甘草汤方：

桂枝四两，去皮。味辛热　**甘草**二两，炙。味甘平

【成注】

桂枝之辛，走肺而益气；甘草之甘，入脾而缓中。

右二味，以水三升，煮取一升，去滓，顿服。

（65）发汗后，其人脐下悸者①，欲作奔[1]豚②，茯苓桂枝甘草大枣[2]汤主之。

【成注】

汗者，心之液。发汗后，脐下悸者，心气虚而肾气发动也。肾之积，名曰奔豚。发则从少腹上至心下，为肾气逆欲上凌心。今脐下悸为肾气发动，故云欲作奔豚。与茯苓桂枝甘草大枣汤，以降肾气。

[1] 奔 《玉函》卷二作"贲"。

[2] 甘草大枣 《总病论》卷三无"甘草大枣"四字。

【注】

①发汗后,其人脐下悸者 吴谦曰:"发汗后,心下悸者,乃虚其心中之阳,本经自病也。今发汗后,脐下悸,欲作奔豚者,乃心阳虚而肾水之阴邪乘虚欲上干心也。主之以茯苓桂枝甘草大枣汤者,一以扶阳,一以补土,使水邪不致上干,则脐下之悸可安矣。"山田宗俊曰:"此'悸'指动气乃由发汗、吐下致心下悸、脐下悸者,非心动之悸,后世医家谓之怔忡者。"

②欲作奔豚 "欲"有"将"义。柯琴曰:"奔豚者,肾之积名也,发于少腹,上至心下,乃肾气发动,有似乎奔豚之状,非真脐下有积如豚也。"

【白话解】

发汗以后,病人感到脐下跳动不宁的,是将要发生"奔豚",应当用茯苓桂枝甘草大枣汤治疗。

茯苓桂枝甘草大枣汤方:

茯苓半斤。味甘平　　甘草二两,炙。味甘平　　大枣十五枚,擘。味甘平

桂枝四两,去皮

【成注】

茯苓以伐肾邪;桂枝能泄奔豚;甘草、大枣之甘,滋助脾土,以平肾气;煎用甘烂水者,扬之无力,取不助肾气也。

右四味,以甘烂水一斗,先煮茯苓,减二升,内诸药,煮取三升,去滓,温取一升,日三服。作甘烂水法,取水二斗,置大盆内,以杓扬之,水上有珠子五六千颗相逐,取用之。

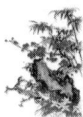

（66）发汗后，腹胀满①者。厚朴生姜甘草半夏人参汤[1]主之。

【成注】

吐后腹胀与下后腹满皆为实。言邪气乘虚入里为实。发汗后外已解也。腹胀满知非里实，由脾胃津液不足，气涩不通，壅而为满，与此汤和脾胃而降气。

【校】

[1] 厚朴生姜甘草半夏人参汤　《圣惠方》卷八作"厚朴汤"；《总病论》卷三作"厚朴人参汤"。

【注】

①腹胀满　此汗后腹胀者，而吐下后亦有之，如二百四十九条"伤寒吐后腹胀满者"、第二百四十一条"大下后六七日不大便，腹满痛者"俱属实候。而此汗后"腹胀满"，则系汗后脾阳虚，失于运化，属于虚候。尤怡曰："发汗后，腹胀者，汗多伤阳，气窒不行也。是不可以徒补，补之虚气愈窒；亦不可以径攻，攻之则阳益伤，故主以本汤补泻兼行。"

【白话解】

发汗以后，腹部胀满的，应当用厚朴生姜甘草半夏人参汤治疗。

厚朴生姜甘草半夏人参汤方：

厚朴半斤，去皮。炙。味苦温　生姜半斤，切。味辛温　半夏半斤，（赵本医统本并作"升"）洗。味辛平　人参一两。味（医统本有"甘"字）温　甘草二两，炙。味甘平

【成注】

《内经》曰：脾欲缓，急食甘以缓之，用苦泄之。厚朴之苦，以泄腹满；人参、甘草之甘，以益脾胃；半夏、生姜之辛，以散滞气。

右五味，以水一斗，煮取三升，去滓，温服一升。日三服。

(67) 伤寒若吐若下后[1]，心下逆满①，气上充胸[2]，起则头眩。脉沉紧[3]，发汗则动经②，身为振振摇[4]者③，茯苓桂枝白术甘草汤主之。

【成注】

吐下后，里虚气上逆者，心下逆满，气上冲胸；表虚阳不足，起则头眩；脉浮紧，为邪在表，当发汗；脉沉紧，为邪在里，则不可发汗，发汗则外动经络，损伤阳气，阳气外虚，则不能主持诸脉，身为振振摇也。与此汤以和经益阳。

【校】

[1] 伤寒若吐若下后　《玉函》卷二"若下"后有"若发汗"三字，《千金》卷十"伤寒"下有"发汗"二字，《翼方》卷十"若吐若下"作"吐下发汗"。

[2] 心下逆满，气上冲胸　《脉经》卷七、《翼方》卷十"冲"并作"撞"。《伤寒类书活人总括》卷六"胸"作"咽"。

[3] 脉沉紧　《玉函》卷二、《脉经》卷七、《翼方》卷十"脉"上并有"其"字。

[4] 振振摇　《脉经》卷七、《翼方》卷十并作"振摇"。

【注】

①心下逆满，气上冲胸　钱潢曰："'逆满'，气逆中满也。"尤怡《医学读书记》云："此非伤寒证，乃属饮象也。成氏以为里虚气逆，与茯苓桂枝白术甘草汤和经益阳散气，恐未切当。"

②发汗则动经　尤怡曰："无邪可发，而反劫其经气。"柯琴曰："脉沉紧是为在里，反发汗以攻表，经络更虚，故一身振摇也。"

③振振摇者　"振振摇"即动摇。《广雅·释诂一》："振，动也。"旧注以"振"为战战振，其意因寒战而身摇，恐非身。

辨太阳病脉证并治法中第二

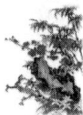

【白话解】

伤寒，或吐或下以后，心下部气逆胀满，感到有气上冲胸部，动则头眩，脉沉紧，如发汗就会扰动经气，使身体为之动摇，像这样的证候应当用茯苓桂枝白术甘草汤治疗。

茯苓桂枝白术甘草汤方：

茯苓四两。味甘平　桂枝三两，去皮。味辛热　白术二两。味苦甘温
甘草二两，炙。味甘平

【成注】

阳不足者，补之以甘，茯苓、白术，生津液而益阳也。里气逆者，散之以辛，桂枝、甘草，行阳散气。

右四味，以水六升，煮取三升，去滓，分温三服。

(68) 发汗^[1]，病不解^[2]；反恶寒^{[3]①}者，虚故也^②，芍药甘草附子汤主之。

【成注】

发汗病解，则不恶寒；发汗病不解，表实者，亦不恶寒。今发汗病且不解，又反恶寒者，荣卫俱虚也。汗出则荣虚，恶寒则卫虚，与芍药甘草附子汤，以补荣卫。

【校】

[1] 发汗　《玉函》卷二"发"下有"其"字。

[2] 病不解　吴谦曰："'不'字当是衍文。盖发汗病不解，则当恶寒，今曰反恶寒者，正所谓病解之义也。病解恶寒，始谓之虚。"

[3] 反恶寒　《玉函》卷二"反"上有"而"字。

【注】

①反恶寒　钱潢曰："恶寒而曰'反'者，不当恶而恶也。"

②虚故也　虚谓阳虚，阳虚不能卫外，故恶寒。柯琴曰："发汗后，反恶寒，里虚也。表虽不解，急当救里，若反与桂枝攻表，则误也。"

【白话解】

经发汗治疗，病不愈，反而出现怕冷，这是因为虚的缘故，应当用芍药甘草附子汤治疗。

芍药甘草附子汤方：

芍药三两，味酸，微寒　　甘草三两，炙。味甘平　　附子一枚，炮，去皮，破八片。味辛热

【成注】

芍药之酸，收敛津液而益荣；附子之辛温，固阳气而补卫；甘草之甘，调和辛酸而安正气。

已上赵本作"右"三味，以水五升，煮取一升五合，去滓，分温赵本有"三"字服。疑非仲景意①。赵本作"方"

【注】

①疑非仲景意　按此五字，非本论原文，似后人所加。

(69) 发汗若下之[1]，病仍不解[2]①，烦躁[3]者，茯苓四逆汤主之。

【成注】

发汗若下，病宜解也，若病仍不解，则发汗外虚阳气，下之内虚阴气，阴阳俱虚，邪独不解，故生烦躁。与茯苓四逆汤，以复阴阳之气。

【校】

[1] 若下之　《翼方》卷十作"吐下以后"。

[2] 不解　《明理论》卷上"解"作"去"。

[3] 烦躁　《阴证略例·问下之》作"反烦躁"。陈逊斋曰："'烦躁'下脱'四逆'二字，应补。"

【注】

①病仍不解　程应旄曰："发汗下后，病仍不解，而烦躁者，大青龙之证备具，不为所误者，为何？不知得之汗下后，则阳虚

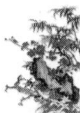

为阴所凌，故外亡而作烦躁，必须温补兼施。盖虚不回则阳不复，故加人参于四逆汤中，而只以茯苓一味泄热除烦。"柯琴曰："未经汗下而烦躁，为阳盛；汗下后而烦躁，是阳虚。汗多既亡阳，下多又亡阴，故热仍不解。"

【白话解】

经发汗或下法治疗，病仍不解，又出现烦躁、四肢逆冷的，应当用茯苓四逆汤治疗。

茯苓四逆汤方：

茯苓六（赵本作"四"）两。味甘平　　人参一两。味甘温　　甘草二两，炙。味甘平　　干姜一两半。味辛热　　附子一枚，生用，去皮，破八片。味辛热

【成注】

四逆汤以补阳，加茯苓、人参以益阴。

右五味，以水五升，煮取三升，去滓，温服七合，日三赵本作"二"服。

（70）发汗后，恶寒者，虚故也①；不恶寒，但热者[1]，实也，当和胃气[2]②，与调胃承气汤。赵本有"调胃承气汤方"详见本书卷二。又赵本注："《玉函》云，与小承气汤"

【成注】

汗出而恶寒者，表虚也；汗出而不恶寒，但热者，里实也。经曰：汗出不恶寒者，此表解里未和。与调胃承气汤和胃气。

【校】

[1] 但热者　《来苏集》卷三"但热"作"反恶热"。

[2] 当和胃气　《翼方》卷九"当和"下有"其"字。

【注】

①发汗后，恶寒者，虚故也　此"发汗"九字，与第六十八条"发汗，病不解，反恶寒者，虚故也"文似重出。所应注意者，发汗后之恶寒，非表邪不去，乃汗后转虚，阳虚阴亦不足，

属芍药甘草附子汤证。柯琴曰："汗后正气夺，则胃虚，故用附子芍药。"盖有见矣。

②不恶寒，但热者，实也，当和胃气　程应旄曰："汗后不恶寒，反恶热，其人大便必实，由发汗后亡津液所致，病不在营卫，而在胃矣。法当和胃气，与调胃承气汤从阳明治例。"

【白话解】

发汗以后，出现怕冷症状，这是因为虚的缘故；如果不怕冷，只发热，是里有实邪，应当调和胃气，给服调胃承气汤。

（71）太阳病，发汗后，大汗出[1]，胃中干[2]，烦燥[3]赵本作"躁"不得眠，欲得饮水者[4]①，少少与饮之[5]，令胃气[6]和则愈，若脉浮，小便不利[7]，微热消渴[8]②者，与赵本无"与"字五苓散主之[9]③。赵本注："即猪苓散是"

【成注】

发汗已解，胃中干，烦躁不得眠，欲饮水者，少少与之，胃气得润则愈。若脉浮者，表未解也。饮水多，而小便少者，谓之消渴，里热甚实也；微热消渴者，热未成实，上焦燥也，与五苓散，生津液和表里。

【校】

[1] 大汗出　《脉经》卷七"大"上有"若"字。

[2] 干　《脉经》卷七作"燥"。

[3] 燥　天保本作"躁"。

[4] 欲得饮水者　《玉函》卷二、《脉经》卷七、《翼方》卷十、《圣惠方》卷八、《总病论》卷二并作"其人欲饮水"。《活人书》卷十"欲"下无"得"字。

[5] 少少与饮之　《玉函》卷二、《脉经》卷七、《翼方》卷十"少少与"并作"当稍"。《活人书》卷十作"当少少与之"。**按**：检成注："欲饮水者，少少与之。"与《活人书》同。

[6] 胃气　《玉函》卷二、《脉经》卷七"气"并作"中"；《总病论》卷二"胃"下无"气"字。

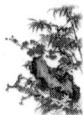

　　〔7〕小便不利　《圣惠方》卷八"利"上无"不"字。

　　〔8〕微热消渴　《圣惠方》卷八"渴"上无"消"字。《活人书》卷十作"发渴"。

　　〔9〕主之　《脉经》卷七作"利小便发汗"。

【注】

　　①欲得饮水者　沈尧封曰："欲得饮水者，非不渴，又非大渴也。大汗烦躁，最似白虎证，但白虎证大渴，此则不大渴也。烦躁不得眠，又似干姜附子证，但姜附证不渴，此则欲饮水。"

　　②微热消渴　此"消渴"是症状，形容口渴之甚，与《金匮》饮多溲少为病名者异。

　　③五苓散主之　柯琴曰："五苓，重在脉浮微热。不重在小便不利。"

【白话解】

　　太阳病，发汗后，汗出过多，由于胃中津亏，出现烦躁不能安卧，想要喝水的，应少量给病人喝些水，使胃气调和就会病愈；如果脉浮，小便不利，身有微热，口渴饮水不止，应给服五苓散。

　　五苓散方：

　　猪苓十八铢，去皮。味甘平　　**泽泻**一两六铢半（赵本无"半"字）。味酸咸

　　茯苓十八铢。味甘平　　**桂**（赵本有"枝"字）半两，去皮。味辛热　　**白术**十八铢。味甘平

【成注】

　　淡者一也。口入一而为甘，甘甚而反淡，甘缓而淡渗。猪苓、白术、茯苓三味之甘，润虚燥而利津液；咸味下泄为阴，泽泻之咸，以泄伏水；辛甘发散为阳，桂枝之辛甘，以和肌表。

【注】

　　①桂　按：赵本"桂"下有"枝"字，是邹澍曰："仲景书用'桂'而不云枝者二处，一桂枝加桂汤，一理中丸去术加桂。"据此，则此"桂"下当有枝字，自不待言。且核之"若脉浮"之

文，则本条证之用五苓散，即以方内有"桂枝"可以解表，与"脉浮"合也。

右五味为末，赵本作"捣为散"**以白饮**①**和，服方寸匕**②**，日三服，多饮暖水，汗出愈。**赵本有"如法将息"四字

【注】

①白饮　山田业广曰："白饮者，浙米饮也。饮者，白汤也。"（浙米即洗米也。）

②方寸匕　"匕"，类似今之汤匙。《说文·匕部》："匕，所以取饭也。"作匕，正方一寸，用之抄散。

（72）发汗已[1]**，脉浮数**[2]**，烦**[3]**渴**①**者，五苓散主之。**

【成注】

发汗已，脉浮数者，表邪未尽也；烦渴亡津液，胃燥也，与五苓散和表润燥。

【校】

[1] 已　《玉函》卷二、《圣惠方》卷八并作"后"。

[2] 脉浮数　《玉函》卷二"浮"下有"而"字。吴谦曰："'脉浮数'下当有'小便不利'四字。若无此四字，则为阳明内热燥之烦渴，白虎汤证也。以其有'小便不利，烦渴，则为太阳水热瘀结之烦渴，五苓散证也。'"

[3] 烦　《圣惠方》卷八作"复"。

【注】

①脉浮数，烦渴　汤本求真引尾台氏云："'脉浮数'下，似脱发热、小便不利等证。盖发汗已烦渴者，概非本方证。"吴谦曰："脉浮数，知邪尚在表也。若小便利而烦渴者，是初入阳明，胃热白虎证也；今小便不利而烦渴，是太阳腑病，膀胱水蓄，五苓散证也，故用五苓散，外疏内利，表里两解也。"

【白话解】

发汗后，出现脉浮数，**烦渴**的，应当用五苓散治疗。

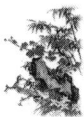

（73）**伤寒汗出而渴**[1]**者，五苓散主之**①**。不渴者，茯苓甘草汤**[2]**主之**②**。**

【成注】

伤寒汗出而渴者，亡津液胃燥，邪气渐传里也，五苓散以和表里。若汗出不渴者，邪气不传里，但在表而表虚也，与茯苓甘草汤和表合卫。

【校】

[1] 汗出而渴　柯琴曰："'汗出'下当有'心下悸'三字。不然，汗出而渴，是白虎汤证；汗后不渴而无他症，是病已差，可勿药矣。"舒诏曰："'汗出'二字有误，疑是无汗。否则，不当用桂枝生姜也。"

[2] 茯苓甘草汤　《圣惠方》卷八作"茯苓散"。

【注】

①五苓散主之　张志聪曰："汗出而渴者，乃津液不能上输，用五苓散主之以助脾。按本条五苓散治下焦气化不行之蓄水，法为化气行水。"

②茯苓甘草汤主之　张志聪曰："不渴者，津液犹得上达，用茯苓甘草汤调中和胃，通利三焦。"按茯苓甘草汤治水停中焦、胃阳被阻，法为温阳行水。

【白话解】

伤寒汗出而口渴的，应当用五苓散治疗。不渴的，应当用茯苓甘草汤治疗。

茯苓甘草汤方：

茯苓二两。味甘平　**桂枝**二两，去皮。味辛热　**生姜**三两，切。味辛温　**甘草**一两，炙。味甘平

【成注】

茯苓、甘草之甘，益津液而和卫；桂枝、生姜之辛，助阳气而解表。

右四味，以水四升，煮取二升，去滓，分温三服。

（74）中风[1]发热，六七日不解而烦，有表里证①，渴欲饮水，水入则[2]吐者，名曰[3]水逆②，五苓散主之。

【成注】

中风发热，至六七日，则当解；若不解烦者，邪在表也。渴欲饮水，邪传里也。里热甚则能消_{熊校记：里热甚则能水，}汪本能下增消字。按能读如耐，古书多有之，选见《内经》水，水入则不吐；里热少则不能消水，停积不散，饮而吐水也。以其因水而吐，故名水逆。与五苓散和表里、散停饮。

【校】

［1］中风　《总录》卷二十三作"伤寒"。

［2］则　《玉函》卷二作"即"。

［3］名曰　《玉函》卷二作"此为"。

【注】

①有表里证　表证是指发热等（包括头痛、畏寒、汗出），里证是指渴欲饮水，水入则吐。

②水逆　胃有停水，水气不化，饮入之水，格拒上逆而吐，谓之水逆。程应旄曰："水入则吐者，缘邪热入里未深，膀胱内水邪方盛，以致外格而不入也，名曰水逆。水逆以导水为主，五苓散能通调水道，培助土气。"

【白话解】

太阳中风发热，六七日表邪不解而又出现心烦，有表里证同时存在，口渴想饮水，但喝进就呕吐，这种病证名为"水逆"，应当用五苓散治疗。

（75）未持脉①时，病人手叉②自冒心，师因教试令咳而不咳[1]者，此必两耳聋③无闻[2]也。所以然者，以重发汗[3]，虚故如此。

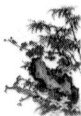

【成注】

发汗多亡阳，胸中阳气不足者，病人手叉自冒心。师见外证知阳气不足也；又试令咳而不即咳者，耳聋也，知阳气虚矣。耳聋者，阳气虚，精气不得上通于耳故也。

【校】

[1] 不咳　《玉函》卷二、《脉经》卷七、《翼方》卷十"不"下并有"即"字。

[2] 两耳聋无闻　《脉经》卷七、《翼方》卷十"两耳"下并无"聋"字，"无"下并有"所"字。

[3] 重发汗　《玉函》卷二"发"下有"其"字。

【注】

①持脉　"持"与"执"通，《荀子·礼论》杨注："执或为持，'执'有'取'义。"

②手叉　应依六十四条乙作"叉手"。

③耳聋　此病为过汗致虚。《灵枢·决气》："精脱者耳聋。"盖过汗重伤津液，心肾之精不能上注于耳，故耳失聪。

【白话解】

未诊脉时，病人手指交叉捂按心前部，于是医生试着让病人咳嗽，却不咳嗽的，这是病人两耳聋听不到声音。之所以这样，是因为发汗过多导致虚损的缘故。

发汗后，饮水多[1]，必喘①，以水灌之②，亦喘。

【成注】

喘，肺疾。饮水多喘者，饮冷伤肺也；以冷水灌洗而喘者，形寒伤肺也。

【校】

[1] 饮水多　《脉经》卷七"多"下有"者"字；《病源》卷七"多"作"者"。

【注】

①必喘　汗后不独津亏，而阳亦微，阳微不能行水，水饮之

气上逆于肺，则致喘息。

②灌之　灌、浇、洗。《广韵·二十九换》："灌，浇也。"柯琴曰："以水灌之亦喘者，形寒饮冰，皆能伤肺，气迫上行，是以喘也。汉时治病，有火攻水攻之法，故仲景言及之。"程应旄曰："发汗后，阳微而津液少，必渴，必燥。渴或饮水多，燥或以水灌。"

【白话解】

发汗以后，饮水过多，就会喘，用水浇洗身体，也会喘。

(76) 发汗后，水药不得入口为逆，若更发汗，必吐下不止[1]。

【成注】

发汗后，水药不得入口，为之吐逆。发汗亡阳，胃中虚冷也。若更发汗，则愈损阳气，胃气大虚，故吐下不止。

【校】

[1] 若更发汗，必吐下不止　《玉函》卷二无"若更"下九字。吴谦曰："'下'字衍。"**按**：上文"水药不得入口"与"必吐不止"相应，"下"字无着，吴说是。

【注】

①为逆　"为"犹"则"也。"为逆"上应叠"入口"二字，蒙上文而省。"入口为逆"，即入口则吐。

【白话解】

发汗以后，水药不能入口，入口就呕吐的，如果再发汗，就会呕吐不止。

发汗吐下后[1]，虚烦①不得眠，若剧②者[2]，必[3]反复颠倒，心中[4]懊憹[5]③，栀子豉汤④主之。

【成注】

发汗吐下后，邪热乘虚客于胸中，谓之虚烦者热也，胸中烦热郁闷而不得发散者是也。热医统本作"无"气伏于里

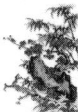

者，则喜睡，今热气浮于上，烦扰阳气，故不得眠。心恶热，热甚则必神昏，是以剧者反复颠倒而不安，心中懊憹而愦闷。懊憹者，俗谓鹘突是也。《内经》曰：其高者因而越之。与栀子豉汤以吐胸中之邪。

【校】

[1] 发汗吐下后　《脉经》卷七、《外台》卷二"发汗"上并有"伤寒"二字；《外台》卷二"吐"上有"若"字；《总录》卷三十一"发汗"下无"吐下"二字。《活人书》卷十作"若发汗、若吐、若下后"。

[2] 若剧者　《玉函》卷二"剧"上无"若"字；《外台》卷二作"剧则"。

[3] 必　《外台》卷二无"必"字。《活人书》卷十，两句作"剧则反复颠倒"。与《玉函》、《外台》同。

[4] 中　《外台》卷二作"内"。

[5] 懊憹　《外台》卷二"懊憹"上有"苦痛"二字。

【注】

①虚烦　谓汗吐下后，邪热未解，正气致虚，心中热扰，是曰虚烦。

②剧　极也。《文选·剧秦美新》善注："剧，甚也。"

③心中懊憹　汪琥曰："郁郁然不舒畅而愦闷也。"《明理论》卷上曰："比之烦闷而甚者，懊憹也。"

④栀子豉汤　张锡驹曰："案栀子豉汤，旧说指为吐药，此皆以讹传讹。如瓜蒂散六条，本经必曰吐之；栀子豉汤六节，并不言一吐字，且吐下后虚烦，岂有复吐之理乎？"

【白话解】

发汗、吐、下以后，虚烦不能安眠，如果严重的，就会反复转侧，心中极为烦乱，应当用栀子豉汤治疗。

栀子豉汤方：

栀子十四枚（赵本作个）擘。味苦寒　　**香豉**四合，绵裹。味苦寒

【成注】

酸苦涌泄为阴，苦以涌吐，寒以胜热，栀子豉汤相合，吐剂宜矣。

右二味，以水四升，先煮栀子，得二升半，内豉，煮取一升半，去滓，分为二服，温进一服。得吐者，止后服。

若少气①者，栀子甘草豉汤主之[1]。赵本有"栀子甘草豉汤方"详见本书卷十若[2]呕者，栀子生姜豉汤主之[3]。赵本有"栀子生姜豉汤方"详见本书卷十

【成注】

少气者，热伤气也，加甘草以益气；呕者，热烦而气逆也；加生姜以散气。少气，则气为热搏散而不收者，甘以补之可也；呕，则气为热搏逆而不散者，辛以散之可也。

【校】

［1］栀子甘草豉汤主之 《总病论》卷三作"加甘草"。

［2］若 《总病论》卷三无"若"字。

［3］栀子生姜豉汤主之 《翼方》卷十"生姜"下无"豉"字；《总病论》卷三作"加生姜"。

【注】

①少气 呼吸时感觉似不能接续。《素问·脏气法时论》王注："气虚少，故不足以报入息也。"

【白话解】

如果感到气短，应当用栀子甘草豉汤治疗。如果呕吐，应当用栀子生姜豉汤治疗。

（77）发汗若下之[1]而烦热[2]①，胸中窒者[3]②，栀子豉汤[4]主之。

【成注】

阳受气于胸中，发汗若下，使阳气不足，邪热客于胸

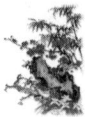

中，结而不散，故烦热而胸中窒塞，与栀子豉汤以吐胸中之邪。

【校】

[1] 之　《千金》卷九作"后"。

[2] 而烦热　《脉经》卷七"烦"上无"而"字。

[3] 胸中窒者　《千金》卷九"窒"下有"气逆抢心"四字；《总录》卷三十一"者"作"痛"；《总病论》卷三"窒"下有"塞"字。

[4] 栀子豉汤　《总病论》卷三"栀子"下无"豉"字。

【注】

①烦热　心中烦闷而有热的感觉。张锡驹曰："热不为汗下而解，故烦热。"

②胸中窒（zhì 至）　窒，堵塞。《广韵·五质》："窒，塞也。"张锡驹曰："热不解而留于胸中，故窒塞而不通也。"

【白话解】

经发汗或用下法治疗后，出现烦闷发热，胸部有窒塞感的，应当用栀子豉汤治疗。

(78) **伤寒五六日，大下之后**[1]**，身热不去，心中结痛**①**者，未欲解也**[2]**，栀子豉汤**[3]**主之。**

【成注】

伤寒五六日，邪气在里之时，若大下后，身热去，心胸空者，为欲解。若大下后，身热去而心结痛者，结胸也；身热不去，心中结痛者，虚烦也。结胸为热结医统本作"客"胸中，为实，是热气已收敛于内，则外身热去；虚烦为热客胸中，未结为实，散漫为烦，是以身热不去。六七日为欲解之时，以热为虚烦，故云未欲解也。与栀子豉汤以吐除之。

【校】

[1] 大下之后　《脉经》卷七"下之"下无"后"字。

[2]未欲解也　《玉函》卷二作"此为未解"；《总病论》卷三"欲"上无"未"字。

　　[3]栀子豉汤　吴谦曰："香豉当是干姜，断无结痛用香豉之理。"

【注】

　　①心中结痛　"结痛"谓胸部之痛有定处，此乃"胸中窒"之发展。《广韵·十六屑》："结，缔也。"柯琴曰："心中结痛，虽轻于结胸，而甚于懊侬矣。"

　　②栀子豉汤主之　徐大椿曰："案胸中窒、结痛，何以不用小陷胸？盖小陷胸证，乃心下痛，胸中在心上，故不得用陷胸。何以不用泻心诸法？盖泻心证，乃心下痞，痞为无形，痛为有象，故不得用泻心。古人治病，非但内外不失毫厘，即上下亦不踰分寸。"

【白话解】

　　伤寒五六日，峻下以后，身热不退，心胸部疼痛有定处的，这是病没有好转，应当用栀子豉汤治疗。

　　(79)伤寒下后，心烦、腹满[1]①、**卧起不安者，栀子厚朴汤主之**②。

【成注】

　　下后，但腹满而不心烦，即邪气入里为里实；但心烦而不腹满，即邪气在胸中为虚烦。既烦且满，则邪气壅于胸腹之间也。满则不能坐，烦则不能卧，故医统本有"令"字卧起不安。与栀子厚朴汤，吐烦泄满。

【校】

　　[1]心烦、腹满　《玉函》卷二、《脉经》卷七"心烦"并作"烦而"，连下读；《总病论》卷三"心烦、腹满"作"腹烦满"。

【注】

　　①心烦，腹满　张志聪曰："此言伤寒下后，余热留于胸腹胃

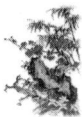

者。夫热留于胸则心烦，留于腹则腹满，留于胃则卧起不安。"吴谦曰："论中满而不烦者有二，一热气入胃之实满，以承气汤下之；一寒气上逆之虚满，以厚朴生姜半夏人参汤温之。其烦而不满者亦有二，一热邪入胸之虚烦，以竹叶石膏汤清之；一懊侬欲吐之心烦，以栀子豉汤吐之。今既烦且满，故卧起不安也。"

②栀子厚朴汤主之　舒诏曰："此因误下损伤胸中脾中之阳，不能宣布，以致阴气协饮，扰乱心胸而生烦，壅塞腹中而为满，法宜黄芪、白术，大补元气；砂仁、白蔻、半夏、干姜，宣畅胸膈，醒脾逐饮；故纸、肉桂固肾化气，而病自愈，栀子、厚朴不可用也。"

【白话解】

伤寒下后，出现心烦，腹部胀满，坐卧不宁的，应当用栀子厚朴汤治疗。

栀子厚朴汤方：

栀子十四枚，（赵本作"个"）擘。味苦寒　**厚朴**四两，姜炙。（赵本作炙，去皮）苦温　**枳实**四枚，水浸，去穣，炒。（赵本作"炙令黄"）味苦寒

【成注】

酸苦涌泄。栀子之苦，以涌虚烦；厚朴枳实之苦，以泄腹满。

已上赵本作"右"三味，以水三升半，煮取一升半，去滓，分二服。温进一服，得吐者，止后服。

（80）**伤寒，医以丸药**①**大下之**[1]**，身热不去**②**，微烦**③**者，栀子干姜汤**[2]**主之。**

【成注】

丸药不能除热，但损正气。邪气乘虚留于胸中而未入深者，则身热不去而微烦，与栀子干姜汤，吐烦益正气。

【校】

[1] 大下之 《翼方》卷十"之"作"后";《总病论》卷三"下"上无"大"字。

[2] 栀子干姜汤 吴谦曰:"'栀子干姜汤'当是'栀子豉汤',断无烦热用干姜之理。"

【注】

①丸药 似大陷胸丸之类。

②身热不去 钱潢曰:"身热不去,是邪未全陷,尚有留于表者。"

③微烦 钱潢曰:"微觉烦闷,乃下后之虚邪陷膈,将结未结之证也。"

【白话解】

伤寒,医生用丸药峻下以后,身热不退,微觉心烦的,用栀子干姜汤治疗。

栀子干姜汤方:

栀子十四枚,(赵本作"个")擘。味苦寒　**干姜**二两。味辛热

【成注】

苦以涌之,栀子之苦以吐烦。辛以润之,干姜之辛以益气。

右二味,以水三升半。煮取一升半,去滓,分二服。温进一服,得吐者,止后服。

(81) 凡用栀子汤,病[1]人旧[2]微溏者①,不可与服之③。

【成注】

病人旧微溏者,里虚而寒在下也,虽烦则非蕴热,故不可与栀子汤。《内经》曰:先泄而后生他病者,治其本,必且调之,后乃治其他病。

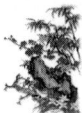

【校】

[1] 病 《玉函》卷二作"其"。

[2] 旧 《玉函》卷二无"旧"字。

[3] 不可与服之 《总病论》卷三"与"下无"服之"。

【注】

①病人旧微溏者 程应旄曰："凡治上焦之病者，辄当顾中下。旧微溏者，中禀素寒，三焦不足，栀子之涌，虽去得上焦之邪，而寒气攻动脏腑，坐生他变，凡用栀子汤者，不可不守此禁。"

【白话解】

凡用栀子汤，病人素有大便微溏的，就不可以给服用。

（82）**太阳病发汗，汗出不解**[1]**，其人仍**[2]**发热**①**，心下悸**[3]②**，头眩，身𥆧动**[4]③**，振振欲擗**赵本注："一作僻"**地**④**者，真武汤主之。**赵本有"真武汤方"详见本书卷六

【成注】

发汗不解仍发热，邪气未解也；心下悸、头眩、身𥆧动、振振欲擗地者，汗出亡阳也。里虚为悸，上虚为眩，经虚为身𥆧振振摇，与真武汤主之，温经复阳。

【校】

[1] 汗出不解 《玉函》卷二作"发其汗而不解"；《圣惠方》卷八作"汗解后"。《明理论》卷中、《阴证略例·论四肢振摇》并无"汗出"二字，"不解"连上"发汗"为句。绎成注"发汗不解仍发热"句，似成本亦无"汗出"二字。

[2] 仍 《脉经》卷七无"仍"字。

[3] 心下悸 《活人书》卷九作"心悸"。

[4] 身𥆧动 《脉经》卷七、《翼方》卷十"动"上并有"而"字。

【注】

①其人仍发热 钱潢曰："汗出不解，仍发热者，非仍前表邪发热，乃汗后亡阳，虚阳浮散于外也。"

②心下悸　钱潢曰："心下悸者，心指膻中，误汗亡阳，则膻中之阳气不充，所以筑筑然跳动也。"

③身眴动　"眴动"虽为连绵字，但非一义。"身眴动"，谓由于头眩，身觉动，眼亦觉动。慧琳《音文》卷三十六引《韵英》云："眴，目动也。"与成注本《释音》合。旧注"身眴动者，蠕然眴动"似未足。

④擗地　"擗"字于此无义。"擗"与"躃"通。希麟《续音义》卷下"躃踊"下引郭注云："躃或作擗。""躃"（bì 蔽），仆倒也。慧琳《音义》卷十二"躃，倒也。"擗地，即仆倒于地也。

【白话解】

太阳病发汗后，表证不解，病人仍发热，心下跳动不宁，头眩，身目都感觉在动，振振摇动像要仆倒的，应当用真武汤治疗。

（83）咽喉干燥者，不可发汗[1]①。

【成注】

津液不足也。

【校】

[1] 发汗　《玉函》卷二"发"下有"其"字。

【注】

①不可发汗　尤怡曰："咽喉者，诸阴之所集，而干燥则阴不足矣；汗者，出于阳而生于阴也，故咽喉干燥者，虽有邪气，不可温药发汗，若强发之，为咳，为咽痛，为吐脓血，无所不至矣。"

【白话解】

咽喉干燥的，不可以发汗。

（84）淋家①不可发汗②，发汗[1]必便血。

【成注】

膀胱里热则淋，反以汤药发汗，亡耗津液，增益医统本作"损"客热，膀胱虚燥，必小便血。

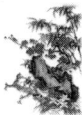

【校】

[1] 发汗 《玉函》卷二"发"下有"其"字；《脉经》卷八"汗"下有"则"字。

【注】

①淋家 指素有小便淋漓，尿时有痛感之患者。

②不可发汗 程应旄曰："淋家热蓄膀胱，肾水必乏，更发汗以竭其津，水府苦匮后，逼血从小便出耳。"凡遇可汗之证，必当顾虑失下焦之津液，有如此者。

【白话解】

素有小便淋漓疼痛的人，不可以发汗，误给发汗必然出现便血。

（85）疮家①虽身疼痛[1]②，不可发汗[2]，发汗则痉[3]③。
赵本作"汗出则痉"

【成注】

表虚聚热，则生疮，疮家身疼如伤寒，不可发汗，发汗则表气愈虚，热势愈甚，生风，故变痉也。

【校】

[1] 虽身疼痛 《总病论》卷二"痛"上无"疼"字；《来苏集》卷一"虽身疼痛"作"身虽疼"。

[2] 发汗 《玉函》卷二作"攻其表"。

[3] 发汗则痉 《玉函》卷二作"汗出则痉"；《脉经》卷七、《总病论》卷二"发汗"并作"汗出"。

【注】

①疮家 患疮疡病，溃破脓血，为日已久，或为刀刃所伤，亡血过多，均为疮家。

②身疼痛 疮家身疼痛，是由营血亏虚，无以濡润筋脉。与麻黄汤证之身疼痛，由于寒邪外束，血凝气滞，筋脉不舒者异，故一则发汗而解，一则不可发汗。柯琴曰："疮虽痛偏一处，而血气壅遏，亦有遍身疼者。"

③痓　筋肉挛急，举动不能自如。《集韵·六至》："痓，风病。"

【白话解】

素有疮疡病的人，虽然身体疼痛，也不可发汗，误汗就会出现筋肉挛急。

（86）衄家①不可发汗[1]，汗出必额上陷[2]②，脉急紧[3]③，直视[4]不能眴④，不得⑤眠。

【成注】

衄者，上焦亡血也。若发汗，则上焦津液枯竭，经络干涩，故额上陷，脉急紧。诸脉者，皆属于目。筋脉紧急则牵引其目，故直视不能眴，眴瞬合目也。《针经》曰：阴气虚则目不瞑，亡血为阴虚，是以不得眠也。

【校】

[1]发汗　《玉函》卷二、《脉经》卷七、《病源》卷八并作"攻其表"。

[2]汗出必额上陷　《玉函》卷二"陷"作"促"。《翼方》卷十作"促急"；《百证歌》第三证注、《九十论》第六十二"必"并作"则"。曹家达曰："'上'字为'旁'字之误。此指太阳穴。"

[3]脉急紧　《玉函》卷二作"急而紧"。

[4]直视　《脉经》卷七、《病源》卷八"视"下并有"而"字。

【注】

①衄家　指有衄血宿疾之人。

②额上陷　额部两侧太阳穴处陷下不起。

③脉急紧　钱潢曰："脉急紧者，言目系急紧也。血虚则目系之筋脉急紧而直视。"

④眴（shùn瞬）　眼转动。《广韵·三十二霰》："眴，目摇。"

⑤不得　即不能。与上"不能"异文同义。

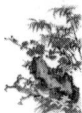

【白话解】

素有衄血的病人，不可以发汗，汗出则太阳穴部位必然下陷，目系筋脉急紧，两目直视转动不灵活，不能安睡。

（87）亡血家①，不可发汗[1]，发汗[2]则寒栗而振②。

【成注】

《针经》曰：夺血者无汗，夺汗者无血。亡血发汗，则阴阳俱虚，故寒栗而振摇。

【校】

［1］不可发汗　《玉函》卷二、《脉经》卷七"发汗"并作"攻其表"；《翼方》卷十"不可"作"忌"。

［2］发汗　《玉函》卷二、《脉经》卷七并作"汗出"。

【注】

①亡血家　指崩漏、产后、破伤之类失血患者。

②寒栗而振　寒战不能自持。程应旄曰："亡血而更发汗，身内只剩一空壳子，阳于何有，寒自内生，故栗而振。"

【白话解】

素有失血的病人，不可以发汗，发汗就会出现寒战不能自持。

（88）汗家①重②发汗[1]，必恍惚③心乱，小便已阴疼④，与禹余粮丸[2]⑤。阙。赵本注："方本阙"

【成注】

汗者心之液，汗家重发汗，则心虚恍惚心乱；夺汗则无水，故小便已，阴中疼。

【校】

［1］发汗　《玉函》卷二、《脉经》卷七、《翼方》卷十"发"下并有"其"字。

［2］与禹余粮丸　吴谦曰："'与禹余粮丸'，五字系衍文，因该丸为濇痢之药，与此证不合。"**按**：核成注未及"禹余粮

丸"，吴说是。

【注】

①汗家　指平常易出汗之人，包括自汗、盗汗在内。

②重（chóng 虫）　再，又。

③恍惚　似有似无，精神不定。《素问·灵兰秘典论》王注："恍惚者，谓似有似无也。"

④小便已阴疼　小便后尿道作痛。此由于重汗耗液，肾阴被伤，故小便后出现阴痛感觉。

⑤禹余粮丸　本方注家有增补者，似多不合。

【白话解】

给平素易出汗的人再发汗，就会出现精神恍惚，心中烦乱，小便后尿道疼痛，可给服禹余粮丸。

（89）病人有寒①，复发汗[1]，胃中冷②，必吐蚘。赵本注："一作逆"

【成注】

病人有寒，则当温散，反发汗，损阳气，胃中冷，必吐蚘也。

【校】

[1] 复发汗　《玉函》卷二、《脉经》卷七、《翼方》卷十"发"下并有"其"字。

【注】

①有寒　平素阳气不足。

②胃中冷　方有执曰："误汗则徒亡津液，胃中空虚，故曰冷也。"

③蚘　"蚘"亦作"蛕"。《说文·虫部》："蛕，腹中长虫。"今作"蛔"。本条患者，如无蚘虫，则吐逆。

【白话解】

病人脏腑有寒，又发汗，使胃中更寒冷，就会气逆而吐蛔虫。

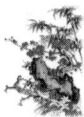

（90）本发汗而复下之①，此为逆也②；若先发汗[1]，治不为逆③。本先下之④，而反汗之为逆⑤；若先下之[2]，治不为逆。

【成注】

病在表者，汗之为宜，下之为逆；病在里者，下之为宜，汗之为逆。经曰：阳盛阴虚，汗之则死，下之则愈；阳虚阴盛，汗之则愈，下之则死。

【校】

[1] 若先发汗　《玉函》卷二作"先发汗者"。

[2] 若先下之　《玉函》卷二作"先下之者"。

【注】

①而复下之　"复"字与下"反汗"之"反"字对文，上下异文同义。

②此为逆也　应发汗而用下法，就会变为痞满、结胸、或下利不止，此即为逆。

③治不为逆　张志聪曰："若先发汗而外解，邪不尽随太阳之气内入，即可从乎下解，故不为逆。"

④本先下之　按"先"字涉下衍。"下之"与上"发汗"对文。周扬俊曰："凡下证既下后，更无发表之理，而仲云然者，不过承上复言耳，勿泥为有是法。"曹家达曰："伤寒成例，先解其表，而后攻其里。至于温病，有时与伤寒相反，太阳未解，肠胃先已化热化燥。若更行先发汗，表里燥热，甚有燔灼而死者。故吴又可《瘟疫论》以大承气为第一主方，盖温病本当先下，此伤寒温病论治之不同也。"

⑤而反汗之为逆　"为逆"，此省文，核之上文，应作"此为逆也"。张志聪曰："若病气在里，宜先从下解，而反汗之为逆。"

【白话解】

本应发汗却反而用下法，这是违背了治疗原则；如果先发汗，在治疗上就不违背原则。本应用下法却反而发汗，这也是违背了治疗原则；如果先用下法，在治疗上就不违背原则。

(91) **伤寒医下之**[1]**，续得**[2]**下利清谷**[3]①**不止，身疼痛**②**者，急当救里**③**；后身疼痛**[4]④**，清便自调者，急当救表。救里宜四逆汤；救表宜桂枝汤。**

【成注】

伤寒下之，续得下利清谷不止，身疼痛者，急当救里者，以里气不足，必先救之，急与四逆汤。得清便自调，知里气已和，然后急与桂枝汤以救表，身疼者，表邪也。《内经》曰：病发而不足，标而本之，先治其标，后治其本。此以寒为本也。

【校】

[1] 医下之　《翼方》卷九"之"下有"后"字。《活人书》卷五作"下之后"。

[2] 续得　《活人书》卷五作"复"。

[3] 清谷　《活人书》卷五无"清谷"二字。

[4] 后身疼痛　《脉经》卷七"后身"作"身体"；《活人书》卷五"后"作"复"。

【注】

①清谷　"清"与"圊"同。慧琳《音义》卷十五引《考声》："圊，亦厕也。""清谷"即厕便中有不消化的排泄物。尤怡曰："伤寒下后，邪气变热，乘虚入里者，则为挟热下利，其邪未入里，而脏腑生寒者，则为下利清谷。"

②身疼痛　谓邪在表。

③急当救里　张锡驹曰："本经凡曰'急'者，急不容待，缓则无及矣。"

④后身疼痛　谓救里之后，身犹疼痛。

【白话解】

伤寒，医生误用下法，接着出现泄利不止，大便中有不消化的水谷，身体疼痛的，这应当急治里证；里证治疗以后，身体仍感疼痛，大便已恢复正常的，应当急治表证。治里证适宜用四逆汤；治表证适宜用桂枝汤。

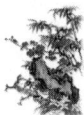

（92）**病发热，头痛，脉反沉**①**，若不差**②**，身体疼痛**[1]**，当救其里，宜四逆汤。**赵本有"四逆汤方"详见本书卷二

【成注】

发热头痛，表病也。脉反沉者，里脉也。经曰：表有病者，脉当浮大；今脉反沉迟，故知愈也。见表病而得里脉则当差，若不差，为内虚寒甚也，与四逆汤救其里。

【校】

[1] 身体疼痛　《玉函》卷二、《脉经》卷七、《翼方》卷十、《百证歌》第三十八证注"体"下并有"更"字。《阴证略例·仲景阴证例》引"身体"下有"不"字。**按**：绎成注似无"身体疼痛"四字。

【注】

①脉反沉　柯琴曰："病为在表，脉当浮而反沉，此为逆也。"

②若不差　"若"犹"而"也。"差"与"瘥"通。"差"谓病减轻。《说文·疒部》："瘥，瘉也。"段注："瘥通作差。"而不愈者，表证里脉，其身疼痛，乃真寒而非仅表寒，故宜四逆汤。

【白话解】

病人发热，头痛，脉反见沉象而病不愈，身体更加疼痛的，应当先治里证，适宜用四逆汤。

（93）**太阳病，先下之**赵本无"之"字**而不愈，因复发汗**[1]**，以此**[2]**表里俱虚，其人因致冒**①**，冒家汗出**[3]**自愈。所以然者，汗出表和故也。得**赵本无"得"字**里未和**[4]②**，然后复下之。**

【成注】

冒者，郁也，下之则里虚而亡血；汗之则表虚而亡阳。表里俱虚，寒气拂医统本作"怫"郁，其人因致冒。《金匮要略》曰：亡血复汗，寒多，故令郁冒，汗出则拂医统本作"怫"郁之邪得解，则冒愈。《金匮要略》曰：冒家欲解，必大汗出。汗出表和而里未和者，然后复下之。

【校】

[1] 发汗　《玉函》卷二、《翼方》卷十"发"下并有"其"字。

[2] 以此　《玉函》卷二、《翼方》卷十并无"以此"二字。

[3] 汗出　《玉函》卷二、《脉经》卷七、《翼方》卷十"汗"上并有"当"字。

[4] 得里未和　四库本、《永乐大典》卷三千六百十五"里"下并无"未"字；《脉经》卷七"得里未和"作"表和"。

【注】

①致冒　"冒"者，头上似有物盖着。《广韵·三十七号》："冒，覆也。"慧琳《音义》卷十六："冒，蒙也。"程应旄曰："冒者，清阳不彻，昏蔽及头目也，必得汗出津液到，而怫郁始去。"

②得里未和　谓但大便未和。"得"犹"待"也，"得"、"待"双声。"待"与"特"通用，因之得有"但"义。"里"指大便言，是汪琥说。

【白话解】

太阳病，先用下法治疗而病不愈，因而又发汗，使表里俱虚，病人由此导致头目昏蒙，这样的病证得到汗出，就会痊愈。之所以这样，是因为汗出使表气调和的缘故。表和后只是大便不调的，再用下法治疗。

(94) 太阳病未解，脉[1]阴阳俱停①，赵本注："一作微"必先振栗，汗出而解[2]。但阳脉[3]微②者，先汗出[4]而解；但阴脉微③赵本注："一作尺脉实"者，下之[5]而解。若欲下之，宜调胃承气汤主之[6]。赵本无"主之"二字，又赵本注："一云，用大柴胡汤"

【成注】

脉阴阳俱停无偏胜者，阴阳气和也。经曰：寸口、关上、尺中三处，大小浮沉迟数同等，此脉阴阳为和平，虽

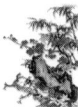

剧当愈。今医统本有"脉"字阴阳既和，必先振栗汗出而解。但阳脉微者，阳不足而阴有余也，经曰：阳虚阴盛，汗之则愈。阴脉微者，阴不足而阳有余也，经曰：阳盛阴虚，下之则愈。

【校】

［1］脉　《脉经》卷七、《翼方》卷九、《总病论》卷二"脉"上并有"其"字。

［2］必先振栗，汗出而解　《玉函》卷二作"必先振汗而解"；《脉经》卷七作"必先振汗出解"。

［3］阳脉　《脉经》卷七"阳"下无"脉"字。下"阴脉"同。

［4］出　《脉经》卷七作"之"。

［5］下之　《脉经》卷七"下"上有"先"字。

［6］若欲下之，宜调胃承气汤主之　《玉函》卷二作"汗之宜桂枝汤，下之宜承气汤"；《脉经》卷七"宜调胃承气汤主之"作"属大柴胡汤证"。

【注】

①俱停　"停"字，旧注作"停止"解，于理难通。赵本注作"微"是。汪琥曰："脉微，非微弱之微，乃邪滞而脉道细伏之义。"

②阳脉微　"阳脉"是寸部脉。汪琥曰："邪滞于经，则表气不得条达，故阳脉微。"

③阴脉微　"阴脉"是尺部脉。汪琥曰："邪滞于腑，则里气不能通畅，故阴脉微。"

【白话解】

太阳病不愈，寸脉、尺脉俱微，就会先寒战后汗出而病愈。只是寸脉微的，先发汗就会病愈；仅是尺脉微的，应先下之病才能愈。如果需要下之，宜与调胃承气汤。

（95）太阳病，发热汗出者，此为荣弱卫强^①，故使汗出，欲^[1]救^[2]邪风者，宜桂枝汤。

【成注】

太阳中风，风并于卫，则卫实而荣虚。荣者阴也，卫者阳也。发热汗出，阴弱阳强也。《内经》曰：阴虚者阳必凑之，故少气时热而汗出，与桂枝汤解散风邪，调和荣卫。

【校】

[1]欲 《翼方》卷九作"以"。

[2]救 《永乐大典》卷三千六百十五作"散"。

【注】

①此为营弱卫强 由于风邪外侵，卫气浮越，因而发热，卫气抗邪，是为卫强；营失固护，因而汗出，汗多致虚，是为营弱。程应旄曰："卫受风邪，肌表不能固密，此亦卫之弱处，何以为强。邪气盛则实。故云强也。"吴谦曰："营受邪蒸则汗出，精气因之而虚，故为营弱，是营中之阴气弱也；卫为风入则发热，邪气因之而实，故为卫强，是卫中之邪气强也。"

【白话解】

太阳病，发热汗出，这是荣气弱而卫气强，所以致使病人汗出。如果要发散风邪，适宜用桂枝汤。

（96）伤寒五六日，中风^①，往来寒热^{[1]②}，胸胁苦满，默默^③赵本作"嘿嘿"不欲饮食^[2]，心烦^[3]喜呕^④，或胸中烦而不呕，或渴，或腹中痛，或胁下痞硬^[4]，或心下悸，小便不利，或不渴，身^[5]有^[6]微热。或咳者，与小柴胡汤^[7]主之。赵本无"与"字

【成注】

病有在表者，有在里者，有在表里之间者。此邪气在表里之间，谓之半表半里证。五六日，邪气自表传里之时。中风者，或伤寒至五六日也。《玉函》曰：中风五六日，伤寒，往来寒热，即是。或中风，或伤寒，非是伤寒再中风，

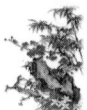

中风复伤寒也。经曰：伤寒中风，有柴胡证，但见一证，便是，不必悉具者正是。谓或中风、或伤寒也。邪在表则寒，邪在里则热。今邪在半表半里之间，未有定处，足以寒热往来也。邪在表，则心腹不满，邪在里，则心腹胀满。今止言胸胁苦满，知邪气在表里之间，未至于心腹满，言胸胁苦满，知邪气在表里也。默默，静也。邪在表，则呻吟不安，邪在里，则烦闷乱。《内经》曰：阳入之阴则静。默默者，邪方自表之里，在表里之间也。邪在表则能食，邪在里则不能食，不欲食者，邪在表里之间，未至于必不能食也。邪在表，则不烦不呕，邪在里，则烦满而呕，_{医统本}有"心"字烦喜呕者，邪在表方传里也。邪初入里，未有定处，则所传不一，故有或为之证。有柴胡证，但见一证便是，即是此或为之证。

【校】

[1] 伤寒五六日，中风，往来寒热　《玉函》卷二"伤寒五六日，中风"作"中风五六日，伤寒"；《脉经》卷七"伤寒"十一字作"中风，往来寒热，伤寒五六日以后。"

[2] 饮食　《百证歌》第四十一证注"食"上无"饮"字。《活人书》卷八同。检成注："不欲食者，邪在表里之间，未至于必不能食也。"是成注本原无"饮"字。

[3] 心烦　《脉经》卷七"心烦"二字互乙。

[4] 痞硬　《玉函》卷二"硬"作"坚"。《微旨论》卷上"硬"上无"痞"字。

[5] 身　《玉函》卷二、《脉经》卷七、《翼方》卷九并作"外"。

[6] 有　《总病论》卷二无"有"字。

[7] 小柴胡汤　同德本"胡"下无"汤"字。

【注】

①伤寒五六日，中风　程应旄曰："少阳无自受之邪，俱属太阳逼蒸而起，故曰'伤寒中风'，非伤寒少阳、风中少阳也。

职属中枢，去表稍远，邪必逗延而后界此，故曰五、六。"

②往来寒热　谓寒热交替。即恶寒后发热，发热后恶寒。须注意此当与太阳病"发热恶寒"同时俱见者加以区别。

③默默　静默。《说文·犬部》："默，犬暂逐人也。"默之言莫，谓寂静其声以逐人也。因引申为人之静默。

④喜呕　"喜呕"并非真呕，呕而觉快，故曰"喜"。"喜"，爱也。程应旄曰："清气郁而为浊，则成痰滞，故喜呕。"

【白话解】

伤寒或中风，已五六日，出现发热与恶寒，交替发作，胸胁部非常满闷，静默不思饮食，心烦想要呕吐，或心烦而不呕吐，或口渴，或腹痛，或两胁胀满而硬，或心中跳动不宁，小便不利，或口不渴，体表有微热，或咳嗽，这种病证应当用小柴胡汤治疗。

小柴胡汤方：

柴胡半斤。味苦，微寒　黄芩三两。味苦寒　人参三两。味甘温　甘草三两（赵本有"炙"字）。味甘平　半夏半升，洗。味辛温　生姜三两，切。味辛温　大枣十三（赵本医统本并作"二"）枚，擘。味甘温

【成注】

《内经》曰：热淫于内，以苦发之。柴胡、黄芩之苦，以发传邪之热。里不足者，以甘缓之。人参、甘草之甘，以缓中和之气。邪半入里则里气逆，辛以散之，半夏以除烦呕；邪半在表，则荣卫争之，辛甘解之，姜枣以和荣卫。

右七味，以水一斗二升，煮取六升，去滓，再煎，取三升，温服一升，日三服。

后加减法：赵本无此四字

若胸中烦而不呕，赵本有"者"字去半夏、人参，加栝蒌实一枚。

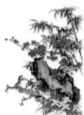

【成注】

胸中烦而不呕，热聚而气不逆也。甘者令人中满，方热聚，无用人参之补；辛散逆气，既不呕，无用半夏之辛温。热宜寒疗，聚宜苦，栝蒌实苦寒，以泄胸中蕴热。

若渴者，赵本无"者"字**去半夏，加人参，合前成四两半，栝蒌根[1]四两。**

【成注】

半夏燥津液，非渴者所宜。人参甘而润，栝蒌根苦而凉，彻热生津，二物为当。

【校】

[1] 栝蒌根　**按：**"栝蒌"上脱"加"字，应据《来苏集·柴胡汤证》补。

若腹中痛者，去黄芩，加芍药三两。

【成注】

去黄芩恶寒中，加芍药以通壅。

若胁下痞硬，去大枣，加牡蛎四两。

【成注】

甘，令人中满。痞者，去大枣之甘。咸以软之，痞硬者，加牡蛎之咸。

若心下悸，小便不利者，去黄芩，加茯苓四两。

【成注】

饮而水畜不行为悸，小便不利。《内经》曰：肾欲坚。急食苦以坚肾，则水益坚，故去黄芩。淡味渗泄为阳，茯苓甘淡以泄伏水。

若不渴，外有微热者，去人参，加桂赵本有"枝"字三两，温覆取赵本无"取"字微汗愈。

【成注】

不渴者，里和也，故去人参。外有微热，表未解也，加桂以发汗。

若咳者，去人参、大枣、生姜，加五味子半升、干姜二两。

【成注】

咳者，气逆也。甘则壅气，故去人参、大枣。《内经》曰：肺欲收，急食酸以收之。五味子之酸，以收逆气。肺寒则咳，散以辛热，故易生姜以干姜之热也。

(97) 血弱气尽[1]，腠理开，邪气因入，与正气相搏[2]，结于胁下①，正邪分争，往来寒热，休作有时，默默赵本作"嘿嘿"不欲饮食。脏腑相连②，其痛必下[3]，邪高痛下，故使呕也[4]③。赵本注：一云脏腑相连，其病必下，胁鬲中痛小柴胡汤主之。

【成注】

人之气血随时盛衰，当月郭空之时，则为血弱气尽，腠理开疏之时也。邪气乘虚，伤人则深。《针经》曰：月郭空，则海水东盛，人血气虚，卫气去，形独居，肌肉减，皮肤缓，腠理开，毛发残，腠理薄，医统本有"烟"字垢落，当是时遇贼风，则其入深者是矣。邪因正虚，自表之里，而结于胁下，与正分争，作往来寒热。默默不欲饮食，此为自外之内。经络与脏腑相连，气随经必传于里，故曰其痛下。痛，一作病。邪在上焦为邪高，邪渐传里为痛下，里气与邪气相搏，逆而上行，故使呕也。与小柴胡汤，以解半表半里之邪。

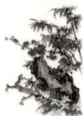

【校】

[1] 尽　《来苏集》卷三作"虚"。

[2] 搏　《翼方》卷九作"抟"。

[3] 其痛必下　方有执曰："'痛'，当作'病'。"

[4] 呕也　《翼方》卷九作"其呕"。

【注】

①血弱气尽……结于胁下　按此二十字似为后人注文，误入正文，前人已有此说，王肯堂以此为解释九十六条之文，吴谦认为是仲景自为柴胡证之解释，细核本条，较九十六条并无新义，仅转属阳明证治为稍异耳。故王肯堂曰："'血弱气尽'至'结于胁下'"是释"胸胁苦满"句。

②脏腑相连　方有执曰："脏腑相连者，以主热入血室之厥阴肝，与主往来寒热之少阳胆言也。"

③邪高痛下，故使呕也　周扬俊曰："邪为阴邪，阳上浮而居高，唯其病在血室，属乎阴而低下，下往上来，脾胃居中，虽不受病，未免受伤，呕之为呕者此也。"

【白话解】

正邪相争，因而寒热交替出现，发作有时，静默而不思饮食。由于脏腑相互关联，所以疾病会内传于里，里气要发越，而邪气要内传，因此使病人呕吐。应当用小柴胡汤治疗。

(97) 服柴胡汤已，渴者①，属[1]阳明也，赵本无"也"字以法治之②。

【成注】

服小柴胡汤，表邪已而渴，里邪传于阳明也，以阳明治之。

【校】

[1] 属　《玉函》卷二"属"上有"此为"二字。

【注】

①服柴胡汤已，渴者　服汤已而渴者，乃热入胃腑，由少阳

转入阳明也。

②以法治之　病情不同，治即不同，如阳明有经证、腑证之分，经证则用白虎汤，腑证则用承气汤，故曰"以法治之"。

【白话解】

服小柴胡汤后，出现口渴的，是病转属阳明，要按阳明病的治法治疗。

（98）得病六七日，脉迟浮弱①，恶风寒，手足温②，医二[1]三下之，不能食，而[2]胁下满痛[3]③，面目及身黄④，颈项强，小便难者，与柴胡汤，后必下重⑤；本渴，而饮水赵本作"饮水而呕者"呕者[4]⑥，柴胡汤不中[5]与也。食谷者哕[6]。

【成注】

得病六七日，脉迟浮弱，恶风寒，手足温，则邪气在半表半里，未为实。反二三下之，虚其胃气，损其津液，邪蕴于里，故不能食而胁下满痛。胃虚为热烝之，熏发于外，面目及身悉黄也。颈项强者，表仍未解也。小便难者，内亡津液。虽本柴胡汤证，然以里虚，下焦气涩而小便难，若与柴胡汤，又走津液，后必下重也。不因饮水而呕者，柴胡汤证。若本因饮而呕者，水停心下也。《金匮要略》曰：先渴却呕者，为水停心下，此属饮家。饮水者，水停而呕；食谷者，物聚而哕，皆非小柴胡汤所宜，二者皆柴胡汤之戒，不可不识也。

【校】

[1]二　《脉经》卷七、《翼方》卷九并作"再"。

[2]而　《脉经》卷七、《翼方》卷九并作"其人"。

[3]满痛　《脉经》卷七"满"下无"痛"字。

[4]而饮水呕者　《玉函》卷二作"饮水而呕"。

[5]不中　《玉函》卷二"不"下有"复"字；《脉经》卷七"不"上有"复"字。

[6]食谷者哕　吴谦曰："'食谷者哕'四字衍文。食谷呕

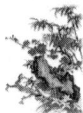

者有之，从无'哕'者。"方有执曰："末后疑有脱落。"**按：**"者哕"二字疑倒，应乙作"哕者"。成注："饮水者，水停而呕；食谷者，物聚而哕，皆非小柴胡汤所宜。"据其说，则"食谷者哕"四字，宜在"柴胡汤不中与也"句前，《来苏集》不误，可参。

【注】

①脉迟浮弱 脉"迟"为里寒，"浮弱"为表虚。

②手足温 上"脉迟"，乃太阴脉，此"手足温"而身不热，亦太阴病，则本证乃太阳表邪而兼太阴里寒，法当温中。

③胁下满痛 此似少阳之证，而实非少阳。由于医之误下，贼胃土，败胃气，以致胃寒而不能进食，故程应旄曰："土虚无从安木，胁下满痛矣。"曹家达曰："中气虚而不能食，太阳寒水陷于胁下而成满痛。"其说均可参。

④面目及身黄 程应旄曰："土气不内注则外蒸，面目及身黄矣。"

⑤与柴胡汤，后必下重 本汤方中之黄芩苦寒，能伤脾胃，使中气更加下陷，故服后增加大便下重。

⑥本渴而饮水呕者 吴谦曰："虽有渴证，乃系数下夺津之渴。其饮水即呕，亦非太阳本证之呕，缘误下所致。"

【白话解】

得病已六七日，脉迟而浮弱，怕风寒，手足温，医生反复误下，使病人不能进食，并且胁下胀痛，面目及周身发黄，颈项拘紧，小便少，这种病证如果给服柴胡汤，大便时就会有下坠感；本来口渴，饮水又呕吐，或进食就呃逆的，都不适合给服柴胡汤。

（98）伤寒四五日①，身热②恶风，颈[1]项强，胁下满③，手足温而渴②者，小柴胡汤主之④。

【成注】

身热恶风，颈项强者，表未解也；胁下满而渴者，里不和也。邪在表则手足通热，邪在里则手足厥寒；今手足温者，知邪在表里之间也。与小柴胡汤以解表里之邪。

【校】

[1] 颈　《来苏集》卷三作"头"。

【注】

①伤寒四五日　为病邪传里之时，又见恶风，乃太阳表证未罢。

②身热、手足温而渴　为阳明证。

③颈项强，胁下满　为少阳证。是乃三阳合病。

④小柴胡汤主之　程应旄曰："表里经络原是相通，少阳其枢机也。枢机一碍，则无不碍，从而舒之，使勾萌得达，虽有他经之邪，无不从枢机宣畅，小柴胡所以得和解之名也。"

【白话解】

伤寒四五日，身热恶风，颈项拘紧，两胁胀满，手足温而口渴的，应当用小柴胡汤治疗。

（100）伤寒①，阳脉涩，阴脉弦②，法当[1]腹中急痛者，_{赵本无"者"字}先[2]与小建中汤；不差③者，与小柴胡汤主之[3]④。

【成注】

脉阳涩、阴弦，而腹中急痛者，当作里有虚寒治之，与小建中汤，温中散寒；若不差者，非里寒也，必由邪气自表之里，里气不利所致，与小柴胡汤，去黄芩加芍药，以除传里之邪。

【校】

[1] 法当　《阴证略例·举古人论阴证》引无"法当"二字。

[2] 先　《百证歌》第二十三证注无"先"字。

[3] 与小柴胡汤主之　《补亡论》卷五无"与"字。

【注】

①伤寒　"伤寒"二字，指少阳病。

②阳脉涩，阴脉弦　"涩"，主气血虚，"弦"为疼痛甚。汪

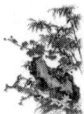

琥曰："此阴阳以浮沉言，脉浮取之，则涩而不流利，沉取之亦弦而不和缓。"

③不差　谓弦脉未除，痛犹未止。

④与小柴胡汤主之　按"主之"二字是衍文，成注无。本论在拟用某汤方时，约其意有三：曰宜、曰与、曰主之。曰"与"者，如三十七、二三一、二六六各条。"与"与"主之"兼用者，如九十六条及本条，"与"、"主之"于义重复，当以删之为是。

【白话解】

伤寒，浮取脉涩，沉取脉弦，这样的脉会出现腹内拘急而痛的病证，应当先给服小建中汤，如果病不愈，再用小柴胡汤治疗。

小建中汤方：

桂枝三两，去皮。味辛热　甘草三（赵本作"二"）两，炙。味甘平　大枣十二枚，擘。味甘温　芍药六两。味酸微寒　生姜三两，切。味辛温　胶饴一升。味甘温

【成注】

建中者，建脾也。《内经》曰：脾欲缓，急食甘以缓之。胶饴、大枣、甘草之甘以缓中也。辛润散也，荣卫不足，润而散之，桂枝、生姜之辛，以行荣卫。酸收也、泄也，正气虚弱，收而行之，芍药之酸，以收正气。

右六味，以水七升，煮取三升，去滓，内胶赵本无"胶"字饴，更上微火，消解，温服一升，日三服。呕家不可用建中汤，以甜故也。

（101）伤寒中风，有柴胡证[1]，但见一证便是[2]①，不必悉具②。

【成注】

柴胡证，是邪气在表里之间也，或胸中烦而不呕，或渴，或腹中痛，或胁下痞硬，或心下悸，小便不利，或不

110

渴，身有微热，或咳，但见一证，便宜与柴胡汤治之，不必待其证候全具也。

【校】

[1] 柴胡证　《玉函》卷二"柴"上有"小"字。

[2] 便是　《总病论》卷二无"便是"二字。

【注】

①但见一证便是　"一证"指柴胡主证，如往来寒热、胸胁苦满、默默不欲饮食、心烦喜呕等是。

②不必悉具　柴胡汤为枢机之剂，风寒不全在表，未全入里者皆可用，故证不必悉具，但此指主证言，若兼证如或渴、或腹中痛、或心下悸、或小便不利、或咳，仅具其一，不能即认为柴胡证而轻用之。

【白话解】

伤寒或中风，有柴胡汤的适应证，只要见到一个主症，就可以用，无需症状全部具备。

凡柴胡汤病证而下之[1]①，若柴胡证不罢者[2]，复[3]与柴胡汤[4]②，必蒸蒸③而振，却[5]赵本有"复"字发热汗出而解。

【成注】

邪在半表半里之间，为柴胡证，即未作里实，医便以药下之；若柴胡证仍在者，虽下之不为逆，可复与柴胡汤以和解之。得汤，邪气还表者，外作蒸蒸而热，先经下，里虚，邪气欲出，内则振振然也。正气胜、阳气生，却复发热汗出而解也。

【校】

[1] 凡柴胡汤病证而下之　《总病论》卷二"凡"下有"以"字，"病"上无"汤"字；《来苏集》卷三"而"下有"反"字。

[2] 若柴胡证不罢者　《总病论》卷二无"若柴"七字。

[3] 复　《总病论》卷二无"复"字。

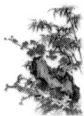

[4] 柴胡汤 《翼方》卷九"汤"下有"解者"二字。

[5] 却 《总病论》卷二"却"下有"复"字。

【注】

①凡柴胡汤病证而下之 不应下而反下之，于法为逆。

②若柴胡证不罢者，复与柴胡汤 程应旄曰："下之一法，柴胡证之所禁者，犯此须防表邪乘虚而入，坏病随成，不复留此柴胡证耳。若柴胡证不罢者，则里气尚能拒表，枢机未经解纽，复与小柴胡汤，使邪气得还于表，而阳神内复。"

③蒸蒸 形容发热汗出现象有如火气上冲。"蒸"乃"烝"之借字。《说文·火部》："烝，火气上行也。"蒸蒸发热汗出而解者，气从内达，邪从外解也。

【白话解】

一般柴胡汤证误下后，如果柴胡证未解的，可再给与柴胡汤，服药后就会热气上行而战栗，转而发热汗出则病解。

（102）伤寒二三[1]日①，心中悸而烦者②，小建中汤主之。

【成注】

伤寒二三日，邪气在表，未当传里之时，心中悸而烦，是非邪气搏所致。心悸者，气虚也；烦者，血虚也。以气血内虚，与小建中汤先建其里。

【校】

[1] 二三 《外台》卷一作"一二"。

【注】

①伤寒二三日 柯琴曰："伤寒二三日，无阳明证，是少阳发病之期，不见寒热、头痛、胸胁苦满之表，又无腹痛苦呕或渴之里，但心悸而烦，是少阳中枢受寒，而木邪挟相火为患。二三日间，热已发里，寒犹在表，原是半表半里证，然不往来寒热，则柴胡不中与也。"

②心中悸而烦者 王肯堂曰："先烦而后悸是热，先悸而后烦是虚。"尤怡曰："伤寒里虚则悸，邪扰则烦，二三日悸而烦

112

者，正气不足，而邪欲入内也，是不可攻其邪，但与小建中温养中气，中气立则邪自解。"

【白话解】

伤寒二三日，心中跳动不宁而烦的，应当用小建中汤治疗。

（103）**太阳病，过经**①**十余日，反二**[1]**三下之**②**，后四五日，柴胡证仍**[2]**在者，先与小柴胡汤**③。赵本无"汤"字**呕不止**④**，心下急**[3]，赵本注："一云：呕止小安"**郁郁微烦**[4]⑤**者，为未解也，与大柴胡汤下之，则愈。**

【成注】

日数过多，累经攻下，而柴胡证不罢者，亦须先与小柴胡汤，以解其表。经曰：凡柴胡汤疾，医统本作"病"证而下之，若柴胡证不罢者，复与柴胡者，医统本作"汤"是也。呕止者，表里和也；若呕不止，郁郁微烦者，里热已甚，结于胃中也，与大柴胡汤下其里热则愈。

【校】

[1] 二 《脉经》卷七、《翼方》卷九并作"再"。

[2] 仍 《翼方》卷九作"续"。

[3] 呕不止，心下急 《脉经》卷七、《翼方》卷九并作"呕止小安"。

[4] 郁郁微烦 《翼方》卷九"郁"上有"其人"二字。

【注】

①过经 此谓病传少阳（舒诏曰："下文'柴胡证仍在'五字，则过经是少阳矣"）与一〇五条调胃承气汤之"过经"略异，彼"过经"为病起时间，此"过经"则谓太阳病传入少阳也。文同义别，须区分。

②反二三下之 尤怡曰："少阳不可下，而反二三下之，于法为逆。"

③柴胡证仍在者，先与小柴胡汤 此与本论一。一条所谓"凡柴胡汤病证而下之，若柴胡证不罢者，复与小柴胡汤"义同。

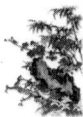

④呕不止　程应旄曰："先与小柴胡和解之，若呕不止，知其下必成堵截矣。"

⑤心下急，郁郁微烦　林澜曰："心下急，郁郁微烦，必中有燥屎也，非下除之不可，故以大柴胡兼而行之。""急"字，程应旄解为"急促之状"，柯琴谓"急者满也"，皆于字书无征。其实即如通解，作"焦躁"讲，正与下"微烦"相应。

【白话解】

太阳病，传入少阳十余日，反而再三使用下法，过后四五日，柴胡证仍存在的，仍先给与小柴胡汤。如果出现呕吐不止，心下部急迫不舒，郁闷微烦的，是病邪未解，给与大柴胡汤下之，就会病愈。

大柴胡汤方：

柴胡半斤。味甘平　黄芩三两。味苦寒　芍药三两。味酸，微寒　半夏半升，洗。味辛温　生姜五两，切。味辛温　枳实四枚，炙。味苦寒　大枣十二枚，擘。（医统本有"味"字）甘温　大黄二两。味苦寒，赵本无"大黄"一药

【成注】

柴胡、黄芩之苦，入心而折热；枳实、芍药之酸苦，涌泄而扶阴。辛者散也，半夏之辛，以散逆气；辛甘和也，姜枣之辛甘，以和荣卫。

右八味，以水一斗二升，煮取六升，去滓，再煎，温服一升，日三服。一方用赵本作"加"大黄二两。若不加大黄，赵本无"大黄"二字恐不为大柴胡汤也。赵本无"也"字

（104）伤寒十三日不解[1]，胸胁满而呕，日晡所发潮热①，已[2]而②微利。此本柴胡证[3]，下之而[4]赵本作"以"不得利③，今反利者，知[5]医以丸药下之，赵本有"此"字非[6]其治也。潮热者实也，先宜[7]赵本有"服"字小柴胡汤以解外[8]，后

以柴胡加芒硝汤主之④。赵本有"柴胡加芒硝汤方"详见本书卷十

【成注】

伤寒十三日，再传经尽，当解之时也。若不解，胸胁满而呕者，邪气犹在表里之间，此为柴胡汤证；若以柴胡汤下之，则更无潮热自利。医反以丸药下之，虚其肠胃，邪气_{医统本作"热"}乘虚入腑，日晡所发潮热，热已而利也。潮热虽为热实，然胸胁之邪未已，故先与小柴胡汤以解外，后以柴胡加芒硝以下胃热。

【校】

［1］不解 《来苏集》卷三作"下之"。**按**：柯校改是。否则，下文"下之而不得利""知医以丸药下之"，均无所属，此承调胃承气汤条误。

［2］已 《玉函》卷二、《脉经》卷七并无"已"字；《外台》卷一"已"作"热毕"。

［3］此本柴胡证 《脉经》卷七作"此本当柴胡汤"，连下"下之"为句。

［4］而 《玉函》卷二、《外台》卷一并无"而"字。

［5］知 《脉经》卷七"知"上有"故"字。

［6］非 《外台》卷一"非"上有"此"字。

［7］宜 《玉函》卷二、《脉经》卷七并作"再服"。

［8］以解外 《玉函》卷二作"解其外"。

【注】

①潮热 张志聪曰："潮热者，值阳明气旺，而热如潮汐之来而有信也。"

②已而 "已"犹"既"也。程应旄曰："微利者，已而之证也。"所谓"已而之证"，是说经过一些时间，又出现了"微利"的症状。

③不得利 "得"犹"能"也。见《古书虚字集释》卷六。

④后以柴胡加芒硝汤主之 此承上言，"潮热"为里实证，但少阳之胸满呕吐未除，故先用小柴胡汤以解少阳之邪，若潮热

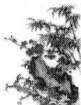

不除，再以柴胡加芒硝以洗涤阳明邪热。

【白话解】

伤寒十三日，用下法治疗后，胸胁满闷而且呕吐，午后约三至五时有潮热，随后又轻微下利。这本属柴胡证，下之就不能出现微利，现在反有微利，可知是医生误用了丸药峻下，这种治法不对。潮热本是实证，应先用小柴胡汤以解少阳邪气，然后用大柴胡加芒硝汤治疗潮热里实。

（105）**伤寒十三日不解**[1]，赵本无"不解"二字**过经**①，**谵语**②**者**[2]，**以**[3]**有热也，当以汤下之。若小便利者，大便当硬，而反下利**[4]，**脉**[5]**调和者，知医以丸药下之，非其治也。若自下利者**[6]，**脉当微厥**[7]③，**今反和者**④，**此为内实也，调胃承气汤主之**[8]。

【成注】

伤寒十三日再传经尽，谓之过经。谵语者，阳明胃热也，当以诸承气汤下之。若小便利者，津液偏渗，大便当硬，反下利者，知医以丸药下之也。下利，脉微而厥者，虚寒也，今脉调和，则非虚寒，由肠虚胃热，协热而利也，与调胃承气汤以下胃热。

【校】

[1]不解　《总病论》卷二无"不解"二字。

[2]谵语者　《玉函》卷二作"而谵语"。

[3]以　《玉函》卷二、《脉经》卷七、《翼方》卷九并作"内"；《总录》卷二十一无"以"字。《补亡论》卷五"以"下有"内"字。

[4]反下利　《脉经》卷七"利"上无"下"字。

[5]脉　《玉函》卷二"脉"上有"其"字。《补亡论》卷五同。

[6]若自下利　《玉函》卷二作"自利"。

[7]脉当微厥　《玉函》卷二"脉"上有"其"字。山田

正珍曰："微厥，当作微结，因声近而讹。'炙甘草汤条，结代之结；抵当汤条，沉结之结，皆同。'微结者，谓微弱而结代。"
按：《来苏集》卷三"微"下无"厥"字。删之似不如山田说之为是。

[8] 调胃承气汤主之　《脉经》卷七作"属承气汤证"；《翼方》卷九作"宜承气汤"。

【注】

①过经　此谓病已离太阳经。尤怡曰："'过经'者，邪气去此而之彼之谓，非必十三日解，而后谓之过经也。"

②谵语　汪琥曰："谵语者，自言也。寒邪郁里，胃中有热，热气熏膈，则神昏而自言也。"

③脉当微厥　"厥"指脉状，而非厥冷之厥。尤怡曰："脉微厥，脉乍不至也。"

④反和者　汪琥曰："'反和者'，言其脉与阳明腑证不相背之意。"

【白话解】

伤寒十三日未解，病已离太阳经，又出现谵语，是因为内有实热，应当用汤药泻下。如果小便通畅，大便应当秘结，如反下利，脉象与里实证相应的，可知是医生误用了丸药峻下，这种治法不对。如果是自行下利的，脉就应当微弱而结代，现在脉象反而与里实证相应，这是内有实邪，应当用调胃承气汤治疗。

（106）**太阳病不解，热结膀胱，其人如狂**①**，血自下**[1]**，下者愈**[2]②**。其外不解者，尚未可攻，当先解**赵本有"其"字**外**[3]**。外解已**[4]**，但少腹**③**急结**[5]**者，乃可攻之，宜桃核承气汤方**[6]。赵本注："后云：解外宜桂枝汤"

【成注】

太阳，膀胱经也。太阳经邪热不解，随经入腑，为热结膀胱，其人如狂者，为未至于狂，但不宁尔。经曰：其人如狂者，以热在下焦，太阳多热，热在膀胱，必与血相

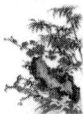

搏，若血不为畜，为热迫之则血自下，血下则热随血出而愈。若血不下者，则血为热搏，畜积于下，而少腹急结，乃可攻之，与桃核承气汤，下热散血。《内经》曰：从外之内而盛于内者，先治其外，后调其内。此之谓也。

【校】

[1] 血自下　《脉经》卷七、《翼方》卷九"血"下并有"必"字，《翼方》卷九"血"上有"其"字。

[2] 愈　《玉函》卷二"愈"上有"自"字；《脉经》卷七、《翼方》卷九"愈"上并有"即"字。

[3] 解外　《玉函》卷二"解"下有"其"字；《圣惠方》卷八"外"下有"宜桂枝汤"四字。

[4] 已　《玉函》卷二无"已"字。

[5] 少腹急结　《玉函》卷二"少"作"小"。《千金》卷九、《圣惠方》卷八"腹"下并无"急"字。

[6] 方　《玉函》卷二无"方"字。

【注】

①如狂　似狂非狂，狂而不甚。徐大椿曰："膀胱多气多血，热甚则血凝而上干心包，故神昏而如狂。"

②血自下，下者愈　"者"与"则"义同。"下则愈"谓瘀结于膀胱部分之血，用下瘀之法治之则愈。如阳明病之谵语，以承气汤下其燥屎，则谵语自止；妇人热入血室，谵语如见鬼状者，以小柴胡汤行其经水，则谵语止，其证例同。

③少腹　脐以下腹部称少腹，亦称小腹。一说脐两旁称小腹。

【白话解】

太阳病表证未解，热邪结于膀胱，病人出现像是发狂的症状，如果自行下血，病就会痊愈。如果表证未解，还不可以攻下，应当先解表。表证解除后，只是小腹部拘急疖痛的，才可以攻下，适宜用桃核承气汤。

桃核承气汤方：

桃人（人赵本作仁）五十个，去皮尖。味甘平　桂枝二两，去皮。味辛热
大黄四两　芒硝二两　甘草二两，炙

【成注】

甘以缓之，辛以散之。少腹急结，缓以桃人之甘；下焦畜血，散以桂枝辛热之气，医统本作"桂枝之辛，大热之气"寒以取之。热甚搏血，故加二物于调胃承气汤中也。

右五味，以水七升，煮取二升半，去滓，内芒硝，更上火微沸。下火，先食温服五合，日三服，当微利。

（107）伤寒八九日，下之，胸满烦惊^①，小便不利，谵语，一身尽重^[1]，不可转侧者，柴胡加龙骨牡蛎汤主之^②。

【成注】

伤寒八九日，邪气已成热，而复传阳经之时，下之虚其里而热不除。胸满而烦者，阳热客于胸中也；惊者，心恶热而神不守也；小便不利者，里虚津液不行也；谵语者，胃热也；一身尽重不可转侧者，阳气内行于里，不营于表也。与柴胡汤以除胸满而烦，加龙骨、牡蛎、铅丹，收敛神气而镇惊；加茯苓以行津液、利小便；加大黄以逐胃热、止谵语；加桂枝以行阳气而解身重。错杂之邪，斯悉愈矣。

【校】

[1] 一身尽重　《脉经》卷七、《翼方》卷九"身"下并无"尽重"二字，"一身"连下读；《百证歌》第六十一证注"重"作"痛"。

【注】

①烦惊　烦扰、惊惕。张璐曰："此系少阳之里证，诸家注作心经病，误也。惊者，胆不宁，非心虚。"

②柴胡加龙骨牡蛎汤主之　张璐曰："主以小柴胡，和解内外，加龙骨、牡蛎，以镇肝胆之惊。"

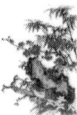

【白话解】

伤寒八九日，下之后，出现胸闷，烦扰，惊惕，小便不利，谵语，周身沉重，不能转侧的，应当用柴胡加龙骨牡蛎汤治疗。

柴胡加龙骨牡蛎汤方：

半夏二合（赵本有"半"字），洗　大枣六枚（赵本有"擘"字）　柴胡四两　生姜一两半（赵本有"切"字）　人参一两半（赵本有黄芩一两）　龙骨一两半　铅丹一两半　桂枝一两半，去皮　茯苓一两半　大黄二两　牡蛎一两半，煅（赵本医统本并作"熬"字）

右十一赵本作"二"味，以水八升，煮取四升，内大黄切如碁子①，更煮一二赵本作"两"沸，去滓，温服一升。赵本句下有"本云柴胡汤，今加龙骨等"十字

【注】

①切如碁子　《千金》卷二十七《服食》："服松脂方，服如博碁一枚。注：博碁长二寸，方一寸。"

（108）伤寒腹满谵语[1]，寸口脉浮而紧①，此肝乘脾也[2]，名曰纵②，刺[3]期门。

【成注】

腹满谵语者，脾胃疾也。浮而紧者，肝脉也。脾病见肝脉，木行乘土也。经曰：水行乘火，木行乘土，名曰纵。此其类矣。期门者，肝之募，刺之以泻肝经盛气。

【校】

[1] 谵语　《玉函》卷二、《脉经》卷七"谵语"上并有"而"字。

[2] 此肝乘脾也　《脉经》卷七"此"下有"为"字。吴谦曰："'此肝'十一字，与上文义不属，似有遗误。"

[3] 刺　《玉函》卷二、《脉经》卷七"刺"上并有"当"字；《翼方》卷十"刺"上有"宜"字。

【注】

①腹满、谵语、寸口脉浮而紧　吴谦曰："伤寒脉浮紧，太阳表寒证也。腹满谵语，太阴阳明里热也。欲从太阳而发汗，则有太阴阳明之里，欲从太阳阳明而下之，又有太阳之表，主治诚为两难，故不药而用刺法也。"

②名曰纵　"纵"是五行顺次相克，肝乘脾，即木克土也。章楠曰："'名曰纵'者，以脾土本受木制，而木邪放纵无忌也。"

③刺期门　足厥阴肝经募穴，主治热入血室，伤寒过经不解，胸胁疼痛、呕吐等症。此刺之所以泻肝邪。《千金要方》卷二十九第一："期门在第二肋端，不容傍，各一寸半，上直两乳。"

【白话解】

伤寒，出现腹部胀满、谵语、寸口脉浮而紧，这是肝木乘脾土，病名为"纵"，治疗应针刺期门穴。

（109）**伤寒发热，啬啬恶寒**①**，大渴欲饮水**[1]**，其腹必满**②**。自汗**[2]**出，小便利，其病欲解。此肝乘肺也**[3]**，名曰横**③**，刺**[4]**期门。**

【成注】

伤寒发热，啬啬恶寒，肺病也。大渴欲饮水，肝气胜也。《玉函》曰：作大渴，欲饮酢浆，是知肝气胜也。伤寒欲饮水者愈，若不愈而腹满者，此肝行乘肺，水不得行也。经曰：木行乘金，名横，刺期门，以泻肝之盛气，肝肺气平，水散而津液得通，外作自汗出，内为小便利而解也。

【校】

[1] 大渴欲饮水　《玉函》卷二"大"上有"其人"二字；《玉函》卷二、《脉经》卷七"水"作"酢浆"；《翼方》卷十"水"作"酨浆"。

[2] 自汗　《玉函》卷二"自"上有"而"字。

[3] 此肝乘肺也　《脉经》卷七"此"下有"为"字。吴谦曰："'此肝'十一字，亦与上文义不属，以有遗误。"

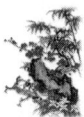

[4] 刺 《玉函》卷二"刺"上有"当"字。

【注】

①发热，啬啬恶寒 此乃肝邪乘肺。肺主皮毛，肺受肝邪，皮毛闭塞，所以发热，啬啬恶寒。

②大渴欲饮水，腹满 由于肝热犯肺，劫烁津液，故渴欲饮水；肺气被阻，不能通调水道，所以腹满。

③名曰横 "横"是五行逆次反克。"肝乘肺"，金本克木，而金反被木制。章楠曰："肝木受肺制，而反乘肺，如下犯上之横逆，故曰横也。"

【白话解】

伤寒发热，瑟瑟恶寒，口极渴而欲饮水，病人腹部必然胀满。如果自汗出，小便通利，是病将解。这是肝木反侮肺金，病名为"横"，治疗应针刺期门穴。

（110）太阳病二日，反躁，反赵本作"凡"熨①其背[1]，而大汗出，大[2]热入胃，赵本注："一作二日内烧瓦熨背，大汗出，火气入胃"胃中水竭，躁烦[3]必发[4]谵语。十余日，振栗[5]②，自下利[6]者，此为欲解也。故[7]其汗③，从腰已赵本作"以"下不得汗，欲小便不得，反呕欲失溲，足下恶风。大便硬，小便当数，而反不数及不多[8]。大便已[9]，头卓然而痛④，其人足心必热，谷气下流故也。

【成注】

太阳病二日，则邪在表，不当发躁，而反躁者，热气行于里也。反熨其背而发汗，大汗出，则胃中干燥，火热入胃，胃中燥热，躁烦而谵语，至十余日，振栗、自下利者，火邪势微，阴气复生，津液得复也，故为欲解。火邪去，大汗出，则愈。若从腰以下不得汗，则津液不得下通，故欲小便不得，热气上逆而反呕也。欲失溲、足下恶风者，气不得通于下而虚也。津液偏渗，令大便硬者，小便当数。经曰：小便数者，大便必硬也。

122

此以火热内燥，津液不得下通，故小便不数及不多也。若火热消，津液和，则硬结之便得润，因自大便也。便已，头卓然而痛者，先大便硬，则阳气不得下通，既得大便，则阳气降下，头中阳虚，故卓然而痛。谷气者，阳气也。先阳气不通于下之时，足下恶风，今阳气得下，故足心热也。

【校】

[1] 反躁，反熨其背　元刻本、四库本"反熨"作"凡熨"。《玉函》卷二"反躁"六字作"而反烧瓦熨其背"。

[2] 大　《玉函》卷二作"火"。

[3] 胃中水竭，躁烦　《脉经》卷七作"胃中竭躁"。

[4] 发　《玉函》卷二作"当"。

[5] 振栗　《脉经》卷七作"振而"连下为句。

[6] 自下利　《玉函》卷二、《脉经》卷七并作"反汗出"。

[7] 故　《脉经》卷七无"故"字。

[8] 及不多　四部本、同德堂本、天保本、《补亡论》卷五"及"下并无"不"字。柯琴曰："凡大便硬者，小便当数而不多。今小便反不数而反多，此应前'欲小便不得'句。"

[9] 大便已　《脉经》卷七"便"上无"大"字。

【注】

①熨　为一种火热疗法，有捣药绵裹，微火灸令暖，以熨背。民间有以砖烧热，外包以布置背上，用以取暖发汗。

②振栗　"振栗"犹"战栗"。"振"、"战"一声之转。《尔雅·释诂》："战栗，惧也。"

③故其汗　"故"犹"若"也。见《古书虚字集释》卷五。"若其汗"句与上"大汗出"相应，盖谓虽汗出，上解而下未解也。

④头卓然而痛　方有执曰："卓，特也。头特然而痛。"兹衍其义，"特"犹今之口语"特别"，见《古书虚字集释》卷六。"然"，状事之词。"而"有口语"得"的意思。"头卓然而痛"，即头特别得痛。《广雅·释诂》："卓，明也。""头卓然而痛"，

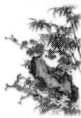

谓头部明显痛，与特别痛其义不殊。

【白话解】

太阳病二日，反而烦躁，用烧瓦热熨背部，致汗出过多，火热内入于胃，胃中津液耗竭，就会由烦躁发展到谵语。至十余日，出现战栗，自行汗出的，这是病将愈。如果汗出时从腰以下无汗，欲解小便而解不出，反而作呕，这样就要小便失禁，足下怕风。大便秘结小便就应频数，却反而不数也不多。如果大便以后头极痛，病人足心就会转热，这是谷气下行的缘故。

（111）太阳病[1]中风，以火劫发汗[2]，邪风被火热[3]，血气流溢[4]，失其常度[5]。两阳①相熏灼[6]，其身发黄，阳盛②则欲衄[7]，阴虚③则[8]小便难，阴阳俱虚竭[9]④，身体则枯燥，但头汗出，剂[10]颈而还，腹满微喘，口干咽烂，或不大便，久则谵语，甚者至哕，手足躁扰，捻[11]衣摸床，小便利者[12]，其人可治[13]。

【成注】

风在阳邪，因火热之气，则邪风愈甚，迫于血气，使血气流溢，失其常度。风与火气，谓之两阳。两阳相熏灼，热发于外，必发身黄。若热搏于经络为阳盛外热，迫血上行必衄；热搏于内者，为阴虚内热，必小便难。若热消血气，血气少为阴阳俱虚，血气虚少，不能荣于身体，为之枯燥。三阳经络至颈，三阴至胸中而还，但头汗出，剂颈而还者，热气炎上，搏阳而不搏于阴也。《内经》曰：诸胀腹大，皆属于热。腹满微喘者，热气内郁也。《内经》曰：火气内发，上为口干咽烂者，火热上熏也。热气上而不下者，则大便不硬。若热气下入胃，消耗津液，则大便硬，故云或不大便。久则胃中躁医统本作"燥"热，必发谵语。《内经》曰：病深者，其声哕。火气大甚，正气逆乱则哕。《内经》曰：四肢者，诸阳之本也。阳盛则四肢实，火热大甚，故手足躁扰，捻衣摸床，扰乱也。小便利者，为火未剧，津液未竭而犹可治也。

【校】

[1] 太阳病　《玉函》卷二、《脉经》卷七"太阳"下并无"病"字。

[2] 火劫发汗　《玉函》卷二、《总录》卷二十二"发"下并有"其"字；《总录》卷二十二"火"下无"劫"字。

[3] 被火热　《总录》卷二十二作"为火热所劫"。

[4] 溢　《脉经》卷七作"泆"。

[5] 失其常度　《病源》卷七作"失常"，属上为文；《总录》卷二十二作"荣卫失调"。

[6] 两阳相熏灼　《总录》卷二十二"两阳"下无"相"字。

[7] 则欲衄　《玉函》卷二"则"作"即"；《总录》卷二十二"则欲衄"作"即衄"。

[8] 则　《玉函》卷二无"则"字。

[9] 阴阳俱虚竭　按："阳俱"二字疑衍。上曰"阳盛则欲衄，阴虚则小便难"，此则仅承"阴虚"言，以"虚竭"言其症状，故喻昌谓此乃一团邪火内炽，真阴顷刻立尽之象。《伤寒集注》引张盖仙云："此证纯阳无阴，何得云阴阳俱虚竭。"诚有见也。

[10] 剂　《病源》卷七作"齐"。

[11] 捻　《脉经》卷七、《总录》卷二十二并作"循"。

[12] 小便利者　《总录》卷二十二"小"上有"其"字。

[13] 其人可治　《总录》卷二十二无"其人"二字。

【注】

①两阳　中风之风为阳邪，火劫之火亦属阳，故称两阳。

②阳盛　指邪热炽盛。

③阴虚　谓津液耗损。

④阴阳俱虚竭　按上云"阳盛"，此承云"阴阳俱虚竭"难解。舒诏门人张盖仙以此证纯阳无阴，何得云"阴阳俱虚竭，是必后有误"，其言可信。

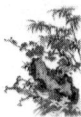

【白话解】

太阳病中风证，用火疗强行发汗，邪风与火热相合，致使血气流速失去正常规律，邪风与火热两种阳邪相互熏灼，病人就会身体发黄，阳邪炽盛就将衄血，阴津消耗就会小便难，阴津虚竭身体就会枯燥，只头部汗出，至颈部而止，腹部胀满、微喘、口干而咽部糜烂，或不大便，日久就会谵语，严重的直至出现呃逆，手足躁动不安，捻被摸床，如果小便通利的，还可以治疗。

（112）伤寒脉浮，医[1]以火迫劫之①，亡阳[2]②，必惊狂[3]，起卧[4]赵本作"卧起"不安③者，桂枝[5]去芍药加蜀漆④牡蛎龙骨救逆⑤汤主之[6]。

【成注】

伤寒脉浮，责邪在表，医以火劫发汗，汗熊校记：医以火劫发汗，汗出，大出者亡其阳。汪本大上删"出"字，非大出者，亡其阳。汗者，心之液。亡阳则心气虚，心恶热，火邪内迫，则心神浮越，故惊狂，起卧不安，与桂枝汤，解未尽表邪；去芍药，以芍药益阴，非亡阳所宜也；火邪错逆，加蜀漆之辛以散之；阳气亡脱，加龙骨、牡蛎之涩以固之。《本草》云：涩可去脱。龙骨、牡蛎之属是也。

【校】

[1] 医 《脉经》卷七、《翼方》卷九"医"上并有"而"字。

[2] 亡阳 舒诏曰："'亡阳'二字恐误。上篇以火劫而致变者，皆为'亡阴'。"

[3] 必惊狂 《总病论》卷三作"惊或狂"。

[4] 起卧 《百证歌》第六十一证注作"卧起"。

[5] 桂枝 《总病论》卷二"桂"上有"宜"字。

[6] 主之 《总病论》卷二无"主之"二字。

【注】

①火迫劫之 以火法强迫发汗。《广韵·三十三叶》："劫，

强取也。"

②亡阳　"阳"指心阳。"亡阳"谓心阳外亡，神气浮越。尤怡《医学读书记》卷中云："所谓'阳'者，乃心之阳，盖即神也。火气通于心，神被迫而不收，与发汗亡阳者不同。"

③卧起不安　即惊狂之症状。

④蜀漆　舒诏曰："蜀漆专行血分，破坚结，但人所罕用，不若方中去蜀漆，加红花、苏木、硃砂三味，甚为平稳。至牡蛎泽泻散之蜀漆，乃常山苗，与此不同。"

⑤救逆　张锡驹曰："病在阳，复以火解，此为逆也，故曰救逆。"

【白话解】

伤寒脉浮，医生用火疗强迫发汗，致使心阳浮越，病人就会出现惊惕狂躁，坐立不宁，应当用桂枝去芍药加蜀漆牡蛎龙骨救逆汤治疗。

桂枝去芍药加蜀漆龙骨牡蛎赵本作"牡蛎龙骨"**救逆汤方：**

桂枝三两，去皮　**甘草**二两，炙　**生姜**三两，切　**牡蛎**五两，熬。味酸咸　**龙骨**四两。味甘平　**大枣**十二枚，擘　**蜀漆**三两，洗去脚（赵本医统本并作腥）。味辛平

右为末，赵本作"七味"**以水一斗二升，先煮蜀漆，减二升，内诸药，煮取三升，去滓，温服一升。**赵本有"本云：桂枝汤，今去芍药，加蜀漆牡蛎龙骨"十六字

（113）**形作伤寒**[1]，**其脉不弦紧而弱**[2]，**弱**[2]**者必渴**①，**被火者**赵本无"者"字**必谵语。弱**[2]**者发热、脉浮，解之当汗出，愈。**

【成注】

形作伤寒，谓头痛身热也。脉不弦紧，则无伤寒表脉也。经曰：诸弱发热，则脉弱为里热，故云弱者必渴。若

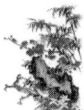

被火气，两热相合，搏^{熊校记：传于胃中，汪本传改搏，非是}于胃中。胃中躁烦，必发谵语。脉弱发热者，得脉浮，为邪气还表，当汗出而解矣。

【校】

[1] 形作伤寒　《玉函》卷二、《脉经》卷七"伤寒"上并无"形作"二字。

[2] 弱　吴谦曰："三'弱'字，俱当作'数'，若为'弱'字，热从何有？"

【注】

①弱者必渴　尤怡曰："脉弱为阴不足，而邪气乘之，生热损阴，则必发渴。"

【白话解】

症状像是伤寒，而脉不弦紧却数，脉数就会有口渴，加以火法治疗就会谵语。如果脉数而发热、脉浮，治疗应当使其汗出，则病愈。

（114）太阳病，以火熏①之，不得汗，其人必躁^{[1]②}，到经不解^[2]，必清血^[3]，名为火邪。

【成注】

此火邪迫血而血下行者也。太阳病用火熏之，不得汗，则热无从出。阴虚被火，必发躁也。六日传经尽，至七日再到太阳经，则热气当解。若不解，热气迫血下行，必清血。清，厕也。

【校】

[1] 躁　《玉函》卷二作"燥"。

[2] 到经不解　熊本、四库本、同德本"到"下并无"经"字。

[3] 必清血　《脉经》卷七"必"下有"有"字。

【注】

①熏　方有执曰："熏亦劫汗法，盖当时庸俗用之，烧炕铺陈，洒水取气，卧病人以熏蒸之之类是也。"

②躁　《论语·季氏》郑注："躁，不安静也。"方有执以"躁为手足疾动"，其说乃郑义之引申。

【白话解】

太阳病，用火熏法治疗，没能发出汗，病人就会烦躁，病邪到太阳经行尽之日仍不解，就会大便下血，这称为"火邪"。

（115）**脉浮热甚**[1]，赵本有"而"字**反**[2]**灸之**①，**此**[3]**为实，实以虚治，因火而动，必咽燥唾血**[4]。

【成注】

此火邪迫血而血上行者也。脉浮，热甚为表实，医以脉浮为虚，用火灸之，因火气动血，迫血上行，故咽燥唾血。

【校】

[1]甚　《玉函》卷二作"盛"。

[2]反　《玉函》卷二、《百证歌》第三十六证注并作"而"。

[3]此　《百证歌》第三十六证注作"则"。

[4]必咽燥唾血　《玉函》卷二、《脉经》卷七、《翼方》卷十、《百证歌》第三十六证注并作"咽燥，必吐血"。

【注】

①反灸之　程应旄曰："表实有热，误认虚寒，而用灸法，热无从泄，因火而动，自然内攻，邪束于外，火攻于内，肺金被伤，故咽躁而吐血。"

【白话解】

脉浮热盛，反而用灸法治疗，这本是实证，实证而按虚证治疗，实邪借火气以动其血，就会出现咽燥唾血。

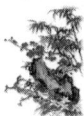

（116）微数之脉，慎不可灸，因火为邪，则为烦逆，追虚逐实①，血散脉中②，火气虽微，内攻有力，焦骨伤筋，血难复也。

【成注】

微数之脉，则为热也。灸则除寒，不能散热，是慎不可灸也。若反灸之，热因火则甚，遂为烦逆，灸本以追虚，而复逐热为实，热则伤血，又加火气，使血散脉中，气主呴之，血主濡之，气血消散，不能濡润筋骨，致骨焦筋伤，血散而难复也。

【注】

①追虚逐实　阴血本虚，更用灸火，劫伤阴分，是谓追虚。热本为实，更用灸火，益增里热，是谓逐实。

②血散脉中　火热炽盛，以致血气流溢，散乱脉中。

【白话解】

脉象微数，慎不可用灸法，热与火气相合为邪，就会成为火热逆证。更伤已虚之阴而助已盛之热，使运行于脉中的阴血受到耗散，灸火之气虽微，而内攻却有力，会热伤筋骨，使阴血难以恢复。

脉浮，宜以汗解[1]，用火[2]灸之，邪无从出[3]，因火而盛①，病[4]从腰以下必重而痹[5]②，名火逆③也[6]。

【成注】

脉浮在表，宜以汗解之。医以火灸取汗而不得汗，邪无从出，又加火气相助，则热愈甚，身半以上，同天之阳，半身以下，同地之阴，火性炎上，则腰已下阴气独治，故从腰以下必重而痹也。

【校】

[1] 宜以汗解　《玉函》卷二"宜"作"当"；《百证歌》第三证注"解"下有"之"字。

[2] 用火　《玉函》卷二、《脉经》卷七、《翼方》卷十并

作"而反"。

[3] 出 《翼方》卷十作"去"。

[4] 病 《脉经》卷七无"病"字。

[5] 必重而痹 《脉经》卷七"必"下有"当"字。

[6] 名火逆也 《玉函》卷二作"此为火逆"。

【注】

①因火而盛 因误用灸法，邪热更加亢盛。

②腰以下必重而痹 张锡驹曰："阳气从火上腾，不复下行，故病从腰以下必重而痹。"

③火逆 凡用灸火治疗，以致形成变证，称为"火逆"。

【白话解】

脉浮，适应发汗解表，如果用火灸治疗，邪气没有出路，与火邪相合而使邪热更盛，病人就会从腰以下沉重而且麻痹，病名为"火逆"。

欲自解者，必当先烦①，赵本有"烦"字**乃有汗而解**[1]。**何以知之？脉浮**②，**故知汗出解**③**也**[2]。赵本无"也"字

【成注】

烦，热也。邪气还表，则为烦热，汗出而解。以脉浮，故为邪还表也。

【校】

[1] 乃有汗而解 《脉经》卷七作"烦乃有汗，随汗而解"。

[2] 汗出解也 《玉函》卷二"解也"作"而解"；《脉经》卷七"出"下有"当"字。

【注】

①必当先烦 方有执曰："'烦'者，热闷而头痛之谓。'先烦'，邪欲出而与正分争，作汗之兆也。"柯琴曰："欲自解，便寓不可妄治之意。诸经皆有烦，而阳更甚，故有发烦、反烦、更烦、内烦等证，盖烦为阳邪内扰，汗为阳邪外发，故可必其先

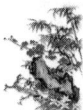

烦，见其烦，必当待其有汗，勿遽妄投汤剂也。"

②脉浮　是邪尚在表，气机仍欲外达，故知汗出而解。

③解　谓邪散病去。

【白话解】

病将自行解除，一定会先出现热闷而头痛，才汗出而病解。根据什么知道会这样呢？因有脉浮，所以知道汗出就会病解。

（117）烧针令其汗①，针处被寒②，核起而赤③者，必发奔[1]豚，气从少腹上冲心[2]者，灸其核上④各[3]一壮，与桂枝加桂⑤汤，赵本有"桂枝加桂汤方"详见本书卷十更加桂二两[4]。赵本有"也"字

【成注】

烧针发汗，则损阴血，而惊动心气。针处被寒，气聚而成核。心气因惊而虚，肾气乘寒气而动，发为奔豚。《金匮要略》曰：病有奔豚，从惊发得之。肾气欲上乘心，故其气从少腹上冲心也。先灸核上，以散其寒，与桂枝加桂汤，以泄奔豚之气。

【校】

[1] 奔　《玉函》卷二作"贲"。

[2] 冲心　《脉经》卷七"冲"作"撞"，无"心"字；《翼方》卷九"冲"下亦无"心"字。

[3] 各　《脉经》卷七无"各"字。

[4] 更加桂二两　按：成注未及"更加桂"之义。《来苏集》卷二无"更加"五字，是。

【注】

①烧针令其汗　"令"读平声。《素问·玉机真脏论》："风寒客于人，可汗而发也。"发汗宜以药，而轻以烧针取汗，此误也。

②针处被寒　方有执曰："'被寒'言寒遂从针穴反得入也。"

③核起而赤　柯琴曰："寒气外束，火邪不散，发为赤核。"

132

④灸其核上　灸为散其瘀。

⑤桂枝加桂　"加桂"有两说，如方有执认为是加肉桂，徐大椿认为是加桂枝。以病证发奔豚言，加肉桂似是。邹澍曰："仲景书中，用桂而不云枝者两处，一桂枝加桂汤，一理中丸去术加桂，皆主在下之病。"其说可佐方说。

【白话解】

用烧针的方法使病人出汗，针刺部位受了寒邪，核块肿起而色赤红的，一定发生"奔豚"，病人感到气从少腹上冲心胸部，这种病证要在核块上各灸一壮，并给服桂枝加桂汤。

（118）**火逆**[1]①**，下之，因烧针烦躁**②**者，桂枝甘草龙骨牡蛎**[2]**汤主之。**

【成注】

先火为逆，复以下除之，里气因虚，又加烧针，里虚而为火热所烦，故生烦躁，与桂枝甘草龙骨牡蛎汤以散火邪。

【校】

[1] 逆　《总病论》卷二作"邪"。

[2] 龙骨牡蛎　《总病论》卷二无"龙骨牡蛎"四字。

【注】

①火逆　"火逆"二字，与下"因烧针"似有误倒。本论用火疗，如一一○条"反熨其背"、一一四条"以火熏之"、一一六条"用火灸之"，而此"火逆"二字，置于句首，似于文理不合。吴谦曰："此火逆，因火针也。"故"火逆"二字，应移置"因烧针"下，其文应作"因烧针，火逆"方合。

②烦躁　此因误下所致之烦躁，下则里虚。柯琴曰："烦躁，属实者固多，而属虚寒者间有。此烦躁，惊狂之渐，卧起不安之象也。"

【白话解】

用下法治疗，又加用烧针而致"火逆"，出现烦躁的，应当用桂枝甘草龙骨牡蛎汤治疗。

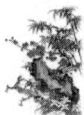

桂枝甘草龙骨牡蛎汤方：

桂枝一两（赵本有"去皮"二字）　　甘草二两（赵本有"炙"字）
牡蛎二两，熬　龙骨二两

【成注】

辛甘发散，桂枝、甘草之辛甘。以发散经中之火邪；
涩可去脱，龙骨、牡蛎之涩，以收敛浮越之正气。

右为末，赵本作"四味"以水五升，煮取二升半，去滓，温
服八合，日三服。

（119）太阳伤寒者[1]，加温[2]针，必惊也①。

【成注】

寒则伤荣。荣气微者，加烧针，则血留不行。惊者温
针，损荣血而动心气。《金匮要略》曰：血气少者属于心。

【校】

[1] 太阳伤寒者　《脉经》卷七"伤寒"上无"太阳"
二字。

[2] 温　《翼方》卷十作"火"。

【注】

①加温针，必惊也　吴谦曰："病伤寒之人，卒然加以温针，其
心畏而必惊也，非温针之后，必生惊病也。"章楠曰："伤寒妄用温
针，不能解表，反使火气入营，内扰于心，则必惊，甚则狂也。"

【白话解】

太阳伤寒，如果加用烧针，就会出现惊惕不宁。

（120）太阳病，当恶寒发热[1]，今自汗出，赵本有"反"字
不恶寒发热[2]，关上脉细数①者[3]，以[4]医吐之过也。一二
日[5]吐之者②，腹中饥，口不能食；三四日[6]吐之者③，不喜
糜粥，欲食冷食④，朝食暮[7]吐，以[8]医吐之所致也，此为
小逆⑤。

134

【成注】

恶寒发热，为太阳表病；自汗出，不恶寒发热者，阳明证。本太阳表病，医反吐之，伤动胃气，表邪乘虚传于阳明也。以关脉细数，知医吐之所致。病一二日，为表邪尚寒而未成热，吐之则表寒传于胃中，胃中虚寒，故腹中饥而口不能食。病三四日，则表邪已传成热，吐之，则表热乘虚入胃，胃中虚热，故不喜糜粥，欲食冷食，朝食暮吐也。朝食暮吐者，晨食入胃，胃虚不能克化，即知，至暮胃气行里，与邪气相搏，则胃气反逆，而以胃气尚在，故止云小逆。

【校】

[1] 当恶寒发热 《玉函》卷二、《脉经》卷七"寒"下并有"而"字。

[2] 不恶寒发热 《玉函》卷二"不"上有"反"字，"寒"下有"而"字。

[3] 脉细数者 《玉函》卷二作"脉细而数"。

[4] 以 《玉函》卷二、《脉经》卷七、《翼方》卷十并作"此"。

[5] 一二日 《玉函》卷二"一"下有"日"字。

[6] 三四日 《玉函》卷二"三"下有"日"字。

[7] 暮 《玉函》卷二作"夕"。

[8] 以 《脉经》卷七作"此"。

【注】

①关上脉细数 关上以候脾胃，脉"细"为胃之津液因吐而虚，"数"为因虚而致引起浮热。

②一二日吐之者 章楠曰："吐时有迟早，而中气受伤有不同，如一二日邪盛于表而吐之，下焦火升，腹中则饥，上焦气逆，口不能食也。"

③三四日吐之者 章楠曰："三四日邪已侵里而吐之，胃肠大伤，不喜糜粥，余热内扰，欲食冷食，客气动膈，胃中虚冷，

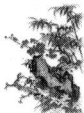

故朝食暮吐，虽无大害，亦为小逆。"

④欲食冷食　吴谦曰："'欲食冷食'之下，当有'五六日吐之者'六字，若无此一句，则'不喜糜粥，欲食冷食'与'朝食暮吐'之文，不相联属。且以上文'一二日'、'三四日'之文细玩之，则可知必有'五六日吐之'一句，由浅及深之谓也。"

⑤小逆　虽因误治引起病变，但不严重，故曰"小逆"。

【白话解】

太阳病，应当有恶寒发热，现在病人自汗出，反而无恶寒发热，关脉细数，是因为医生用了吐法误治。患病第一二日用吐法的，就会腹中饥饿，而口不能进食；第三四天用吐法的，就会不爱吃热糜粥，而想吃冷食，早晨吃进的食物傍晚就吐出来，这都是医生误用吐法所导致的，是不太严重的误治。

（121）太阳病吐之，但太阳病当恶寒，今反不恶寒①，不欲近衣②，此为吐之内烦③也。

【成注】

太阳表病，医反吐之，伤于胃气，邪热乘虚入胃，胃为邪热内烦，故不恶寒，不欲近衣也。

【注】

①今反不恶寒　吐后损伤胃津，胃津伤则内热，故见反不恶寒现象。

②不欲近衣　热淫肌腠则恶热，故不欲近衣。

③内烦　"烦"，如作烦闷通解，则与"不恶寒"、"不欲近衣"之意不贯。"烦"犹言"燔"也。燔，爇也，炙也，均与"热"义近。《说文·页部》："烦，热头痛也，一曰焚省声。""热头痛"，是说"热"是头痛之因，则"烦"之本义为"热"，故许又云："焚省声"也。因知"内烦"就是心中发热。故吴谦曰："今因吐后，内生烦热，是为气液已伤之虚烦，非未经汗下之实烦，宜用竹叶石膏汤，于益气生津中清热宁烦。"可谓得其旨矣。

【白话解】

太阳病用吐法治疗后，太阳病应当有恶寒，现在反而不恶寒，不愿盖被，这是误用吐法导致了内热。

（122）病人脉数^①，数为热[1]，当消谷引食^②，而反吐者，此以发汗[2]，令阳气微[3]，膈气虚，脉乃数也[4]。数为客热[5]^③，不能消谷，以[6]胃中虚冷^④，故吐也[7]。

【成注】

阳受气于胸中，发汗外虚阳气，是令阳气微、膈气虚也。数为热本，热则合消谷，客热则不能消谷，因发汗外损阳气，致胃中虚冷，故吐也。

【校】

[1] 数为热　《脉经》卷七、《病源》卷七"为"下并有"有"字。

[2] 此以发汗　《玉函》卷二、《翼方》卷十并作"以医发其汗"；《脉经》卷七作"医发其汗"；《病源》卷七作"师发其汗"。

[3] 令阳气微　《脉经》卷七、《病源》卷七并作"阳微"。

[4] 脉乃数也　《玉函》卷二、《病源》卷七"乃数也"作"则为数"。

[5] 热　《脉经》卷七、《病源》卷七并作"阳"。

[6] 以　《翼方》卷十无"以"字。

[7] 故吐也　《脉经》卷七"故"下有"令"字。

【注】

①病人脉数　钱潢曰："此'数'非胃中之热气盛而数，乃误汗之后，阳气衰微，膈气空虚，其外越之虚阳所致也。"

②引食　常食之意。《尔雅·释诂》："引，长也。""长"犹常也。

③客热　尤怡曰："如客之寄，不久即散，故曰客热。"钱潢曰："以其非胃脘之真阳，故曰'客热'。"

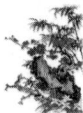

④胃中虚冷　方有执曰："（上）'客热'以邪气言，（此）'虚冷'以正气言。"

【白话解】

病人脉数，数是有热的征象，应当多食易饥，却反而呕吐的，这是因为发汗不当，使阳气微少，膈气亏虚，脉才出现数象。这种数脉反映的是假热，因此不能消化水谷，由于胃中虚冷，所以出现呕吐。

（123）太阳病，经过十余日①，心下温温[1]欲吐②，而胸中痛，大便反溏，腹[2]微满，郁郁微烦。先此时[3]，自[4]极吐下者，与调胃承气汤[5]。若[6]不尔者③，不可与。但[7]欲呕，胸中痛，微溏者，此非柴胡[8]赵本有"汤"字证，以呕故知极吐下也[9]③。

【成注】

心下温温欲吐，郁郁微烦，胸中痛，当责邪热客于胸中。大便反溏，腹微满，则邪热已下于胃也。日数虽多，若不经吐下，止是传邪，亦未可下，当与柴胡汤，以除上中二焦之邪。若曾吐下，伤损胃气，胃虚则邪乘虚入胃为实，非柴胡汤所能去，医统本有"与"字调胃承气汤下胃热。以呕，知胃气先曾伤动也。

【校】

[1] 温温　《玉函》卷二作"嗢嗢"。王肯堂曰："'温温'当作'嗢嗢'。"

[2] 腹　《玉函》卷二"腹"上有"其"字。

[3] 先此时　《脉经》卷七、《翼方》卷九"先"下并无"此"字；《总病论》卷二"此"上无"先"字。

[4] 自　《总病论》卷二无"自"字。

[5] 与调胃承气汤　《脉经》卷七、《翼方》卷九"承"上并无"调胃"二字，《翼方》卷九"与"作"宜"。

[6] 若　《脉经》卷七、《总病论》卷二并无"若"字。

［7］但　《玉函》卷二作"反"

［8］柴胡　《玉函》卷二作"汤"。

［9］以呕故知极吐下也　《总病论》卷二"以呕"句下有"属调胃承气汤"六字。

【注】

①太阳病，过经十余日　柯琴曰："过经不解十余日，病不在太阳矣，仍曰太阳病者，以此为太阳之坏病也。"

②温温欲吐　"温温"，据《玉函》应作"嗢嗢"（ào 奥），气逆不顺之意。《文选·笙赋》："先嗢哕以理气。""嗢哕"连语义同。《说文·口部》："嗢，咽也。"段注："咽当作噎，声之误也。""噎"者气逆。"温温欲吐"即气逆欲吐也。

③若不尔者……以呕故知极吐下也　按"若不尔"段与"欲呕，胸中痛，微溏"与上"欲吐，胸中痛，大便反溏"完全相同。仅多"腹微满"一证，而用调胃承气汤，下无"腹微满"，即用柴胡汤，其中殊难索解。检《千金翼方》卷九无"若不尔"段三十字，似可取。

【白话解】

太阳病，已离经十余日，心下部气逆欲吐，胸中疼痛，大便反而溏软，腹部稍觉胀满，郁闷微烦。在出现这些症状以前，如果已经大吐大下，就给与调胃承气汤治疗。

（124）太阳病六七日，表证仍在[1]，脉微而沉[2]①，反不结胸②，其人发狂③者，以[3]热在下焦，少腹当硬满[4]。小便自[5]利者，下血乃愈，所以然者，以[6]太阳随经，瘀热在里④故也[7]。抵当汤主之[8]。

【成注】

太阳，经也。膀胱，腑也。此太阳随经入腑者也。六七日邪气传里之时，脉微而沉，邪气在里之脉也。表证仍在者，则邪气犹浅，当结于胸中；若不结于胸中，其人发狂者，热结在膀胱也。经曰：热结膀胱，其人如狂。此发

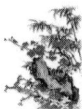

狂则热又深也。少腹硬满，小便不利者，为无血也；小便自利者，血证谛也，与抵当汤以下畜血。

【校】

［1］表证仍在　《脉经》卷七"仍"作"续"；《总病论》卷二"在"上无"仍"字；柯琴曰："'表证仍在'下，当有'而反下之'句。太阳病六七日不解，脉反沉微，宜四逆汤救之，此因误下，热邪随经入腑，结于膀胱，故少腹硬满而不结胸，小便自利而不发黄也。"

［2］脉微而沉　《玉函》卷二作"其脉微沉"。

［3］以　《脉经》卷七作"此"；《总病论》卷二作"乃"。

［4］硬满　《玉函》卷二"满"上有"而"字。

［5］自　《总病论》卷二作"反"。

［6］以　《玉函》卷二无"以"字。

［7］瘀热在里故也　《翼方》卷九"故也"下有"宜下之"三字；《准绳》中"热"作"血"。

［8］抵当汤主之　《玉函》卷二无"抵当"五字。

【注】

①脉微而沉　外证未解，脉当浮大，微沉则知邪气已不在表。

②反不结胸　据上微沉之脉，太阳之邪当陷入而变为结胸，但结胸未成又知邪不在上焦。

③其人发狂　按一〇六条云："太阳病不解，热结膀胱，其人如狂。"兹则"发狂"，较"如狂"尤重。所以异者，此伤寒病人，下焦素有积血，今邪热与瘀血秽气上而乘心，故令人发狂。

④太阳随经，瘀热在里　汪昂曰："膀胱为太阳本经，曰'热结下焦'，曰'少腹鞕满'，曰'小便自利'，皆膀胱之证，故总结曰'随经瘀热也'。'在里'二字，乃随经膀胱之里，非三阴之里也。"

【白话解】

太阳病六七日，表证仍在，脉微而沉，反而没有结胸症状，病人表现为发狂的，是热在下焦，少腹应当硬而胀满。如果小便自利，下血病就会病愈，之所以这样，是因为太阳经病邪随经入腑，瘀热在膀胱之里的缘故。应当用抵当汤治疗。

抵当汤方：

水蛭三十个，熬。味咸，苦寒　　虻虫三十个，熬，去翅足。味苦，微寒

桃人（赵本作仁）二十个，去皮尖。味苦甘，平　　大黄三两，酒浸（赵本作洗）。

味苦寒

【成注】

苦走血，咸胜血，虻虫、水蛭之咸苦，以除畜血。甘缓结，苦泄热，桃人、大黄之苦，以下结热。

右四味为末，赵本无"为末"二字以水五升，煮取三升，去滓，温服一升，不下再赵本作"更"服。

（125）太阳病，身黄，脉沉结[1]，少腹硬[2]，小便不利①者，为无血也；小便自利①，其人如狂者，血证[3]谛也②，抵当汤主之[4]。

【成注】

身黄脉沉结，少腹硬，小便不利者，胃热发黄也，可与茵陈汤。身黄，脉沉结，少腹硬，小便自利，其人如狂者，非胃中瘀热，为热结下焦而为畜血也，与抵当汤以下畜血。

【校】

[1] 脉沉结　《脉经》卷七"脉"上有"其"字。

[2] 硬　《千金》卷九作"坚满"。

[3] 证　《来苏集》卷二作"结"。

[4] 抵当汤主之　《玉函》卷二无"抵当"五字。

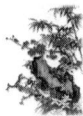

【注】

①小便不利、小便自利　程知曰："身黄、脉沉结、少腹硬，三者皆下焦蓄血之证，虽与胃热发黄相近，当以小便辨之，其少腹满而小便不利者，则为无形之气病，属茵陈汤证也；少腹满而小便自利者，则为有形之血证，属抵当无疑也。"

②血证谛也　"谛"，明显。《说文·言部》："谛，审也。"《淮南·本经》高注："审，明也。"

【白话解】

太阳病，身黄，脉沉结，少腹硬，小便不利的，是没有蓄血；如果小便通利如常，病人好像发狂，就明显是蓄血证，应当用抵当汤治疗。

（126）伤寒有热，少腹[1]满，应小便不利，今反利者①，为有血也②，当下之，不可余药[2]③，宜抵当丸④。

【成注】

伤寒有热，少腹满，是畜血于下焦；若热畜津液不通，则小便不利，其热不畜津液而畜血不行，小便自利者，乃为畜血，当与桃人承气汤、抵当汤下之。然此无身黄屎黑，又无喜忘发狂，是未至于甚，故不可与快峻之药也，可与抵当丸，小可下之也。

【校】

[1] 少腹　《脉经》卷七"少"上有"而"字。

[2] 不可余药　《脉经》卷七无"不可"四字。

【注】

①今反利者　徐大椿曰："有热，少腹满，又小便利，必兼三者，乃为血证。"

②为有血也　谓有瘀血。

③不可余药　本句约有两说：一谓不可用其他药物，二谓将药汤与滓一并服下。核之实际，第一之说较可取。"不可余药"四字是衍文，应据《脉经》删去，则毋庸费辞。

④宜抵当丸　按蓄血证下去，轻者宜桃核承气汤，重者宜抵当汤。其桃核承气汤证"少腹急结"，抵当汤证"少腹硬满"，而本条"少腹满"则介于二者之间，其血之结较桃核承气汤证深，较抵当汤证浅，故改汤为丸，缓缓攻下。

【白话解】

伤寒发热，少腹胀满的，应当小便不利，现在小便反而通利，这是有蓄血，应当攻下，适宜用抵当丸。

抵当丸方：

水蛭二十个（赵本有"熬"字）。味苦寒　虻虫二十五个（赵本作"二十个，去翅足，熬"）。味苦，微寒　桃人（人赵本作"仁"）二十（赵本有"五"字）个，去皮尖　大黄三两

右四味，杵赵本作"捣"分为赵本无"为"字四丸，以水一升，煮一丸，取七合服之，晬时，当下血；若不下者，更服。

（127）太阳病[1]，小便利者，以饮水多[2]，必心下悸[3]①。小便少者，必苦里急也②。

【成注】

饮水多而小便自利者，则水不内畜，但腹中水多，令心下悸。《金匮要略》曰：食少饮多，水停心下，甚者则悸。饮水多而小便不利，则水畜于内而不行，必苦里急也。

【校】

[1] 太阳病　《玉函》卷二无"太阳病"下二十四字。

[2] 小便利者，以饮水多　《病源》卷七"利"上有"不"字，"以饮水多"作"为多饮水"；《翼方》卷十"以饮"作"为"字。**按**："小便"两句文倒。成注："饮水多而小便自利"，又云："饮水多而小便不利"。准是，则"以饮水多"句，应在"小便利"句上。成本不误。

[3] 必心下悸　《病源》卷七作"心下必悸"。

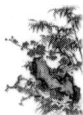

【注】

①必心下悸　陈平伯曰："太阳病，热侵胸膈，则口渴而小便利，水邪停于心下为悸。"

②必苦里急也　"里急"犹俗说总感觉憋尿。孙鼎宜曰："'里'谓膀胱，'急'犹窘也，困也。水停所以里急。"按本条无治法，汪琥据常器之说小便利者，用茯苓甘草汤；小便少者，用猪苓汤。

【白话解】

太阳病，因为饮水多，而小便通利，必然会心中跳动不宁。如果饮水多而小便少，必然会感觉憋尿急迫。

卷三

辨太阳病脉证并治法下第三

（128）问曰：病有结胸^①，有脏结^①，其状何如^[1]？答曰：按之痛^②，寸脉浮，关脉沉^{[2]③}，名曰^[3]结胸也。何谓脏结？答曰^[4]：如结胸状，饮食如故^④，时时下利^{[5]⑤}，寸脉浮^[6]，关脉小细沉紧^{[7]⑥}，名曰脏结。舌上白胎滑^{[8]⑦}者，难治^[9]。

【成注】

结胸者，邪结在胸；脏结者，邪结在脏。二者皆下后，邪气乘虚入里所致。下后邪气入里，与阳相结者为结胸，以阳受气于胸中故尔；与阴相结者，为脏结，以阴受之，则入五脏故尔。气与宜通而塞，故痛。邪结阳分，则阴气不得上通；邪结阴分，则阳气不得下通。是二者，皆心下硬痛。寸脉浮，关脉沉，知邪结在阳也；寸脉浮，关脉小细沉紧，知邪结在阴也。阴结而阳不结，虽心下结痛，饮食亦自如，故阴气乘肠虚而下，故时时自下利。阴得阳则解，脏结得热证多，则易治。舌上白苔滑者，邪气结胸中亦寒，故云难治。

【校】

[1] 何如　《外台》卷二"何如"作"如何"。

[2] 寸脉浮，关脉沉　《玉函》卷三、《翼方》卷九并作"其脉寸口浮，关上自沉"。

[3] 名曰　《玉函》卷三作"为"；《外台》卷二"名"下无"曰"字。

[4] 何谓脏结？答曰　《外台》卷二"何"上有"问曰"二字。**按**："何谓"六字疑衍。"病有结胸，有脏结，其状何如"，

辨
太
阳
病
脉
证
并
治
法
下
第
三

145

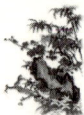

是总问，下"曰结胸"，"曰脏结"，是分答，文理显明，而又杂入"何谓脏结，答曰"，赘矣。

[5] 时时下利　《玉函》卷三作"时小便不利"；《总录》卷二十二"时"字不重。

[6] 寸脉浮　《翼方》卷九、《总录》卷二十二"寸"并作"阳"；《外台》卷二"寸"下有"口"字。

[7] 关脉小细沉紧　《玉函》卷三、《翼方》卷九并作"关上细沉而紧"；《总录》卷二十二作"关上沉细而紧者"；《总病论》卷三作"关上脉小细沉紧"。

[8] 滑　《总病论》卷三作"生"。

[9] 难治　《玉函》卷三"难"上有"为"字。

【注】

①结胸、脏结　"脏结"，证候名，为脏气虚寒而结。其症状与结胸相似，而性质不同。张志聪曰："结胸者，病发于太阳而结于胸也；脏结者，病发于少阴而结于脏也。"

②按之痛　由于胸中实，故按之痛。

③寸脉浮，关脉沉　病位在上，故寸脉浮，邪阻膈间，故关脉沉。

④饮食如故　"如故"谓如常。《列子·黄帝》张注："故犹素也。""脏结"，病在脏而不在腑，故饮食如常。

⑤时时下利　章楠曰："肾为胃关，脾主运化，脏伤而输化知度，关闸不守，则时时下利。"

⑥关脉小细沉紧　寸浮关沉同结胸脉，但此以寒盛于内，阳气外越，故与小细紧并见。黄元御曰："寸浮关沉，亦与结胸无异，加之脉小细紧，则阴邪独结而无阳也。"

⑦舌上白胎滑　指舌上有白色之滑苔。乃胸中无热，阳气极衰之象。章楠曰："舌上白滑苔者，阳败而阴浊之邪凝结，故为难治也。"

【白话解】

问：病有结胸，有脏结，二者症状如何？答：按压胸脘部感觉疼痛，寸脉浮，关脉沉，名为"结胸"。如同结胸的症状，但常常下利，寸脉浮，关脉细小沉紧，名为"脏结"。舌上有白滑苔的，是难治之证。

（129）脏结无阳证①，不往来寒热，赵本注："一云，寒而不热"其人反静②，舌上胎滑[1]③者，不可攻也。

【成注】

脏结于法当下，无阳证，为表无热；不往来寒热，为半表半里无热；其人反静，为里无热。经曰：舌上如苔者，以丹田有热，胸中有寒，医统本有"邪气"二字以表里皆寒，故不可攻。

【校】

[1] 胎滑 《病源》卷七作"不苔"。

【注】

①无阳证 即无表证。具体地说，即无发热、头痛、身痛、口渴等症状。

②其人反静 "反静"，言无阳明证之谵妄也。

③舌上胎滑 舌苔滑腻，主要由于阳气虚衰，寒邪凝聚。黄元御所谓"舌上胎滑，是为绝阴"是也。

【白话解】

脏结无表证，无往来寒热，病人反而安静，舌苔滑腻的，不可用攻法治疗。

（130）病[1]发于阳①而反[2]下之。热入[3]，因作结胸②；病[1]发于阴①而反下[4]之，赵本注："一作汗出"因作[5]痞③。赵本有"也"字所以成结胸者④，以下之太早故也[6]。

【成注】

发热恶寒者，发于阳也，而反下之，则表中阳邪入里，结于胸中为结胸；无热恶寒者，发于阴也，而反下之，医统本有"则"字表中之阴入里，结于心下为痞。

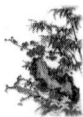

【校】

[1] 病 《玉函》卷三"病"上有"夫"字。

[2] 反 《病源》卷七作"早"。

[3] 热入 《九十论》第三十八"入"下有"于胃"二字。

[4] 下 《翼方》卷九作"汗"。

[5] 因作 《总病论》卷三作"为"。

[6] 所以成结胸者，以下之太早故也 《脉经》卷七作"痞脉浮坚，而下之紧反入里，因作痞"；《玉函》卷三"以下之太早故也"作"下之早，故令结胸"。

【注】

①病发于阳、病发于阴 张璐曰："病发于阳者，太阳表证误下，邪结于胸也；病发于阴者，皆是内挟痰饮，外感风寒。"

②作结胸 "作"犹"为"也。"结胸"指心下（胃脘部）硬痛。

③因作痞 "痞"指心下痞塞，按之柔软无痛感，但亦有痞硬者，同样无痛感。《诸病源候论》卷二十《诸否候》："否者，腹内气结胀满，闭塞不通。"吴谦曰："不言'热入'者，省文耳。"

④所以成结胸者 此言所以成结胸，而不言所以成痞者，在古书里，自有文具于前而略于后之例，非漏缺也，亦非别有义也。

【白话解】

病发于表却反而用下法治疗，热邪入里，与痰饮相合成为结胸证；病发于里却反而用下法治疗，就会成为痞证。之所以形成结胸，是因为用下法太早的缘故。

（131）结胸者[1]，项亦强[2]，如柔痓状①。下之则和②，宜大陷胸丸方[3]。

【成注】

结胸病项强者，为邪结胸中，胸膈结满，心下紧实，

148

但能仰而不能俯，是项强，亦如柔痓之状也。与大陷胸丸，下结泄满。

【校】

[1] 结胸者　《千金》卷九、《外台》卷二"者"并作"病"；《外台》卷二"结"上有"夫"字。

[2] 项亦强　《玉函》卷三、《翼方》卷九"项"上并有"其"字。

[3] 方　《玉函》卷三无"方"字。

【注】

①如柔痓状　尤怡曰："痓病之状，颈项强直。结胸之甚者，热与饮结，胸膈紧贯，上连于项，但能仰而不能俯，亦如痓病之状也。"

②下之则和　汪琥曰："下之则和者，言邪实去，胸中和，而项自舒之意。"

【白话解】

结胸证，项部也拘紧不舒，如同柔痓的样子。攻下就会病解，适宜用大陷胸丸。

大陷胸丸方：

大黄半斤。味苦寒　葶苈（赵本有"子"字）半升，熬①。味苦寒　芒硝半升。味咸寒　杏人（赵本作"仁"）半升，去皮尖，熬黑。味苦甘温

【成注】

大黄、芒硝之苦咸，所以下热；葶苈、杏人之苦甘，所以泄满；甘遂取其直达，白蜜取其润利，皆以下泄满实物也。

【注】

①熬　山田业广曰："按《玉函》方药炮制，葶苈熬黄黑色。"

右四味，捣筛二味，内杏人赵本作"仁"芒硝，合研如脂，和散，取如弹丸①一枚；别捣甘遂末一钱匕，白蜜二合，水二

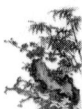

升，煮取一升，温顿服之，一宿乃下，如不下更服，取下为效，禁如药法②。

【注】

①弹丸　山田业广曰："按《本草衍义》卷十云：'枇杷子，大如弹丸。'"

②禁如药法　即慎如药法。《礼记·缁衣》郑注："禁犹谨也。"《广韵·十九隐》："谨，慎也。"

（132）结胸证，其[1]脉浮大[2]①者，不可下②，下之则死③。

【成注】

结胸为邪结胸中，属上焦之分，得寸脉浮、关脉沉者，为在里，则可下。若脉浮大，心下虽结，是在表者犹多，未全结也，下之重虚，邪气复结，则难可制，故云：下之则死。

【校】

[1] 其　《九十论》第三十八无"其"字。

[2] 大　《九十论》第三十八无"大"字。

【注】

①其脉浮大　"浮大"乃表邪未尽。结胸见此脉，为脉不应证。

②不可下　结胸为里证，里证见表脉，是正气先虚，正虚者不可下。吴谦曰："其脉浮大，是尚在表，知热结未实，故不可下。"

③下之则死　误下则正气不支，故死。

【白话解】

结胸证，如果脉浮大的，不可攻下，攻下就会成为死证。

（133）结胸证悉具[1]①，烦躁[2]②者，亦[3]死③。

【成注】

结胸证悉具，邪结已深也。烦躁者，正气散乱也。邪气胜正，病者必死。

【校】

[1] 结胸证悉具　《九十论》第三十八"胸"下无"证悉具"三字。

[2] 烦躁　丛刊本"躁"作"燥"；《玉函》卷三"烦"作"而"。

[3] 亦　《玉函》卷三、《脉经》卷七并无"亦"字；《九十论》第三十八"亦"作"必"。

【注】

①结胸证悉具　尤怡谓"悉具"是指心下痛、按之石硬及不大便，舌上燥而渴，日晡所潮热，陈念祖又补项强如柔痉状，下按之痛两项。

②烦躁　黄元御曰："迁延日久，结胸证无一不具，若见烦躁，则热极矣，上热极者，下寒必极。如是者，虽不下亦死，非死于上热，非死于下寒，乃死于中气之败也。"

③亦死　喻昌曰："'亦'字，承上见结胸证悉具，更见烦躁，即不下亦主死也。"

【白话解】

结胸证全部具备，又出现烦躁的，也是死证。

（134）太阳病，脉浮而动数①，浮则为风，数则为热，动则为痛，数则为虚[1]，头痛发热，微盗汗②出而反恶寒者，表未解[2]也。医反下之③，动数变迟，膈内拒痛[3]，赵本注："一云：头痛即眩"胃中空虚，客气[4]④动膈，短气[5]躁烦[6]，心中[7]懊侬，阳气内陷⑤，心下因硬[8]，则为结胸，大陷胸汤主之。若不结胸，但头汗出[9]，余处无汗[10]，剂颈而还⑥，小便不利，身必发黄也。赵本无"也"字

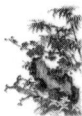

【成注】

动数皆阳脉也，当责邪在表。睡而汗出者，谓之盗汗。为邪气在半表半里，则不恶寒，此头痛发热，微盗汗出反恶寒者，表未解也，当发其汗。医反下之，虚其胃气，表邪乘虚则陷。邪在表则见阳脉，邪在里则见阴脉，邪气内陷，动数之脉所以变迟，而浮脉独不变者，以邪结胸中，上焦阳结，脉不得而沉也。客气者，外邪乘胃中空虚入里，结于胸膈，膈中拒痛者，客气动膈也。《金匮要略》曰：短气不足以息者，实也。短气躁（医统本作"燥"）烦，心中懊憹，皆邪热为实。阳气内陷，气不得通于膈，壅于心下，为硬满而痛，成结胸也。与大陷胸汤，以下结热。若胃中空虚，阳气内陷，不结于胸膈，下入于胃中者，遍身汗出，则为热越，不能发黄；若但头汗出，身无汗，剂颈而还，小便不利者，热不得越，必发黄也。

【校】

［1］浮则为风至表未解也　山田正珍曰："'浮则为风'（至表未解也）三十三字，王叔和注文误入者也。按'盗汗'二字，恐六朝以降之名，非汉时语，《内经》亦未有之，《天元纪大论》则谓之寝汗。"**按：**吴谦仅以"数则为热"为衍文，其说甚未尽也。

［2］表未解　《玉函》卷三"表"上有"其"字。

［3］膈内拒痛　《玉函》卷三作"头痛则眩"。山田正珍曰："'膈内拒痛'云云二十字，（至'心中懊憹'）甘草泻心汤及栀子豉汤条文，错乱入于此者。"

［4］客气　《总病论》卷三作"宿热"。

［5］短气　《总录》卷二十二"短气"上有"令人"二字。

［6］躁烦　《总病论》卷三、《百证歌》第五十九证注"躁烦"并作"烦躁"。

［7］中　《总病论》卷三作"下"。

［8］因硬　《总录》卷二十二作"坚满"；《总病论》卷三"因"作"固"。

［9］出 《总病论》卷三无"出"字。

［10］余处无汗 丛刊本、熊本"余"下并无"处"字；《脉经》卷七"余处无汗"作"其余无有"。

【注】

①脉浮而动数 方有执曰："太阳之脉本浮，动数者，欲传也。"

②盗汗 "盗汗"乃汉时俗间之称。《素问》作"寝汗"。《六元正纪大论》："为寝汗痉。"王注："寝汗，谓睡中汗发于胸嗌颈掖之间也。"

③医反下之 方有执曰："医反下之，至大陷胸汤主之，言误治之变与救变之治。"

④客气 方有执曰："客气，邪气也。"

⑤阳气内陷 此"阳气"指表邪言。方有执曰："阳气，客气之别名也。"

⑥剂颈而还 "剂"与"齐"同。《说文·刀部》："剂，齐也。"齐颈而还，谓汗出到颈部而退。《仪礼·乡饮酒礼》郑注："还，犹退。"

【白话解】

太阳病，脉浮而动数，医生反而用下法治疗，动数脉变为迟脉，表邪内陷，导致心下部硬满，就形成了结胸证，治疗应当用大陷胸汤。如果未成结胸，只头汗出，其他部位无汗，至颈部而退止，小便不利，身体就会发黄。

大陷胸汤方：

大黄六两，去皮。苦寒　芒硝一升。咸寒　甘遂一钱（赵本医统本并有"匕"字）。苦寒

【成注】

大黄谓之将军，以苦荡涤；芒硝一名硝石，以其咸能软硬，夫间有甘遂以通水也。甘遂若夫间之，遂其气，可以直达透结，陷胸三物为允。

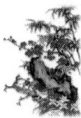

右三味，以水六升，先煮大黄，取二升，去滓，内芒硝，煮一两沸，内甘遂末，温服一升，得快利，止后服。

（135）伤寒六七日[1]，结胸热实[2]，脉沉而紧[1]③，心下痛，按之石硬者[2]，大陷胸汤主之。

【成注】

病在表而下之，热入因作结胸。此不云下后，而云伤寒六七日，则是传里之实热也。沉为在里，紧为里实，以心下痛，按之实硬，是以为结胸，与大陷胸汤，以下结热。

【校】

[1] 脉沉而紧　《玉函》卷三作"其脉浮紧"；《外台》卷二"沉"下无"而"字。

[2] 石硬者　《玉函》卷三作"如石坚"。

【注】

①伤寒六七日　程应旄曰："结胸一证，虽曰阳邪陷入，然阴阳二字，从虚实寒热上区别，非从中风伤寒上区别。表热盛实，转入胃腑，则为阳明证。表热盛实，不能入胃腑，而陷入膈，则为结胸证，故不必误下始成。伤寒六七日，有竟成结胸者，以热已成实，而填塞在胸也。"

②结胸热实　此谓结胸属热属实，与一四一条"寒实结胸"相对。

③脉沉而紧　柯琴曰："沉为在里，紧则为寒，此正水结胸胁之脉；心下痛，按之石硬，此正水结胸胁之证。其脉其证，不异于寒实结胸。"而曰"结胸热实"者，此正程应旄所谓应"从虚实寒热上区别"，而不仅从脉看。汪琥曰："大抵辨结胸之法，但当凭证，最为有准。"其说是矣。

【白话解】

伤寒六七日，形成热实结胸证，出现脉沉而紧，心下部疼痛，按诊感到坚硬如石的，应当用大陷胸汤治疗。

（136）**伤寒十余日，热**[1]**结在里，复**[2]**往来寒热者，与**[3]**大柴胡汤**①。赵本有"大柴胡汤方"详见本书卷三**但结胸无大热者，此为**[4]**水结在胸胁**②**也，但头微汗出**[5]**者，大陷胸汤主之。**

【成注】

伤寒十余日，热结在里，是可下之证，复往来寒热，为正邪分争，未全敛结，与大柴胡汤下之。但结胸无大热者，非热结也，是水饮结于胸胁，谓之水结胸。周身汗出者，是水饮外散，则愈；若但头微汗出，余处无汗，是水饮不得外泄，停畜而不行也，与大陷胸汤以逐其水。

【校】

[1] 热　《翼方》卷九作"邪气"。

[2] 复　《总录》卷二十一、《总病论》卷二、《活人书》卷八并无"复"字。

[3] 与　《总病论》卷二作"宜"。

[4] 为　《外台》卷二无"为"字。

[5] 但头微汗出　《脉经》卷七、《翼方》卷九"头"上并无"但"字；《百证歌》第四十七证注"头"下无"微"字。

【注】

①与大柴胡汤　与此汤者，是以热邪入里，结于胸胁，病连少阳、阳明，故以大柴胡汤通结解热。

②水结在胸胁　是说邪热已陷于里，与水结于胸胁。吴谦曰："'有结胸状'，头微汗出者，此水停于胸，为热气上蒸使然也，故曰'水结在胸胁'也。"唐宗海曰："此为水结在胸胁间，非热结也；使纯是水，则火不上蒸，无头汗矣，便不得用大陷胸矣。乃虽无大热，而尚有热，虽火不结，而能上蒸为头汗出，则不但水结，尚兼火证矣。故宜以陷胸汤夺去其水，兼泻其火。"

【白话解】

伤寒十余日，邪热内结于里，又出现往来寒热的，给与大柴胡汤治疗。只有结胸的症状而热势不高的，这是水饮结于胸胁，只在头部有微汗出的，应当用大陷胸汤治疗。

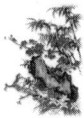

（137）太阳病，重发汗[1]，而复下之[2]①，不大便五六日，舌上燥[3]而渴，日晡所[4]小有潮热②，_{赵本注："一云：日晡所发心胸大烦"}从心下至少腹硬满而痛[5]不可近③者，大陷胸汤主之。

【成注】

重发汗而复下之，则内外重亡津液，而邪热内结，致不大便五六日，舌上燥而渴也。日晡潮热者属胃，此日晡小有潮热，非但在胃。从心下至少腹，硬满而痛不可近者，是一腹之中，上下邪气俱甚也，与大陷胸汤以下其邪。

【校】

[1] 发汗　《玉函》卷三、《脉经》卷二"发"下有"其"字。

[2] 复下之　《来苏集》卷二"复"下有"大"字。

[3] 燥　《千金》卷九作"干"。

[4] 日晡所　《玉函》卷三无"所"字，《翼方》卷九"所"作"如"。

[5] 硬满而痛　《百证歌》第四十七证注作"满痛"。

【注】

①重发汗而复下之　发汗则津液伤，攻下则邪热内陷。而不大便、舌燥渴所由滋也。

②日晡所小有潮热　日晡"小有潮热"，则非大热，是与阳明实证不同。再阳明腑证潮热常兼谵语，本条证之潮热则无谵语，亦应注意及之。

③从心下至少腹硬满而痛不可近　喻昌曰："少腹痛不可近，阳明不似此大痛。"张志聪曰："全在'痛不可近'四字，以证太阴结胸。"

【白话解】

太阳病，反复发汗，而又下之，不大便已五六日，舌上干燥而口渴，午后三时至五时左右微有潮热，从心下部至少腹硬满而疼痛，不能触摸的，应当用大陷胸汤治疗。

（138）小结胸病[1]，正在心下，按之则[2]痛①，脉浮滑②者[3]，小陷胸汤主之[4]。

【成注】

心下硬痛，手不可近者，结胸也。正在心下，按之则痛，是热气犹浅，谓之小结胸。结胸脉沉紧，或寸浮关沉，今脉浮滑，知热未深结，与小陷胸汤，以除胸膈上结热也。

【校】

[1] 病　《玉函》卷三作"者"。

[2] 则　《百证歌》第四十七证注无"则"字。

[3] 脉浮滑者　《玉函》卷三作"其脉浮滑"。

[4] 小陷胸汤主之　《总病论》卷三作"宜小陷胸汤"。

【注】

①正在心下，按之则痛　张兼善曰："从心下至少腹石硬而痛，不可近者，大结胸也；正在心下，未及腹胁，按之痛，未及石硬，小结胸也。形证之分如此。"

②脉浮滑　浮为阳，滑为热，小结胸，乃痰热结于胸脘。

【白话解】

小结胸病，正在心下部，按压有疼痛感脉浮滑的，应当用小陷胸汤治疗。

小陷胸汤方：

黄连一两。苦寒　半夏半升，洗。辛温　栝楼实大者一个（赵本作枚）。味苦寒

【成注】

苦以泄之，辛以散之；黄连、栝楼实医统本有"之"字苦寒以泄热，半夏之辛以散结。

右三味，以水六升，先煮栝楼取三升，去滓，内诸药，煮取二升，去滓，分温三服。

辨太阳病脉证并治法下第三

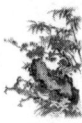

（139）太阳病二三日①，不能卧[1]，但欲起②，心下必结，脉微弱[2]者，此本有寒分③也[3]。反下之[4]④，若利止[5]，必作[6]结胸⑤；未止[7]者，四日复下之[8]，此作[9]协热利[10]也。

【成注】

太阳病，二三日，邪在表也。不能卧、但欲起、心下必结者，以心下结满，卧则气壅而愈甚，故不能卧而但欲起也。心下结满，有水分，有寒分，有气分，今脉微弱，知本有寒分。医见心下结，而反下之，则太阳表邪乘虚入里，利止则邪气留结为结胸，利不止，至次日复如前下利不止者，是邪热下攻肠胃，为挟热利也。

【校】

［1］不能卧　《脉经》卷七"不"上有"终"字。

［2］脉微弱　《玉函》卷三、《脉经》卷七、《补亡论》卷五"脉"上并有"其"字；《总录》卷二十二"脉"上有"若"字。

［3］此本有寒分也　《玉函》卷三、《脉经》卷七、《翼方》卷九"寒"下并无"分"字；《外台》卷二"寒分"作"久寒"；《总录》卷二十二"此本有寒分也"作"此素有寒积"。

［4］反下之　《玉函》卷三、《外台》卷二"反"上并有"而"字。

［5］若利止　《玉函》卷三作"利止者"。

［6］必作　《玉函》卷三、《翼方》卷九"必"下并无"作"字。

［7］未止　《补亡论》卷五"未"上有"利"字。

［8］四日复下之　《玉函》卷三、《脉经》卷七、《翼方》卷九"四"下并有"五"字，"复"下并有"重"字。

［9］作　《翼方》卷九作"为"。

［10］协热利　《玉函》卷三、《翼方》卷九"协"并作"挟"。**按**：成注"协"亦作"挟"。

158

【注】

①太阳病二三日　邪犹在表，将入里而未入里之时。

②不能卧，但欲起　此乃坐卧不宁之状，表虽未解，不应有此征象。故程应旄谓："心下必有邪聚结而不散，故气壅甚而不能卧也。"程说推原"不能卧，但欲起"之故，由于"心下必结"较诸注为优。

③此本有寒分（fèn 份）　"分"，谓部分。喻昌谓素有痰饮，积于心膈之间。程应旄谓本有寒气积于胸膈之分。两说以程为胜。

④反下之　此谓医者认证错误，忽略"脉微弱"，反以攻法下之。

⑤若利止，必作结胸　钱潢曰："若利随下止，则陷入之邪，不得乘势下走，必硬结于胸中矣。"

【白话解】

太阳病二三日，不能安卧，只愿坐起，心下部必定有病邪聚结，脉微弱的，这是素有寒饮在里。反而用下法治疗，如果下利止，就会形成结胸证；如果下利未止，第四日又下之，这就会形成协热下利。

（140）**太阳病下之，其**[1]**脉促**[2]，赵本注："一作纵"**不结胸者**[3]①，**此为欲解也**[4]。**脉浮**[5]**者，必结胸**②**也**；赵本无"也"字**脉紧**[6]**者，必咽痛**③；**脉弦者，必两胁拘急**④；**脉细数**[7]**者，头痛未止**⑤；**脉沉紧者，必欲呕**⑥；**脉沉滑者，协热利**[8]⑦；**脉浮滑**[9]**者，必下血**⑧。

【成注】

此太阳病下之后，邪气传变。其脉促者，为阳盛，下后脉促，为阳胜阴也，故不作结胸，为欲解；下后脉浮，为上焦阳邪结，而为结胸也，经曰：结胸者，寸脉浮，关脉沉。下后脉紧，则太阳之邪，传于少阴，经曰：脉紧者属少阴。《内经》曰：邪客于少阴之络，令人咽医统本作"嗌"

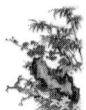

痛，不可内食，所以脉紧者，必咽痛。脉弦则太阳之邪传于少阳，经曰：尺寸俱弦者，少阳受病也。其脉循胁，络于耳，所以脉弦者，必两胁拘急。下后邪气传里，则头痛未止，脉细数为邪未传里而伤气也，细为气少，数为在表，故头痛未止。脉沉紧，则太阳之邪传于阳明，为里实也，沉为在里，紧为里实，阳明里实，故必欲呕。脉滑则太阳之邪传于肠胃，以滑为阴气有余，知邪气入里，干于下焦也，沉为血胜气虚，是为协热利，浮为气胜血虚，是知必下血。经曰：不宜下而便攻之，诸变不可胜数，此之谓也。

【校】

[1] 其　《总病论》卷三无"其"字。

[2] 脉促　吴谦曰："'脉促'当是'脉浮'，始与不结胸为欲解之文义相属。"

[3] 不结胸者　《总录》卷二十二作"不为结胸也"。

[4] 此为欲解也　《总录》卷二十二无"此为"五字。

[5] 脉浮　《玉函》卷三、《脉经》卷七"脉"上并有"其"字。下"脉紧"、"脉弦"、"脉细数"、"脉沉紧"、"脉浮滑"同。吴谦曰："'脉浮'当是'脉促'，始与论中结胸、胸满同义。"

[6] 脉紧　吴谦曰："'脉紧'，当是'脉细数'，'脉细数'当是'脉紧'，始合论中二经本脉。"

[7] 细数　《玉函》卷三"细"下有"而"字。"沉紧"、"沉滑"、"浮滑"同。

[8] 协热利　《总病论》卷三"热"下有"而"字。

[9] 脉浮滑　吴谦曰："'脉浮滑'当是'脉数滑'，'浮滑'是论中白虎汤证之脉，'数滑'是论中下脓血之脉，细玩诸篇自知。"

【注】

①其脉促，不结胸者　"促"有两义，一为歇止，一为寸口迫急，此当依后义。盖脉盛于上，邪不内陷，病不结胸，故下曰'欲解'也。

②脉浮者，必结胸　钱潢曰："表邪甚盛，不为下衰，将必乘误下之里虚，陷入上焦清阳之分，而为结胸矣。"

③脉紧者，必咽痛　钱潢曰："脉见紧者，则下后下焦之虚阳为少阴之阴寒所逼，循经上冲，必作咽痛也。"

④脉弦者，必两胁拘急　钱潢曰："脉弦者，邪传少阳，少阳之脉循胁，故云'必两胁拘急'也。"

⑤脉细数者，头痛未止　钱潢曰："下后虚阳上奔，故头痛未止。"

⑥脉沉紧者，必欲呕　钱潢曰："下后阳虚，致下焦阴邪上逆而呕也。"

⑦脉沉滑者，协热利　钱潢曰："沉为在里，沉主下焦，滑为阳动，滑主里实，误下之后沉滑，热在里而仍挟表，水谷下趋，随其误下之势，必为协热下利也。"

⑧脉浮滑者，必下血　钱潢曰："脉浮滑，阳邪正在阳分，而邪热下走，扰动其血，故必下血也。"

【白话解】

太阳病误下以后，如果脉浮，无结胸症状，这是病将解。如果脉促，就要成结胸；如果脉细数，就会咽痛；如果脉弦，就会两胁拘急；如果脉紧，就会头痛不止；如果脉沉紧，就会想呕吐；如果脉沉滑，就会协热下利；如果脉数滑，就会下血。

（141）病在阳[1]，应以汗解之[2]，反以冷水[3]潠①之，若灌之②，其热被却[4]赵本医统本并作"劫"不得去③，弥更益烦[5]④，肉[6]上粟起，意欲饮水，反[7]不渴者，服[8]⑤文蛤散。若不差者，与⑤五苓散。寒实[9]结胸⑥，无热证者，与三物小陷胸汤，白散亦可服[10]⑦。

【成注】

病在阳，为邪在表也，法当汗出而解，反以冷水潠之，灌洗，热被寒水，外不得出，则反攻其里。弥更益烦，肉上粟起者，水寒之气客于皮肤也；意欲饮水者，里有热也；

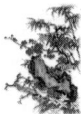

反不渴者，寒在表也。与文蛤散以散表中水寒之气。若不差，是水热相搏，欲传于里，与五苓散发汗以和之。始热在表，因水寒制之，不得外泄，内攻于里，结于胸膈，心下硬痛，本是^{医统本作"以"}水寒伏热为实，故谓之寒实结胸。无热证者，外无热，而热悉收敛于里也，与小陷胸汤以下逐之。白散下热，故亦可攻。

【校】

[1] 病在阳　《外台》卷二"在"下有"太"字。

[2] 应以汗解之　《玉函》卷三、《脉经》卷七、《百证歌》第三十五证注"应"并作"当"，"解"下并无"之"字。

[3] 冷水　《脉经》卷七、《翼方》卷九、《百证歌》第三十五证注"水"上并无"冷"字。

[4] 其热被却　同德本、天保本、《玉函》卷三"却"并作"劫"；《脉经》卷七、《外台》卷二"热"下并无"被"字；《百证歌》第三十五证注"其热被却"作"其人热却"。

[5] 弥更益烦　《玉函》卷三、《脉经》卷七、《翼方》卷九"益"上并无"弥更"二字。

[6] 肉　《玉函》卷三、《脉经》卷七并作"皮"。

[7] 反　《外台》卷二"反"上有"而"字。

[8] 服　《脉经》卷七作"宜"。

[9] 寒实　《玉函》卷三、《脉经》卷七"寒"上并有"若"字。

[10] 与三物小陷胸汤，白散宜可服　《玉函》卷三作"与三物小白散"；《总病论》卷三作"与三物白散方"。柯琴曰："名曰'三白'者，三物皆白，别于黄连、小陷胸也。旧本误作'三物'，以黄连、栝蒌投之，阴盛则亡矣。又误作'白散'，是二方矣。"

【注】

①潠（xùn 迅）　慧琳《音义》卷三十七引顾野王云："潠，以口含水喷之也。"乃古代退热方法之一。

②若灌之　"若"有"或"义，以水浇灌，亦古代退热疗

法。《广韵·二十九换》："灌，浇也。"

③其热被却不得去　方有执曰："被，蒙也。言邪蒙冒于溅灌之下，郁闭而不散。"

④弥更益烦　"弥更"，更加。"益"，助长，增添也。《国策·秦策》高注："益，助也。"山田业广曰："'弥更'，疑作'须臾'。"

⑤服、与　山田正珍曰："云'服'，云'与'，而不云'主之'，盖权用之方已。"章楠曰："'与'者，教人斟酌而与也。"

⑥寒实结胸　谓胸中硬满，疼痛拒按，口不燥渴而无热实证。

⑦与三物小陷胸汤，白散亦可服　徐大椿曰："按《活人书》云，'与三物白散'无'小陷胸汤亦可服'七字。盖小陷胸寒剂，非无热之所宜也。"

【白话解】

病在太阳，应当用汗法解表，反而用冷水喷洒，或浇洗，邪热被郁遏而不能外解，旋即热势更高，皮肤上泛起粟粒状疙瘩，想要饮水，却反而不渴的，可给服文蛤散。如果病仍不好，可给服五苓散。如果是寒实结胸，无热证的，可给服三物白散。

文蛤散方：

文蛤五两。味咸寒

【成注】

咸走肾邪，医统本作"则"可以胜水气。

右一味，为散，以沸汤和一钱赵本作"方寸"匕服，汤用五合。赵本有"五苓散方"详见本书卷三

白散方：

桔梗三分。味辛苦，微温　芭（赵本作"巴"）豆一分，去皮心，熬黑，研如脂。平（医统本作"辛"）温　贝母三分。味辛苦平

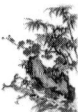

【成注】

辛散而苦泄。桔梗、贝母之苦辛,用以下气;芭豆之辛,用以散实。

右件赵本无"件"字三味为末,赵本医统本并作"散"内芭赵本作"巴"豆,更于臼中杵之,以白饮和服。强人半钱,赵本医统本并有"匕"字羸者减之。病在膈上必吐,在膈下必利,不利进热粥一杯,利过不止,进冷粥[1]一杯。身热,皮粟不解,欲引衣自覆者,赵本无"者"字若水以赵本作"以水"潠之、洗之,益令热却赵本作"劫"不得出,当汗而不汗,则烦。假令汗出矣,腹中痛,与芍药三两如上法。

【校】

[1] 冷粥 《翼方》卷九"伤寒"上注:"一作'冷水'。"

(142) 太阳与[1]少阳并病①,头项强痛,或②眩冒[2],时[3]如②结胸,心下痞硬者。当刺大椎[4]第一间,肺俞、肝俞③。慎不可发汗④,发汗则谵语,脉弦[5],五六赵本无"六"字日[6],谵语不止,当刺期门⑤。

【成注】

太阳之脉,络头下项。头项强痛者,太阳表病也。少阳之脉,循胸络胁,如结胸心下痞硬者。少阳里病也。太阳少阳相并为病,不纯在表,故头项不但强痛而或眩冒,亦未全入里,故时如结胸,心下痞硬,此邪在半表半里之间也。刺大椎第一间,肺俞,以泻太阳之邪;刺肝俞,以泻少阳之邪。邪在表,则可发汗;邪在半表半里,则不可发汗。发汗则亡津液,损动胃气。少阳之邪,因干于胃,土为木刑,必发谵语。脉弦,至五六日传经尽,邪热去而谵语当止;若复不止,为少阳邪热甚也,刺期门,以泻肝胆之气。

【校】

［1］与　《百证歌》第十八证注无"与"字。

［2］头项强痛，或眩冒　《玉函》卷三"眩"下无"冒"字；《脉经》卷七"头项"七字作"头痛颈项强而眩"；《翼方》卷九"头"下无"项强"二字；《百证歌》第十八证注"头项"七字作"头痛眩冒"。

［3］时　《翼方》卷九无"时"字。

［4］椎　《脉经》卷七作"杼"。

［5］脉弦　《玉函》卷三、《脉经》卷七、《翼方》卷九"脉"上并有"谵语则"三字。

［6］五六日　《玉函》卷三"五六日"三字与下"谵语"二字互乙。《百证歌》第十八证注"五"下无"六"字。

【注】

①并病　伤寒六经证，或二经、三经病后归并一经者，名曰"并病"。方有执曰："彼此相兼合，而有轻重多寡之不同，谓之并。盖少阳兼阳明，去太阳远，故但兼并也。"张志聪曰："此言太阳之并病于少阳也。"

②或、如　曰"或"，曰"如"，是言病势传化未定。

③当刺大椎第一间、肺俞、肝俞　尤怡曰："大椎在脊骨第一节上，刺之所以泻太阳之邪气，而除颈项强痛；肺俞在脊骨第三节下两旁；肝俞在第九节下两旁，刺之所以泻少阳邪气，而除弦冒，时如结胸及心下之痞硬。"

④慎不可发汗　吴谦曰："苟发其汗，两阳之邪乘燥入胃，则发谵语。"柯琴曰："若发汗，是犯少阳，胆液虚，必转属胃而谵语。"

⑤当刺期门　刺期门以泻肝邪，肝热去，谵语自止。

【白话解】

太阳病未愈，又见少阳病，头痛而项部拘紧不舒，或头目眩晕，有时犹如结胸，心下部痞硬的，应当针刺大椎、肺俞、肝俞。慎不可发汗，发汗就会谵语，脉弦，五六日谵语仍不止的，应当刺期门。

辨太阳病脉证并治法下第三

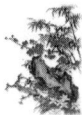

（143）妇人中风，发热恶寒，经水适来①，得之[1]七八日，热除而脉迟②身凉，胸胁下满，如结胸状③，谵语者，此为热入血室④也，当刺期门，随其实[2]而泻[3]赵本作"取"之。

【成注】

中风，发热恶寒，表病也。若经水不来，表邪传里，则入腑而不入血室也；因经水适来，血室空虚，至七八日邪气传里之时，更不入腑，乘虚而入于血室。热除脉迟身凉者，邪气内陷而表证罢也。胸胁下满，如结胸状，谵语者，热入血室而里实。期门者，肝之募，肝主血，刺期门者，泻血室之热，审看何经气实，更随其实而泻之。

【校】

[1] 之　《翼方》卷九无"之"字。

[2] 随其实　《玉函》卷三、《翼方》卷九、《百证歌》第三十七证注"其"下并有"虚"字。

[3] 而泻　《玉函》卷三、《翼方》卷九、《百证歌》第三十七证注、《总病论》卷二"泻"并作"取"。

【注】

①经水适来　方有执曰："适来者，因热入血室，迫使血来，血出而热遂遗也。"

②脉迟　病已入里，故脉变为迟。

③胸胁下满，如结胸状　乃经停邪结所致。

④血室　今名子宫。

【白话解】

妇人患中风证，发热恶寒，正值月经来潮，得病七八日，发热已退而脉迟身凉，胸胁下胀满，像是结胸的样子，并谵语的，这是邪热侵入血室，应当针刺期门穴，随病证的虚实进行治疗。

（144）妇人中风，七八日，续得[1]寒热，发作有时①，经水适断②者，此为热入血室，其血必结[2]，故使如[3]疟状，发作有时，小柴胡汤主之。赵本有"小柴胡汤方"详见本书卷三中风七八日，邪气传里之时，本无寒热，而续得寒热，经水适断者，此为表邪。乘血室虚，入于血室，与血相搏而血结不行，经水所以断也。血气与邪分争，致寒热如疟而发作有时，与小柴胡汤，以解传经之邪。

【校】

[1] 得　《总病论》卷二作"自"。

[2] 必结　《玉函》卷三"必"下有"当"字。

[3] 使如　《准绳》作"为"。

【注】

①续得寒热，发作有时　柯琴曰："中风至七八日，寒热已过，复得寒热，发作有时，与前之往来寒热无定期者不侔，此不在气分而血分矣。"

②经水适断　柯琴曰："经水适断于寒热时，是不当止而止也，必其月事下而血室虚，热气乘虚而入，其余血之未下者，干结于内，故适断耳。"丹波元坚曰："适断者，未得病前，月事已来，而得病方断者也。"

【白话解】

妇人患中风证，已七八日，接着又出现了发热恶寒，发作有定时，正值月经停止的，这是邪热侵入血室，血室之血必定会与邪气相搏结，所以使病人出现寒热如疟，发作有定时，应当用小柴胡汤治疗。

（145）妇人伤寒[1]①，发热，经水适来，昼日明[2]了，暮[3]则谵语②，如见鬼状者[4]，此为热入血室。无犯胃气及上二焦[5]③，必自愈[6]④。

【成注】

伤寒发热者，寒已成热也。经水适来，则血室虚空，医统本作"空虚" 邪热乘虚入于血室。若昼日谵语，为邪客于腑，与阳争也；此昼日明了，暮则谵语，如见鬼状，是邪不入

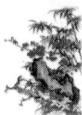

腑，入于血室，与阴争也。阳盛谵语，则宜下；此热入血室，不可与下药，犯其胃气。热入血室，血结实 _{医统本作"寒"} 热者，与小柴胡汤，散邪发汗；此虽热入血室，而不留结，不可与发汗药，犯其上焦。热入血室，胸胁满如结胸状者，可刺期门；此虽热入血室而无满结，不可刺期门，犯其中焦。必自愈者，以经行则热随血去，血下也已，则邪热悉除而愈矣。所谓发汗为犯上焦者，发汗则动卫气，卫气出上焦故也。刺期门为犯中焦者，刺期门则动荣气，荣气出中焦故也。《脉经》曰：无犯胃气及上二焦，必自愈，岂谓药不谓针耶。

【校】

[1] 伤寒　《九十论》第十七作"中风"。

[2] 明　《翼方》卷九作"了"。

[3] 暮　《九十论》第十七作"夜"。

[4] 如见鬼状者　《九十论》第十七作"发作有时"。

[5] 及上二焦　《总病论》卷二无"及上"四字。

[6] 必自愈　《活人书》卷十一作"速用小柴胡汤主之"。（按："速用"二字，本论无此文例，乃后人妄加）

【注】

①妇人伤寒　柯琴曰："前（一四四）条言中风，此言伤寒者，见妇人伤寒、中风，皆有热入血室证也。"

②昼日明了，暮则谵语　热入血室之候，病在血而不在气，气属阳，故昼日明了，血属阴，故暮则谵语。

③无犯胃气及上二焦　方有执曰："'犯胃气'以禁下言，'上二焦'以禁汗吐言。"钱潢曰："热入血室，非唯不在营卫，而更与肠胃无涉，故曰'无犯胃气'。病在下焦血分，与上二焦绝不相关，汗吐下三法，徒损无益，犯之适足以败胃亡阳，故禁之曰'无犯胃气'。"

④必自愈　能依"无犯"之戒，伺经行血下，则邪热随血而俱去，故病必解而愈。

【白话解】

妇人患伤寒，发热，正值月经来潮，白天神志清楚，傍晚则谵语，如同见了鬼的样子，这是热邪侵入血室。治疗不要犯胃气和中、上焦，应当用小柴胡汤。

（146）**伤寒六七日，发热微恶寒，支**[1]**节烦疼**①**，微呕，心下支结**②**。外证未去**③**者，柴胡加**赵本无"加"字**桂枝汤**[2]**主之。**

赵本有"柴胡桂枝汤方"详见本书卷十

【成注】

伤寒六七日，邪当传里之时。支，散也。呕而心下结者，里证也，法当攻里，发热微恶寒，支节烦疼，为外证未去，不可攻里，与柴胡桂枝汤以和解之。

【校】

［1］支　**按**："支"应作"肢"，"支"字涉下"支结"致误。

［2］柴胡加桂枝汤　中库本、《总病论》卷二"桂"上并无"加"字。

【注】

①支节烦疼　谓四肢关节剧痛。《周礼·司隶》郑注："烦，犹剧也。"

②心下支结　心下感觉支撑，似有聚结，即心下痞硬之轻者。《淮南·氾论》高注："结，犹聚也。"柯琴曰："支结，是痞满之始。"

③外证未去　程知曰："此邪入少阳，而太阳证（如微恶寒，支节烦疼）末去也。"

【白话解】

伤寒六七日，发热而轻微恶寒，四肢关节剧痛，稍有呕逆，心下部感觉支撑痞闷，表证仍未解的，应当用柴胡加桂枝汤治疗。

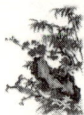

（147）伤寒五六^[1]日，已发汗^[2]而复下之，胸胁满，微结^[3]①，小便不利，渴而不呕②，但头汗出③，往来寒热，心烦^[4]者，此为未解也^[5]，柴胡桂枝干姜汤主之^[6]。

【成注】

伤寒五六日，已经汗下之后，则邪当解。今胸胁满，微结，小便不利，渴而不呕，但头汗出，往来寒热心烦者，即邪气犹在半表半里之间，为未解也。胸胁满，微结，寒热心烦者，邪在半表半里之间也。小便不利而渴者，汗下后，亡津液内燥也。若热消津液，令小便不利而渴者，其人必呕，今渴而不呕，知非里热也。伤寒汗出则和，今但头汗出而余处无汗者，津液不足而阳虚于上也。与柴胡桂枝干姜汤，以解表里之邪，复津液而助阳也。

【校】

[1] 五六　《外台》卷二作"六七"。

[2] 已发汗　《翼方》卷九"已"上有"其人"二字。

[3] 微结　《外台》卷二"结"上无"微"字，"结"属上读；《活人书》卷八无"微结"二字。

[4] 心烦　《翼方》卷九"心"作"而"；《总病论》卷三"烦"上无"心"字；《百证歌》第四十一证注无"心烦"二字。

[5] 此为未解也　《外台》卷二"此"下无"为"字；《总病论》卷三"为"作"表"；《百证歌》第四十一证注无"此为"五字。《补亡论》卷五无"此"字。

[6] 柴胡桂枝干姜汤主之　《外台》卷二"柴胡"上有"属"字，"之"下有"方"字。

【注】

①微结　似心下微结之省文。"微结"者，微满也。

②不呕　饮停胸膈，胃气不逆，故不呕。丹波元坚曰："不呕者，以水在胸胁。而不犯胃之故。"

③但头汗出　此乃少阳表热，郁而不和，以致上蒸头汗。与阳明病头汗出，热不得越者异，应加区别。

170

【白话解】

伤寒五六日，经过发汗而又下之，胸胁胀满，微觉痞闷，小便不利，口渴，无气逆呕吐，只头部汗出，往来寒热，心烦不安的，这是病未解，应当用柴胡桂枝干姜汤治疗。

柴胡桂枝干姜汤方：

柴胡半斤。苦平　桂枝三两，去皮。味辛热　干姜三（医统本作二）两。味辛热　栝蒌根四两。味苦寒　黄芩三两。味苦寒　牡蛎三（赵本医统本并作二）两，熬。味咸寒　甘草二两，炙。味甘平

【成注】

《内经》曰：热淫于内，以苦发之。柴胡、黄芩之苦，以解传里之邪；辛甘发散为阳，桂枝、甘草之辛甘，以散在表之邪；咸以软之，牡蛎之咸，以消胸胁之满；辛以润之，干姜之辛，以固阳虚之汗；津液不足而为渴，苦以坚之，栝蒌之苦，以生津液。

右七味，以水一斗二升，煮取六升，去滓，再煎，取三升，温服一升，日三服。初服微烦，复服汗出，便愈。

（148）伤寒五六日，头汗出，微恶寒[1]，手足冷，心下满，口[1]不欲食，大便硬，脉细者[2]，此为阳微结[2]，必[3]有表复有里也。脉沉，亦在里也[4]，汗出为阳微，假令纯阴结[3]，不得复[5]有外证，悉入在里[6]，此为半在里半在外[7]也，脉虽沉紧[8]，不得为少阴病。所以然者，阴不得有汗[4]，今头汗出，故知非少阴[9]也。可与小柴胡汤。设不了了者，得屎而解。

【成注】

伤寒五六日，邪当传里之时，头汗出，微恶寒者，表仍未解也。手足冷，心下满，口不欲食，大便硬，脉细者，邪结于里也。大便硬为阳结，此邪热虽传于里，然以外带表邪，则热

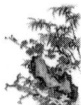

结犹浅，故曰阳微结。脉沉虽为在里，若纯阴结，则更无头汗恶寒之表证。诸阴脉皆至颈胸中而还，不上循头，今头汗出，知非少阴也。与小柴胡汤，以除半表半里之邪。服汤已，外证罢，而不了了者，为里热未除，与汤取其微利，则愈，故云得屎而解。

【校】

[1] 口　《准绳》无"口"字。

[2] 脉细者　《玉函》卷三作"其脉细"。吴谦曰："'脉细'当是'脉沉细'，观本条下文'脉沉亦在里也'之'亦'字自知。"

[3] 必　《百证歌》第十证注、《准绳》并无"必"字。

[4] 亦在里也　《玉函》卷三"亦"下有"为病"二字；《翼方》卷九"亦在里也"作"为病在里"。

[5] 复　《玉函》卷三无"复"字。

[6] 在里　《玉函》卷三"在"下有"于"字。

[7] 半在里半在外　《玉函》卷三"里""外"二字互乙。

[8] 紧　吴谦曰："'紧'，当是'细'字，本条上文并无'紧'字，如何说脉虽沉紧，'虽'字何所谓耶？"

[9] 少阴　《玉函》卷三"阴"下有"病"字。

【注】

①头汗出，微恶寒　程应旄曰："半里之热，以怫郁不能外达，故'头汗出'，半表之寒，以持久不能解散，故'微恶寒'，两郁相拒，知阳气郁滞而成结矣。"

②阳微结　外带表邪，热结犹浅，谓之阳微结。

③纯阴结　热在里，大便硬，谓之纯阴结。

④阴不得有汗　三阴脉不至头，则阴不得有汗，不易作解。近贤陆渊雷举《少阴篇》三条、《厥阴篇》四条，以为阴证汗出之征；又少阴之关键为亡阳，亡阳由于汗出多。今云阴不得有汗，头汗非少阴，谬误显然，当予删剟。日人山田正珍以此为叔和之言，附录备参。

172

【白话解】

伤寒五六日，头部汗出，轻微恶寒，手足发冷，心下部胀满，不思饮食，大便秘结，脉细，这是阳微结证，必定有表证又有里证。脉沉，虽也说明病在里，但汗出是阳微结的表现，假如是纯阴结，就不应仍有表证，而应邪气全部入于里，现在的证候是半在里半在表，脉虽沉细，也不能认为是少阴病。之所以这样认为，是因为阴证不会有汗，现在有头部汗出，因此可知不是少阴病。这种病证可给与小柴胡汤治疗。如果服药后仍觉不爽快，待大便通就会病解。

（149）伤寒五六日，呕而发热者，柴胡汤证具，而以他药下之，柴胡证仍在者，复[1]与柴胡汤。此虽已下之，不为逆，必蒸蒸而振，却发热汗出而解①。若心下满而[2]硬痛者，此为结胸也，大陷胸汤主之[3]；但[4]满而不痛者，此为痞[5]，柴胡不中与之[6]，宜半夏泻心汤[7]②。

【成注】

伤寒五六日，邪在半表半里之时；呕而发热，邪在半表半里之证，是为柴胡证具。以他药下之，柴胡证不罢者，不为逆，却与柴胡汤则愈。若下后，邪气传里者，邪在半表半里，则阴阳俱有邪。至于下后，邪气传里，亦有阴阳之异，若下后，阳邪传里者，则结于胸中为结胸，以胸中为阳受气之分，与大陷胸汤以下其结；阴邪传里者，则留于心下为痞，以心下为阴受气之分，与半夏泻心汤以通其痞。经曰：病发于阳而反下之，热入因作结胸；病发于阴而反下之，因作痞。此之谓也。

【校】

[1] 复　《外台》卷一作"故可"。

[2] 而　《外台》卷二无"而"字。

[3] 大陷胸汤主之　《总病论》卷三无"大陷"六字。

[4] 但　《准绳》作"苦"。

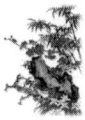

　　[5] 痞　《总病论》卷三"痞"下有"气"字。

　　[6] 不中与之　《脉经》卷七"不"上有"复"字，"之"作"也"。

　　[7] 宜半夏泻心汤　《玉函》卷三"半夏"上无"宜"字，"汤"下有"主之"二字。

　　按：舒诏曰："按此条原文，已见太阳中篇，兹又重出，其法太阳言之已悉，无庸复赘。""柴胡"三十一字，似重出。前（101）有"凡柴胡汤病证而下之，若柴胡证不罢者，复与柴胡汤，必蒸蒸而振，却发热汗出而解"之文，又移植于此，有何义耶？

【注】

　　①柴胡汤证具……却发热汗出解　按此四十二字与101条文词，无甚差异，疑为重出。柯琴谓误下后有二证，"偏于半表者，成结胸；偏于半里者，心下痞。"则其意以四十二字并非重出，但"发热汗出而解"下，并无误下致变之文，柯说似未当。吾意"伤寒五六日，呕而发热者"下，即接"若心下满而硬痛"云云，较为直接。尤怡曰："若无柴胡证，而心下满而硬痛者，则为结胸，其满而不痛者，则为痞，均非柴胡证所得而治之矣。"其说允矣，惜对此四十二字亦随文衍义，而未指出与101条相同之意见也。

　　②半夏泻心汤　山田宗俊曰："泻心，乃输泻心气郁结之义，以故泻心诸方，皆以芩连苦味者为主。《周礼》所谓'以苦养气'是也。"

【白话解】

　　伤寒五六日，呕吐而发热，如果心下部胀满而硬痛，这是结胸证，应当用大陷胸汤治疗；如果只胀满而不疼痛，这是痞证，柴胡汤不适合服用，宜用半夏泻心汤。

半夏泻心汤方：

半夏半升（赵本注："一方用半夏一升"），洗。味辛平　**黄芩**味苦寒　**干**

姜味辛热　　人参已上各三两。味甘温　　黄连一两。味苦寒　　大枣十二枚，擘。

味温甘（医统本作甘温）　　甘草三两，炙。味甘平

【成注】

辛入肺而散气，半夏之辛，以散结气；苦入心而泄热，黄芩、黄连之苦，以泻医统本作"泄"痞热；脾欲缓，急食甘以缓之，人参、甘草、大枣之甘，以缓之。

右七味，以水一斗，煮取六升，去滓，再煮，赵本作"煎"取三升，温服一升，日三服。

（150）太阳少阳并病①，而反下之，成[1]结胸②，心下硬，下利③不止[2]，水浆不下[3]，其人心烦[4]④。

【成注】

太阳少阳并病，为邪气在半表半里也，而反下之，二经之邪乘虚而入，太阳表邪入里，结于胸中为结胸，心下硬；少阳里邪，乘虚下干肠胃，遂利不止。若邪结阴分，则饮食如故，而为脏结；此为阳邪内结，故水浆不下而心烦。

【校】

[1] 成　《玉函》卷三无"成"字。

[2] 下利不止　《玉函》卷三"下利"作"利复"；《脉经》卷七"不"下有"复"字；《翼方》卷九"利"下有"复"字。

[3] 水浆不下　《玉函》卷三、《脉经》卷七"不"下并有"肯"字；《补亡论》卷五"下"作"入"。

[4] 心烦　《玉函》卷三、《脉经》卷七"心"上并有"必"字。方有执曰："'心烦'下疑有脱简。"

【注】

①太阳少阳并病　此乃柴胡桂枝汤证。

②结胸　方有执曰："'结胸'，即下后阳邪内陷之结胸。"

③下利　方有执曰："'下利'，即协热之下利。"

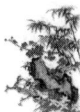

④其人心烦　喻昌曰："'其人心烦'，似不了之语。然仲景太阳经谓结胸悉具，烦躁者死，意者，此谓'其人心烦'者死乎！"按：方有执疑末后有脱简，尤怡以仲景不出治法为疑，味喻说，则疑可释矣。

【白话解】

太阳病未愈又见少阳病，却反而下之，形成结胸证，出现心下部硬满，下利不止，水浆不能入口，病人心烦。

（151）脉浮而紧[1]①，而复下之[2]，紧反入里②，则作痞③。按之自濡④，但气痞耳[3]。

【成注】

浮而紧，浮为伤阳，紧为伤阴，当发其汗，而反下之。若浮入里，为阳邪入里，则作结胸；浮不入里，而紧入里者，医统本有"为"字阴邪入里，则作痞。

【校】

[1] 浮而紧　《病源》卷七作"数紧"。

[2] 复下之　《玉函》卷三"复"作"反"；《病源》卷七"下"上无"复"字。

[3] 但气痞耳　《病源》卷七"耳"下有"不可复下也"五字。

【注】

①脉浮而紧　吴谦曰："伤寒脉浮紧（见此脉，则现头痛发热，身疼腰痛，恶风无汗等证。），不汗而反下之，浮紧之脉变为沉紧，是为寒邪内陷，作痞之诊也。"

②紧反入里　尤怡曰："紧反入里者，寒邪因下而内陷，与热入因作结胸同意。"

③则作痞　"痞"，胃脘部痞塞，满闷不舒。"痞"字或作"脴"。《释名·释疾病》云："脴，否（pǐ）也，气否结也。"

④按之自濡　"濡"，柔软。不硬不痛。《集韵·二十八獮》："濡与耎同，柔也。"今"软"字乃"耎"之俗字。

【白话解】

脉浮而紧，却又下之，使表寒之邪反而入里，就会形成痞证。痞证按诊柔软如常，只是气阻不通罢了。

（152）太阳[1]中风，下利[2]，呕逆，表解者，乃可攻之①。其人漐漐②汗出，发作[3]有时。头痛③，心下痞，硬满，引胁下痛[4]④，干呕[5]，短气，汗出，不恶寒者[6]，此[7]表解⑤里未和也，十枣汤主之。

【成注】

下利，呕逆，里受邪也。邪在里者，可下，亦须待表解者，乃可攻之。其人漐漐汗出，发作有时，不恶寒者，表已解也；头痛，心下痞，硬满，引胁下痛，干呕，短气者，邪热内畜而有伏饮，是里未和也，与十枣汤，下热逐饮。

【校】

［1］太阳　《总病论》卷二"太阳"下有"病"字。

［2］下利　《翼方》卷九作"吐下"。

［3］作　吴谦曰："'作'当是'热'字。若无热汗出，乃少阴阴邪寒饮，真武汤证也，且'作'字与上下句文义皆不相属。"

［4］引胁下痛　《翼方》卷九"下"下无"痛"字，《总病论》卷二"胁"上无"引"字。

［5］干呕　《玉函》卷三作"呕即"，《脉经》卷七作"呕则"，并连下读。

［6］不恶寒者　《玉函》卷三无"不恶"四字。

［7］此　《玉函》卷三、《翼方》卷九"此"下并有"为"字。

【注】

①表解者，乃可攻之　中风，是病在表，下利，呕逆，是病在里，于法应先解表，而后治里，故曰："表解，乃可攻之。"

②漐漐（zhé 哲）　《广韵·二十六缉》："漐，汗出貌。"

③头痛　柯琴曰："头痛是表证，然既不恶寒，又不发热，

辨太阳病脉证并治法下第三

177

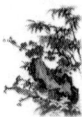

但心下痞硬而满，胁下牵引而痛，是心下水气泛滥，上攻于脑，而头痛也。"

④心下痞硬而满，引胁下痛　和久田曰："'胁下引痛'，以指头按之，则心下肋下之边际稍触即惊痛，或咳则引动胁腹，或举手动身则应之而痛，或随息而痛，是因胸间心下有水饮悬而不下所致。"

⑤汗出，不恶寒者，此表解　按"汗出"二字，似蒙上文误衍。"不恶寒者"四字误窜，应在"发作有时"之下，"此表解"应作"表已解也"。综合上述，原文似宜作"其人漐漐汗出，发作有时，（山田业广云：即谓汗出发作有时。）不恶寒者，表已解也"。如此则前云"表已解"，后云"里未和"，前后相应。检成注文次原不误。

【白话解】

太阳中风证，下利，呕逆，表证已解的，才可以用攻法治疗。如果病人汗出，发作有定时，不恶寒，这是表证已解。如果头痛，心下部痞闷而硬满，牵引胁下作痛，干呕气急，这是里未调和，应当用十枣汤治疗。

十枣汤方：

芫花。熬。味辛苦（医统本作"温"）　甘遂味苦寒　大戟味苦寒　大枣十枚，擘。味甘温（赵本无大枣一药）

【成注】

辛以散之，芫花之辛，以散饮；苦以泄之，甘遂、大戟之苦，以泄水。水者，肾所主也；甘者，脾之味也。大枣之甘者，益土而胜水。

右上赵本无"上"字三味等分，各别捣为散。以水一升半，先煮大枣肥者十枚，取八合，去滓，内药末。强人服一钱匕，羸人服半钱，温服之，平旦服。若下少病不除者，明日更服，加半钱，得快下利后，糜粥自养。

（153）太阳病，医发汗[1]，遂[2]发热恶寒，因[3]复下之，心下痞[4]，表里俱虚[5]①，阴阳气并竭，无阳则阴独②，复加烧[6]针，因胸[7]烦，面色青黄，肤𥄭③者，难治[8]；今色微黄，手足温者，易愈。

【成注】

太阳病，因发汗，遂发热恶寒者，外虚阳气，邪复不除也，因复下之，又虚其里，表中虚，邪内陷，传于心下为痞。发汗表虚为竭阳，下之里虚为竭阴；表证罢为无阳，里有痞为阴独。又加烧针，虚不胜火，火气内攻，致胸烦也。伤寒之病，以阳为主，其人面色青，肤肉𥄭动者，阳气大虚，故云难治；若面色微黄，手足温者，即阳气得复，故云易愈。

【校】

［1］医发汗 《脉经》卷七"发"下有"其"字；《翼方》卷九"医发"作"发其"。

［2］遂 《来苏集》卷二作"仍"。

［3］因 《玉函》卷三、《脉经》卷七、《翼方》卷九并无"因"字。

［4］心下痞 《玉函》卷三、《脉经》卷七、《翼方》卷九"心"上并有"则"字。

［5］表里俱虚 《脉经》卷七"表"上有"此"字。

［6］烧 《脉经》卷七作"火"。

［7］胸 《脉经》卷七作"而"。

［8］难治 《脉经》卷七"难"上有"如此者为"四字。

【注】

①表里俱虚 按此句似系"阴阳气并竭"之旁注，传抄混入正文。检成注未及此句。

②无阳则阴独 上既云"阴阳气并竭"，此何以又云"阴独"？山田业广谓为义不明切，似不必强解。

③肤𥄭 "𥄭"，肤肉跳动。《素问·气交变大论》："肉

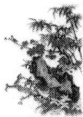

眴瘲。"

【白话解】

太阳病，经医生发汗后，仍发热恶寒，却又误用下法，致使心下部痞满，这是阴阳之气均受损而虚竭，无表证而里证独存，又加用烧针治疗，于是出现胸中烦，面色青黄，肤肉跳动，这是难治之证；如果病人面色微黄，手足温暖，就容易治愈。

（154）心下痞，按之濡[1]①，其脉关上浮者[2]②，大黄黄连泻心汤主之[3]③。

【成注】

心下硬，按之痛，关脉沉者，实热也。心下痞，按之濡；其脉关上浮者，虚热也，大黄黄连汤，以导其虚热。

【校】

[1] 按之濡 吴谦曰："'濡'上当有'不'字。若'按之濡'，乃虚痞也，岂有用大黄泻之之理？"

[2] 浮者 《玉函》卷三作"自浮"。

[3] 大黄黄连泻心汤主之 《总病论》卷三"大黄"上有"宜"字，"汤"下无"主之"二字。

【注】

①按之濡 按之柔软，并无痛感。本证虽有痰热之征，但邪结较轻。

②其脉关上浮者 钱潢曰："浮为阳邪，浮主在上，关为中焦，因邪在中焦，故关上浮也。"

③大黄黄连泻心汤主之 《翼方》卷九《伤寒》上注云："此方必有黄芩。"

【白话解】

心下部痞满，按诊柔软，如果关脉浮，就应当用大黄黄连泻心汤治疗。

大黄黄连泻心汤方：

大黄二两。味苦寒　　黄连一两。味苦寒

【成注】

《内经》曰：火热受邪，心病生焉。苦入心，寒除热。大黄、黄连之苦寒，以导泻心下之虚热。但以麻沸汤渍服者，取其气薄而泄虚热。

右二味，以麻沸汤[1]①二升渍之，须臾绞去滓，分温再服。

【注】

①麻沸汤　钱潢曰："麻沸汤者，言汤沸时，泛沫之多，其乱如麻也。"

(155) 心下痞[1]①，而复恶寒、汗出②者，附子泻心汤主之[2]。赵本有"附子泻心汤方"详见卷十

【成注】

心下痞者，虚热内伏也；恶寒汗出者，阳气外虚也。与泻心汤攻痞，加附子以固阳。

【校】

[1] 心下痞　《玉函》卷三"心"上有"若"字，《总病论》卷三"痞"下有"闷"字。

[2] 附子泻心汤主之　《总病论》卷三作"大黄黄连泻心汤内加附子"。

【注】

①心下痞　此痞证系未经误下而致，故治疗之法与一六四条不同。

②恶寒、汗出　尤怡曰："此即上条（一五四条）而引其说，谓心下痞，按之濡，关脉浮者，当与大黄黄连泻心汤，泻心下之虚热；若其人复恶寒而汗出，证兼阳虚不足者，又须加附子，以复表阳之气，乃寒热并用，邪正兼治之法也。"

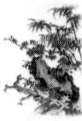

【白话解】

心下部痞满，而又恶寒汗出的，应当用附子泻心汤治疗。

（156）**本以下之，故心下痞，与泻心汤，痞不解**[1]①，**其人渴而口燥烦**[2]，**小便不利者，五苓散主之**②。赵本有"一方云：忍之，一日乃愈"九字

【成注】

本因下后成痞，当与泻心汤除之；若服之痞不解，其人渴而口燥烦，小便不利者，为水饮内畜，津液不行，非热痞也，与五苓散，发汗散水则愈。一方：忍之，一日乃愈者，不饮水医统本无"水"字者，外水不入，所停之水得行，而痞亦愈也。医统本有"矣"字

【校】

［1］痞不解　《脉经》卷七、《翼方》卷九"痞"上并有"其"字；《总病论》卷三"痞"上有"而"字。

［2］燥烦　《脉经》卷七"燥"下无"烦"字；《总病论》卷三"燥烦"作"干燥"；《百证歌》第四十八证注"燥烦"作"烦躁"。

【注】

①与泻心汤，痞不解　心下痞，论其病因，表邪内陷，热滞胸脘，故可致痞。而膀胱蓄水，阳虚不化，气逆于上，亦可致痞。盖泻心汤只解热而不化水，今痞不解，以兼水故。吴谦曰："本以下之早，故成心痞，如系结热成实之痞，则宜大黄黄连泻心汤，寒攻之法也；如系外寒内热之痞，则宜生姜泻心汤散饮之法也；如系虚热而呕之痞，则宜半夏泻心汤折逆之法也；如系虚热益甚之痞，则宜甘草泻心汤缓急之法也；今以诸泻心汤审证与之，而痞不解。"

②五苓散主之　周扬俊曰："腹泻心不解，仲景所以改用五苓以泄膀胱之热，何也？膀胱主气化，下流之气化不行，而心下痞未必能开也，故五苓下咽，小便一利，心下豁然。"

【白话解】

本来是由于误下导致心下痞满，给服泻心汤后，痞满未能解除，病人出现口燥渴而心烦，小便不利的，应当用五苓散治疗。

（157）伤寒汗出，解之后[1]①，**胃中不和，心下痞硬，干噫**[2]，**食臭**②，**胁下**③**有水气，腹中雷鸣**④**下**[3]**利者，生姜泻心汤**[4]**主之**。赵本有"生姜泻心汤方"详见卷十

【成注】

胃为津液之主，阳气之根。大汗出后，外亡津液，胃中空虚，客气上逆，心下痞硬，《金匮要略》曰：中焦气未和，不能消谷，故令噫。干噫、食臭者，胃虚而不杀谷也。胁下有水气，腹中雷鸣，土弱不能胜水也。与泻心汤以攻痞，加生姜以益胃。

【校】

［1］汗出，解之后　《千金》卷九作"发汗后"；《圣惠方》卷八作"汗出后"。

［2］噫　《来苏集》卷二作"呕"。**按**：甘草泻心汤条，"心下痞硬而满，干呕"。此亦以作"呕"为合。

［3］下　《玉函》卷三、《脉经》卷七、《翼方》卷九并作"而"。

［4］生姜泻心汤　《总病论》卷三"生姜"上有"宜"字。

【注】

①解之后　方有执曰："解，谓大邪退散也。""之"，犹"以"也。

②干噫，食臭　"干噫"，即干哕（yuě）。慧琳《音义》卷四十三："噫，哕，气忤也。""食臭"，即在干哕中带有食物的臭味。

③胁下　柯琴曰："胁下即腹中也。"

④腹中雷鸣　形容肠中漉漉作响。方有执曰："雷鸣者，脾胃不和，搏动之声也。"

【白话解】

伤寒已经汗出，表解以后，胃中不和，心下部痞满而硬，干哕、有伤食的气味，胁下部有水气，腹中肠鸣如雷而下利的，应当用生姜泻心汤治疗。

（158）伤寒中风，医反下之，其人下利，日数十行，谷不化[1]①，腹中雷鸣②，心下痞硬而[2]满③，干呕，心烦[3]不得安[4]。医见心下痞，谓[5]病不尽，复下之[6]，其痞益甚。此非结热，但以胃中虚[7]，客气上逆④，故使硬也[8]，甘草泻心汤主之。赵本有"甘草泻心汤方"详见卷十

【成注】

伤寒中风，是伤寒或中风也。邪气在表，医反下之，虚其肠胃而气内陷也。下利日数十行，谷不化，腹中雷鸣者，下后里虚胃弱也。心下痞硬，干呕心烦，不得安者，胃中空虚，客气上逆也，与泻心汤以攻表，加甘草以补虚。前以汗后胃虚，是外伤阳气，故加生姜；此以下后胃虚，是内损阴气，故加甘草。

【校】

[1] 谷不化 《补亡论》卷五"谷"上有"完"字。

[2] 硬而 《千金》卷九作"坚结"。

[3] 心烦 《玉函》卷三、《脉经》卷七、《翼方》卷九"心"并作"而"，"而烦"属上读。

[4] 不得安 《脉经》卷七"不"下有"能"字。

[5] 谓 《翼方》卷九作"为"。

[6] 复下之 《脉经》卷七、《翼方》卷九"复"下并有"重"字。

[7] 但以胃中虚 《玉函》卷三、《翼方》卷九"但"下并无"以"字。

[8] 故使硬也 《脉经》卷七"使"下有"之"字；《千金》卷九"故使硬也"作"使之然也"。

【注】

①谷不化　山田业广曰："谷不化者，谓水谷不能消化，非完谷下利之谓也。"

②腹中雷鸣　程应旄曰："此雷鸣，属气虚，非水也。腹中雷鸣，里虚胃弱，下焦受寒可知。"

③痞硬而满　汪琥曰："此痞非实证，若是实证，当必曰硬而痛，不曰硬而满矣，只此'满'字，而虚实之证了然。"

④客气上逆　"客气"谓病邪之气，亦即胃之虚气。

【白话解】

伤寒或中风，医生反而下之，病人出现下利，一日数十次，水谷不消化，腹中肠鸣如雷，心下部痞硬而满，干呕无物，心烦不能安宁。医生见到心下部痞，认为是病未除尽，又用下法，使痞证更加严重。这本不是实热结聚，只是因为胃虚，病气上逆，致使病人心下部痞硬，应当用甘草泻心汤治疗。

（159）**伤寒服汤药，下利不止，心下痞硬，服泻心汤**[1]**已，复以他药下之，利不止**①**，医以理中与之，利益甚**[2]②**。理中者，理**[3]**中焦**③**，此利在下焦，赤石脂禹余粮汤**[4]**主之。复利**[5]赵本无"利"字**不止者，当利其小便**[6]④。

【成注】

伤寒服汤药下后，利不止，而心下痞硬者，气虚而客气上逆也，与泻心汤攻之则痞已，医复以他药下之，又虚其里，致利不止也。理中丸，脾胃虚寒下利者，服之愈。此以下焦虚，故与之，其利益甚。《圣济经》曰：滑则气脱，欲其收也。如开肠洞泄、便溺遗失，涩剂所以收之。此利由下焦不约，与赤石脂禹余粮汤以涩洞泄。下焦主分清浊，下利者，水谷不分也。若服涩剂，而利不止，当利小便，以分其气。

【校】

[1]汤　《总病论》卷三无"汤"字。

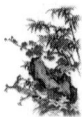

〔2〕利益甚 《翼方》卷九"利"上有"而"字。

〔3〕理 《总病论》卷三作"治"。

〔4〕赤石脂禹余粮汤 《总病论》卷三"赤"上有"以"字。

〔5〕复利 《玉函》卷三、《脉经》卷七并作"若"。《明理论》卷中"复"下无"利"字。

〔6〕当利其小便 《总病论》卷三"当"下有"以五苓散"四字,"利"下无"其"字。

【注】

①复以他药下之,利不止 方有执曰:"此言再治之误。"

②以理中与之,利益甚 方有执曰:"此言治之愈误。"柯琴曰:"是胃关不固,下焦虚脱。"

③理中者,理中焦 说明理中汤的主要作用,是调治脾胃。

④复利不止者,当利其小便 柯琴曰:"肾主下焦,为胃之关,关门不利,再利小便,此分消湿,盖谷道既塞,水道宣通,使有出路,此理下焦之二法也。"

【白话解】

伤寒服汤药后,下利不止,心下部痞硬,给服泻心汤后,又用其他药物下之,下利仍不止,医生就给用理中汤,下利更加严重。理中汤是治理中焦的,而这种下利是病在下焦,应当用赤石脂禹余粮汤治疗。假如服药后还是下利不止,就应当利小便。

赤石脂禹余粮汤方:

赤石脂一斤,碎。味甘温　**禹**赵本禹上有"太一"二字**余粮**一斤,碎。味甘平

【成注】

《本草》云:涩可去脱,石脂之涩以收敛之;重可去怯,余粮之重以镇固。

已上赵本作"右"二味,以水六升,煮取二升,去滓,赵本有"分温"二字三服。

（160）伤寒吐下后[1]发汗，虚烦①，脉甚微。八九日，心下痞硬，胁下痛，气上冲咽喉[2]，眩冒，经脉[3]动惕②者，久而成痿③。

【成注】

伤寒吐下后发汗，则表里之气俱虚，虚烦，脉甚微，为正气内虚，邪气独在。至七八日，正气当复，邪气当罢，而心下痞，胁下痛，气上冲咽喉，眩冒者，正气内虚而不复，邪气留结而不去。经脉动惕者，经络之气虚极，久则热气还经，必成痿弱。

【校】

[1] 吐下后　《脉经》卷七"吐下"下无"后"字。

[2] 八九日……气上冲咽喉　吴谦曰："'八九日'三句，与上文义不属，必是错简。"

[3] 经脉　《明理论》卷中"经"作"筋"。

【注】

①虚烦　尤怡曰："吐下复汗，津液叠伤，邪气陷入，则为虚烦。虚烦者，正不足而邪扰之为烦，心不宁也。"

②经脉动惕　"动惕"，即战动拘紧。《文选·长扬赋》善注引《国语》贾注："惕"，疾也。"疾"与"急"、"紧"义近。尤怡曰："经脉者，资血液以为用者也，汗吐下后，血液之所存几何？而变搏结为饮，不能布散诸经，譬鱼之失水，能不时时为之动惕耶？！"

③痿　一种证候名称，主要症状是两足不能行动。《素问·痿论》王注："痿，谓痿弱无力以运动。"

【白话解】

伤寒经吐下后又发汗，病人烦躁不宁，脉象极微。至第八九日，心下部痞硬，胁下部疼痛，觉得有气上冲咽喉，眩晕，经脉有战动拘紧感觉的，日久就会形成痿证。

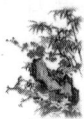

（161）伤寒发汗^[1]，若吐若下^[2]，解后^①，心下痞硬，噫气^②不除者，旋复代赭石_{赵本无"石"字}汤主之。

【成注】

大邪虽解，以曾发汗吐下，胃气弱而未和，虚气上逆，故心下痞硬，噫气不除，与旋复代赭石汤降虚气而和胃。

【校】

[1] 发汗　《玉函》卷三、《脉经》卷七并作"汗出"。

[2] 若下　《总病论》卷三无"若"字。

【注】

①伤寒发汗，若吐若下，解后　张璐曰："汗吐下法备而后表解；则中气必虚，虚则浊气不降，而痰饮上逆，故作痞硬。"

②噫气　即打嗝。慧琳《音义》卷四十三引《说文》："噫，饱出息也。"柯琴以"噫"为伤痛声，"噫"亦有此一说，但作为此处释文不合。汪琥曰："此'噫气'较前生姜泻心汤之干噫不同，是虽噫而不至食臭，故知其为中气虚也。"

【白话解】

伤寒经发汗，或吐或下，表解以后，心下部痞硬，呃逆不止的，应当用旋复代赭石汤治疗。

旋复代赭石_{赵本无"石"字}**汤方：**

旋复花_{三两。味咸温}　人参_{二两。味甘温}　生姜_{五两，切。味辛温}半夏_{半升，洗。味辛温}　代赭石（赵本无"石"字）_{一两。味苦寒}　大枣_{十二枚，擘。甘温}　甘草_{三两，炙。味甘平}

【成注】

硬则气坚，咸味可以软之，旋复之咸，以软痞硬。虚_{医统本作"怯"}则气浮，重剂可以镇之，代赭石之重，以镇虚逆。辛者散也，生姜、半夏之辛，以散虚痞。甘者缓也，人参、甘草、大枣之甘，以补胃弱。

右件赵本无"件"字七味，以水一斗，煮取六升，去滓，再煎，取三升，温服一升，日三服。

（162）下后^[1]，不可更^[2]行桂枝汤^①。若汗出^{[3]②}而喘，无大热^[4]者，可与麻黄杏子甘草石膏汤。赵本有"麻黄杏子甘草石膏汤方"详见卷三

【成注】

前第三卷二十六证云：发汗后，不可更行桂枝汤，汗出而喘，无大热者，为与此证治法同。汗下虽殊，既不当损正气则一，邪气所传既同，遂用一法治之。经所谓若发汗、若下、若吐后医统本有"者"字是矣。

【校】

[1] 下后　《玉函》卷三、《脉经》卷七"下"上并有"大"字，《脉经》卷七"后"上有"以"字。

[2] 更　《百证歌》第五十二证注作"便"。

[3] 汗出　《来苏集》卷二作"无汗"。

[4] 无大热　《来苏集》卷二"大"上无"无"字。

【注】

①不可更行桂枝汤　尤怡曰："此与汗后不可更行桂枝汤大同，虽汗下不同，其为邪入肺中则一，故其治亦同。"黄元御曰："下后表寒未解，郁其肺气，肺郁生热，蒸发皮毛而不能透泄，故汗出而喘，表寒里热，宜麻杏甘石汤双解之。"

②若汗出　按此以六十三条核之，多"若"字。

【白话解】

用下法治疗后，不可再用桂枝汤。出现汗出而喘，高热症状的，可给服麻黄杏子甘草石膏汤。

（163）太阳病，外证未除^[1]而数^[2]下^①之，遂协^[3]热^②而利。利下不止^[4]，心下痞硬^[5]，表里不解^③者，桂枝人参汤主之^④。

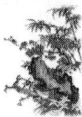

【成注】

外证未除而数下之，为重虚其里，邪热乘虚而入，里虚协热，遂利不止而心下痞。若表解而下利，心下痞者，可与泻心汤，若不下利，表不解而心下痞者，可先解表而后攻痞。以表里不解，故与桂枝人参汤和里解表。

【校】

[1] 除 《圣惠方》卷八作"解"。

[2] 数 舒诏曰："'数'当作'速'，早下之意。"按：《尔雅·释诂》："数，疾也。""疾"与"速"义近。《礼记·曾子问》郑注："数读为速。"舒说不谬。

[3] 协 《翼方》卷九作"挟"。

[4] 利下不止 《玉函》卷三、《脉经》卷七"不"上并无"利下"二字，"不止"属上读；《总病论》卷三"不"上无"下"字。

[5] 硬 《圣惠方》卷八作"满"。

【注】

①数（shuò 朔）下 "数"频频，屡次。《广韵·四觉》："数，频数。""数下"是屡用攻下治疗。

②协热 "协热"，即"挟热"。"协"与"挟"同部谐声。"挟热"，即内寒挟外热之意。

③表里不解 此括上文而言，表证未除，是表不解；下利痞硬，是里不解。

④桂枝人参汤主之 是以甘草白术人参干姜治痞硬下利，用桂枝一味以解表邪。

【白话解】

太阳病，表证未解而屡用下法，于是里寒挟表热而下利。如果下利不止，心下部痞硬，表证里证均不解的，应当用桂枝人参汤治疗。

桂枝人参汤方：

桂枝四两（赵本有"别切"二字），去皮。味辛热　甘草四两，炙。味甘平　白术三两。味甘平　人参三两。味甘温　干姜三两。味辛热

【成注】

表未解者，辛以散之；里不足者，甘以缓之。此以里气大虚，表里不解，故加桂枝、甘草于理中汤也。

右五味，以水九升，先煮四味，取五升，内桂更煮，取三升，赵本有"去滓"二字温服一升，日再、夜一服。

（164）伤寒大下后[1]，复发汗[2]①，心下痞，恶寒②者，表未解也[3]③，不可攻痞，当先解表④，表解乃可攻痞。解表宜桂枝汤[4]，攻痞宜大黄黄连泻心汤⑤。

【成注】

大下后，复发汗，则表里之邪当悉已。此心下痞而恶寒者，表里之邪俱不解也。因表不解而下之，为心下痞，先与桂枝汤解表，表解，乃与大黄黄连泻心汤攻痞。《内经》曰：从外之内而盛于内者，先治其外，而后调其内。

【校】

[1] 后　《总录》卷二十五作"之"。

[2] 复发汗　《玉函》卷三、《翼方》卷九"发"下并有"其"字。

[3] 表未解也　《翼方》卷九无"表未"四字。**按：**"表未解也"四字，疑为"恶寒"旁注，传抄误入正文。

[4] 解表宜桂枝汤　《总病论》卷三无"解表"六字。

【注】

①大下后，复发汗　伤寒当先解表，今表未解而下之，下而知误，又再汗之，此喻昌所谓"先里后表，颠倒错误"也。

②恶寒　柯琴曰："恶寒，是汗后未解证。"

③表未解也　"未解"者，犹有头痛、发热、恶寒等状。

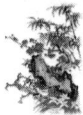

④当先解表　方有执曰："解表与发表不同，伤寒病初之表当发，故用麻黄汤，此以汗后之表当解，故曰宜桂枝汤。"

⑤解表宜桂枝汤，攻痞宜大黄黄连泻心汤　吴谦曰："解表宜桂枝汤者，以其为已汗已下之表也，攻痞宜大黄黄连泻心汤者，以其为表解里热之痞也。"

【白话解】

伤寒经峻下后，又发汗，致使心下部痞满，并有恶寒的感觉，这是表证尚未解除，不可攻治痞证，应当先解表，表解后才可以治痞。解表适宜用桂枝汤，治痞适宜用大黄黄连泻心汤。

（165）**伤寒发热，汗出不解，心下**[1]**痞硬**①**，呕吐而下利**[2]**者，大柴胡汤主之**②。

【成注】

伤寒发热，寒已成热也。汗出不解，表和而里病也。吐利，心腹濡软为里虚；呕吐而下利，心下痞硬者，是里实也，与大柴胡汤以下里热。

【校】

［1］下　丛刊本、天保本、《总病论》卷二、《活人书》卷十并作"中"。

［2］呕吐而下利　《总病论》卷二"吐"下无"而"字。吴谦曰："'下'当是'不'字，岂有上吐下利而犹以大柴胡汤下之乎？"

【注】

①心下痞硬　柯琴曰："此'心下痞硬'，似桂枝人参证。然彼在妄下后而不呕，此则未经下而呕，则呕而发热者，小柴胡主之矣。然痞硬在心下而不在胁下，斯虚实补泻之所由分也。"

②大柴胡汤主之　程应旄曰："大柴胡汤虽属攻剂，然实管领表里上中之邪，总从下焦为出路，则攻中自寓和解之义，主之是为合法。"

【白话解】

伤寒发热，汗出而病不解，出现心下部痞硬，呕吐而且下利的，应当用大柴胡汤治疗。

（166）病如桂枝证[1]①，头[2]不痛，项不强②，寸脉[3]微浮③，胸中痞硬[4]，气上冲[5]咽喉，赵本作"喉咽"不得息者，此为胸有寒④也[6]，当吐之，宜瓜蒂散。

【成注】

病如桂枝证，为发热、汗出、恶风，言邪在表也。头痛、项强，为桂枝汤证具。若头不痛，项不强，则邪不在表而传里也。浮为在表，沉为在里。今寸脉微浮，则邪不在表，亦不在里，而在胸中也。胸中与表相应，故知邪在胸中者，犹如桂枝证而寸脉微浮也。以胸中痞硬，医统本有"气"字上冲咽喉不得息，知寒邪客于胸中而不在表也。《千金》曰：气浮上部，填塞心胸，医统本作"胸心"胸中满者，吐之则愈。与瓜蒂散，以吐胸中之邪。

【校】

［1］病如桂枝证　《总录》卷二十一"病"上有"胸有寒"三字。

［2］头　《脉经》卷七"头"上有"其"字。

［3］寸脉　《翼方》卷九"脉"上无"寸"字。

［4］痞硬　《千金》卷九作"硬满"。

［5］冲　《脉经》卷七作"撞"。

［6］此为胸有寒也　《千金》卷九作"此以内有久痰"；《总录》卷二十一无"此为"六字。

【注】

①病如桂枝证　病者发热恶寒、汗出，似太阳桂枝证。

②头不痛，项不强　方有执曰："此言太阳经中无外入之风邪，以明非中风也。"按由此二句观之，既不在表，亦未入里，则邪当在胸中。

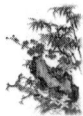

③寸脉微浮　此脉主病在上，可征痰涩蓄食壅塞膈上，阻碍气机。周扬俊曰："寒饮停蓄，阻遏胸中之阳，痰因滞积，脉当滑而不当微也；饮为水类，脉又当沉而不当浮也；且既曰'有寒'，脉又当沉紧滑兼见，而不当微浮也。殊不知痰之为病，未有不由胃而旁达，此则上入胸膈，既入胸膈，阳气阻抑，阴不外鼓，遂令上焦之气举之不利，故微浮独见于寸口耳。"

④寒　喻昌曰："寒者，痰也。"沈尧封同此说。

【白话解】

病状像是桂枝证，但头不疼痛，项部无拘紧不舒，寸脉稍显浮象，胸中痞满而硬，感觉有气上冲至咽喉，呼吸不利，这是胸中有寒痰，应当用吐法，宜服瓜蒂散。

瓜蒂散方：

瓜蒂—分，熬黄。味苦寒　赤小豆—分。味酸温

【成注】

其高者越之，越以瓜蒂、豆医统本作"香"豉之苦；在上者涌之，以赤小豆之酸。《内经》曰：酸苦涌泄为阴。

右二味，各别捣筛，为散已，合治之，取一钱①匕。以香豉一合，用热汤七合，煮作稀糜②，去滓，取汁合散，温顿服之。不吐者，少少加，得快吐乃止。诸亡血虚家，不可与瓜蒂散。

【校】

①一钱　《翼方》卷九《伤寒》上作"半钱"。

②煮作稀糜　《翼方》卷九《伤寒》上作"渍之"。

(167) 病[1]胁下素有痞①，连[2]在脐傍，痛引少腹②，入阴筋[3]③者，此名[4]脏结④，死。

【成注】

素有宿昔之积，结于胁下为痞。今因伤寒邪气入里，

与宿积相助，医统本作"合" 使脏之真医统本作"真之" 气，结而不通，致连在脐傍，痛引少腹，入阴筋而死。

【校】

[1] 病 《玉函》卷三"病"下有"者若"二字；《补亡论》卷五"病"下有"人"字。

[2] 连 《脉经》卷七作"而下"；《百证歌》第六十八证注作"积"。

[3] 入阴筋 《玉函》卷三、《脉经》卷七"阴"下并有"挟阴"二字。

[4] 名 《玉函》卷三、《总病论》卷三并作"为"。

【注】

①胁下素有痞 旧已有痞，早伏积聚之病。

②痛引少腹 或因寒，或因事，触动隐病，以致痛引少腹。

③入阴筋 即阴茎缩入。

④此名脏结 方有执曰："脏，阴也。以阴邪结于阴经之脏，攻之不可及，所以于法为当死也。"按此与一二九条"名曰脏结"之病情轻重有别：彼云脏结"如结胸状，饮食如故，时时下利"，此则"痞连脐旁，邪结脾矣；痛引少腹，邪结肾矣，入阴筋，邪结肝矣，新结之邪，连结三脏，交结不解，故死"。

【白话解】

病人胁下素有痞积，连及脐旁，疼痛牵引少腹，阴茎缩入的，这种病称为"脏结"，是死证。

(168) 伤寒[1]，赵本无"病"字若吐、若下后[2]，七八日不解，热结[3]在里，表里俱热①，时时恶风②，大渴，舌上干燥而烦，欲饮水数升者[4]，白虎加人参汤主之[5]。赵本有"白虎加人参汤方"详见卷十

【成注】

若吐若下后，七八日则当解，复不解，而热结在里。表热者，身热也；里热者，内热也。本因吐下后，邪气乘

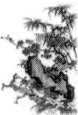

虚内陷为结热，若无表热而纯为里热，则邪热结而为实；此以表热未罢，时时恶风。若邪气纯在表，则恶风无时；若邪气纯在里，则更不恶风。以时时恶风，知表里俱有热也。邪热结而为实者，则无大渴；邪热散漫则渴。今虽热结在里，表里俱热。未为结实，邪气散漫，熏灼焦膈，故大渴，舌上干燥而烦，欲饮水数升。与白虎加人参汤，散热生津。

【校】

[1] 伤寒病　《总病论》卷三、《九十论》第三十五"寒"下并无"病"字。吴谦曰："'伤寒'二字之下，当有'若汗'二字，盖发汗较吐下更伤津液为多也。"

[2] 若吐若下后　《总病论》卷三、《九十论》第三十五"下"上并无"若"字。

[3] 热结　《千金》卷九"热结"二字互乙。

[4] 时时恶风……欲饮水数升者　《总病论》卷三"饮"上无"欲"字，"水"下有"至"字；《九十论》第三十五无"时时"十八字。

[5] 白虎加人参汤主之　《脉经》卷七"白虎"下无"加人参"三字；《千金》卷九"白虎"八字作"宜白虎汤方"。

【注】

①表里俱热　钱潢曰："谓之表热者，乃热邪已结于里，非尚有表邪也，因里热太甚，其气腾达于外，故表间亦然，即《阳明篇》所谓蒸蒸发热，自内达外之热也。"

②时时恶风　内热甚则汗出，肌腠疏松，以故时时恶风。吴谦曰："'时时'当是'时汗'，若非'汗'字，则'时时恶风'，是表不解，白虎汤在所禁也。"

【白话解】

伤寒，或吐或下以后，至七八日病仍不能解，热邪又内结于里，表里俱热，时常恶风，口极渴，舌上干燥而心烦，想饮数升水的，应当用白虎加人参汤治疗。

（169）伤寒无大热^①，口燥渴，心烦^{[1]②}，背^[2]微恶寒^③者，白虎加人参汤主之^[3]。

【成注】

无大热者，为身无大热也。口燥渴心烦者，当作阳明病；然以背微恶寒，为表未全罢，所以属太阳也。背为阳，背恶寒口中和者，少阴病也，当与附子汤；今口燥而渴，背虽恶寒，此里也，则恶寒亦不至甚，故云微恶寒。与白虎汤和表散热，加人参止渴生津。

【校】

[1] 心烦　《玉函》卷三、《活人书》卷十并作"而烦"。

[2] 背　《玉函》卷三"背"上有"其"字。

[3] 白虎加人参汤主之　《千金》卷九作"宜白虎汤"。

【注】

①无大热　章楠曰："邪入于里，则表无大热也。"

②口燥渴、心烦　据此两证，知热已入阳明。

③背微恶寒　徐大椿曰："微恶寒，谓虽恶寒而甚微，又周身不寒，寒独在背，知外邪已解。"吴谦曰："背恶寒，非阳虚恶寒，乃阳明内热熏蒸于背，汗出肌疏，故微恶之也。"

【白话解】

伤寒无明显表热，口中干燥而渴，背部微恶寒的，应当用白虎加人参汤治疗。

（170）伤寒脉浮，发热无汗^[1]，其表不解者^[2]，_{赵本无"者"字}不可与白虎汤。渴^[3]欲饮水^①，无表证者，白虎加人参汤^[4]主之。

【成注】

伤寒脉浮，发热无汗，其表不解，不渴者，宜麻黄汤；渴者宜五苓散，非白虎所宜。大渴欲水，无表证者，乃可与白虎加人参汤，以散里热。临病之工，大宜精别。

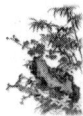

【校】

[1] 发热无汗 《九十论》第三十七作"无汗发热"。

[2] 其表不解者 《九十论》第三十七作"不解"。

[3] 渴 《准绳》中"渴"上有"若大"二字。

[4] 白虎加人参汤 《玉函》卷三"汤"上无"加人参"三字。

【注】

①渴欲饮水 喻昌曰:"白虎但能解热,不能解表,必恶寒、头痛、身疼之表证皆除,但热渴而救于水者,方可与之。"

【白话解】

伤寒脉浮,发热无汗,表证未解的,不可用白虎汤。口渴想饮水,无表证的,才应当用白虎加人参汤治疗。

(171) **太阳少阳并**[1]**病,心下**[2]**硬,颈**[3]**项强而眩者,当刺大椎**[4]**、肺俞、肝俞,慎勿下之**①。

【成注】

心下痞硬而眩者,少阳也;颈项强者,太阳也。刺大椎、肺俞,以泻太阳之邪,以太阳脉下项侠脊故尔;肝俞以泻少阳之邪,以胆为肝之腑故尔。太阳为在表,少阳为在里,即是半表半里证。前第五医统本作"八"证云:不可发汗,发汗则谵语。是发汗攻太阳之邪,少阳之邪益甚干胃,必发谵语。此云慎勿下之,攻少阳之邪,太阳之邪乘虚入里,必作结胸。经曰:太阳少阳并病,而反下之,成结胸。

【校】

[1] 并 《翼方》卷十作"合"。

[2] 心下 《玉函》卷三、《脉经》卷七"心下"下并有"痞"字。

[3] 颈 《玉函》卷三作"头"。

[4] 大椎 《玉函》卷三"椎"下有"第一间"三字。

[5] 肝俞 元刻本、熊本、天保本并无"肝俞"二字。

【注】

①慎勿下之　本条"慎勿下之"与第一四二条"慎不可发汗"，乃分别申明少阳禁汗、禁下之义，第一五○条，又云："太阳少阳并病，而反下之，成结胸。"反复戒勿妄下，仲景所以示人者至矣。方有执曰："太少并病，则表里俱伤，而邪无定聚，汗则偏损表，下则偏损里，所以两皆不可也。"

【白话解】

太阳病未解又见少阳病，心下部痞硬，项部拘紧不舒，头眩，治疗应当针刺大椎、肺俞、肝俞，慎不可用下法。

（172）太阳与[1]少阳合病①，自下利②者，与黄芩汤；若呕者，黄芩加半夏生姜汤主之。

【成注】

太阳阳明合病，自下利为在表，当与葛根汤发汗。阳明少阳合病，自下利，为在里，可与承气汤下之。此太阳少阳合病，自下利，为在半表半里，非汗下所宜，故与黄芩汤以和解半表半里之邪。呕者，胃气逆也，故加半夏、生姜，以散逆气。

【校】

[1]　与　《百证歌》第十六证注无"与"字。

【注】

①太阳与少阳合病　汪昂曰："合病者，谓有太阳之身热、头痛、脊强，又有少阳证之耳聋、胁痛、呕而口苦、寒热往来也。"

②自下利　"自"犹"若"也，与下"若"字，异文同义，"若下利"、"若呕"对文。汪昂曰："自利者，不因攻下，而泄泻也。自利，固多可温，然肠胃有积结，与下焦客热，反非温剂所能止，或分利之，或攻泄之可也。"

【白话解】

太阳与少阳同时发病，如果有下利，给服黄芩汤；如果有呕吐，应当用黄芩加半夏生姜汤治疗。

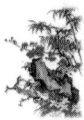

黄芩汤方：

黄芩三两。味苦寒　甘草二两，炙。味甘平　芍药二两。味酸平　大
枣十二枚，擘。味甘温

【成注】

虚而不实者，苦以坚之，酸以收之，黄芩、芍药之苦
酸，以坚敛肠胃之气。弱而不足者，甘以补之，甘草、大
枣之甘，以补固肠胃之弱。

右四味，以水一斗，煮取三升，去滓，温服一升，日再夜
一服。若呕者，加半夏半升，生姜三两。赵本无若呕者以下十二字，
有"黄芩加半夏生姜汤方"详见卷十

（173）伤寒①胸中有热，胃中有邪气②，腹中痛③，欲呕
吐④者，黄连汤主之⑤。

【成注】

湿家下后，舌上如苔者，以丹田有热，胸中医统本作"上"
有寒，是邪气入里，而为下热上寒也；此伤寒邪气传里，
而为下寒上热也。胃中有邪气，使阴阳不交，阴不得升，
而独治于下，为下寒腹中痛；阳不得降而独治于上，为胸
中热，欲呕吐。与黄连汤，升降阴阳之气。

【注】

①伤寒　谓表邪未解。

②邪气　指寒邪。

③腹中痛　吴谦曰："胃中有寒邪内攻也。"

④欲呕吐　吴谦曰："胸中有热邪上逆也。"

⑤黄连汤主之　喻昌曰："伤寒分表里中三治，表里之邪俱
盛，则从中而和之，故有小柴胡之和法。至于丹田胸中之邪，在
上下而不在表里，即变柴胡为黄连汤，以桂枝代柴胡，以黄连代
黄芩，以干姜代生姜，引入胃中，听胃气之上下敷布，故不问上
寒下热，上寒下热，皆可治之也。"

【白话解】

伤寒胸中有热邪，胃中有寒邪，腹中疼痛，想呕吐的，应当用黄连汤治疗。

黄连汤方：

黄连_{味苦寒} 甘草_{炙。味甘平} 干姜_{味辛热} 桂枝_{去皮，各三两。味辛热} 人参_{二两。味甘温} 半夏_{半升，洗。味辛（医统本作甘）温} 大枣_{十二枚，擘。味甘温}

【成注】

上热者，泄之以苦，黄连之苦以降阳；下寒者，散之以辛，桂、姜、半夏之辛以升阴；脾欲缓，急食甘以缓之，人参、甘草、大枣之甘以益胃。

右七味，以水一斗，煮取六升，去滓，温服一升，日三服，夜二服。

（174-1）伤寒八九日，风湿相搏①，身体疼烦[1]②，不能自转侧③，不呕不渴[2]，脉浮虚而涩④者[3]，桂枝附子汤主之。

【成注】

伤寒与中风家，至七八日再经之时，则邪气多在里，身必不苦疼痛，今日数多，复身体疼烦，不能自转侧者，风湿相搏也。烦者风也；身疼不能自转侧者湿也。经曰：风则浮虚。《脉经》曰：脉来涩者，为病寒湿也。不呕不渴，里无邪也；脉得浮虚而涩，身有疼烦，知风湿但在经也，与桂枝附子汤，以散表中风湿。

【校】

[1] 烦 《总录》卷二十二、《阴证略例·仲景阴证例》并作"痛"。

[2] 不渴 《翼方》卷九"渴"下有"下已"二字。

[3] 脉浮虚而涩者 《翼方》卷九作"脉浮而紧"。

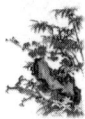

伤寒论校注白话解

【注】

①风湿相搏　太阳风邪与湿邪互相搏击，则有"身体疼烦，不能自转侧"之症状。山田业广曰："'相搏'犹言相交。"

②身体疼烦　风为阳邪，风淫所胜，则身体疼烦。

③不能自转侧　湿为阴邪，湿淫所胜，则肢体重，难于转侧。

④（脉）涩　"涩"脉细而迟，往来难。《脉经》卷一《杂脉法》："脉来涩者，为病寒湿。"

【白话解】

伤寒至八九日，风邪与湿邪相互搏结，周身剧烈疼痛，不能自如地转侧，不呕吐，不口渴，脉象浮虚而涩的，应当用桂枝附子汤治疗。

（174 – 2）**若其人大便硬**[1]，赵本注："一云：脐下心下硬" **小便自利者，去桂枝**赵本无"枝"字**加白术汤**[2]①**主之。**

【成注】

桂，发汗走津液。此小便利，大便硬为津液不足，去桂加术。

【校】

[1] 硬　《翼方》卷九"硬"作"坚"。舒诏曰："'硬'字恐误，应是'溏'字。若津干便硬，不宜于白术之燥，惟便溏者宜之。"

[2] 去桂枝加白术汤　《玉函》卷三、《翼方》卷九并作"术附子汤"。

【注】

①去桂枝加白术汤　吴谦曰："去桂枝，以大便硬，小便自利，不欲其发汗，再夺津液也；加白术，以身重著，湿在肉分，用以佐附子，逐湿气于肌也。"

【白话解】

如果病人大便溏软，小便通利如常的，应当用去桂枝加白术汤治疗。

桂枝附子汤方：

桂枝四两，去皮。味辛热 **附子**三枚，炮，去皮，破八片（赵本无"八片"二字）。辛热 **生姜**三两，切。味辛温 **甘草**二两，炙。味甘平 **大枣**十二枚，擘。味甘温

【成注】

风在表者，散以桂枝、甘草之辛甘；湿在经者，逐以附子之辛热；姜、枣辛甘行荣卫，通津液，以和表也。

右五味，以水六升，煮取二升，去滓，分温三服。赵本有去桂加白术汤方云：附子（三枚，炮，去皮破） 白术（四两） 生姜（三两，切） 甘草（二两，炙） 大枣（十二枚擘）

（175）**风湿相搏，骨节烦疼，**赵本作"疼烦"**掣痛**[1]②**，不得屈伸，近之则痛剧**[1]②**，汗出短气，小便不利**③**，恶风不欲去衣**④**，或身微肿**[2]**者，甘草附子汤主之。**

【成注】

风则伤卫，湿流关节，风湿相搏，两邪乱经，故骨节疼烦，掣痛，不得屈伸，近之则痛剧也。风胜则卫气不固，汗出，短气，恶风不欲去衣，为风在表；湿胜则水气不行，小便不利，或身微肿，为湿外薄医统本作"搏"也。与甘草附子汤，散湿固卫气。

【校】

[1] 近之则痛剧 《阴证略例·论阴脉小便不通》作"近则痛转剧"。

[2] 身微肿 《阴证略例·论阴脉小便不通》中"身"下无"微"字。

【注】

①掣（chè 彻）痛 "掣"，"拽"（zhuài）意牵引。《文选·西征赋》善注引《字书》："掣，牵也。""掣痛"，痛有拉拽的感觉，所谓"筋骨肢节抽掣疼痛"也。

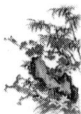

②近之则痛剧　钱潢曰："此谓烦疼之甚也，疼而烦甚，人近之则声步皆畏，如触动之而其痛愈剧也。"

③小便不利　钱潢曰："小便不利，寒湿在中，清浊不得升降，下焦真阳之气化不行也。"

④恶风不欲去衣　方有执曰："'不欲去衣'者，表疏卫阳不足也。"

【白话解】

风邪与湿邪相互搏结，就会出现骨关节剧疼，筋脉抽掣作痛，不能屈伸，触摸则疼痛加剧，汗出气促，小便不利，恶风不愿揭被，有的全身轻度浮肿，应当用甘草附子汤治疗。

甘草附子汤方：

甘草二两，炙。味甘平　附子二枚，炮，去皮破。味辛热　白术二两。味甘温　桂枝四两，去皮。味辛热

【成注】

桂枝、甘草之辛甘，发散风邪而固 医统本作"和" 卫；附子、白术之辛甘，解湿气而温经。

右四味，以水六升，煮取三升，去滓，温服一升，日三服。初服得微汗则解。能食，汗出 赵本作"止" 复烦者，赵本有"将"字 服五合，恐一升多者，宜服六七合为妙。赵本医统本并作"始"

（176）伤寒脉浮滑[1]，此 赵本有"以"字 表有热，里有寒[2]①，白虎汤主之。

【成注】

浮为在表，滑为在里，表有热，外有热也；里有寒，有邪气传里也。以邪未入腑，故止言寒，如瓜蒂散证云：胸上有寒者是矣。与白虎汤，以解内外之邪。

［1］伤寒脉浮滑　《九十论》第三十七作"脉滑"。

［2］此表有热、里有寒　《玉函》卷三作"而表热里寒者"；《九十论》第三十七"此"作"为"。柯琴曰："旧本作'里有寒'者误。此虽表里并言，而重在里热，所谓结热在里，表里俱热者也。"**按**："里有寒"当作"里有热"。本书三五〇条有"伤寒脉滑而厥者。里有热也，白虎汤主之。"似可取以例此。

【注】

①此表有热，里有寒　"表"、"里"二字，林亿、程应旄咸以为错简，应作"里有热""表有寒"。但本论多言"表里"，作"里表"者，有例多少，尚待核对。其实本条之"表里"未必错简，只是"热"、"寒"二字误倒，如作"表有寒、里有热"，岂不怡然理顺，陆懋修依文作解，谓："表有热，即外热；里有寒，即里热，表之寒已化为热，而里之水仍得云寒。于何知之？于浮滑脉之见于气口者知之。滑者，痰热之脉也。"其说迂曲，而又强调以脉别证，殊失临床以证为主之旨。本条疏于叙证，如关于白虎证之壮热、汗出、不恶寒反恶热、脉洪大或滑数、唇舌干燥、烦渴欲饮等症状，都未言及，仅以"脉浮滑"作为用白虎汤方之依据，滋人不解。无怪舒诏认为必不可从也。

【白话解】

伤寒脉浮滑，这是表有寒，里有热，应当用白虎汤治疗。

白虎汤方：

知母六两。味苦寒　**石膏**一斤，碎。味甘寒　**甘草**二两（赵本有"炙"字）。味甘平　**粳米**六合。味甘平

【成注】

《内经》曰：热淫所胜，佐以苦甘。知母、石膏之苦甘以散热，热则伤气。甘以缓之，甘草、粳米之甘以益气。

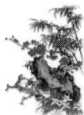

右四味，以水一斗，煮米熟，汤成，去滓，温服一升，日三服。

（177）**伤寒**①**脉结代**[1]②，**心动悸**[2]③，**炙甘草汤主之。**

【成注】

结代之脉，动而中止能自还者，名曰结；不能自还者，名曰代。由血气虚衰，不能相续也；心中悸动，知真气内虚也。与炙甘草汤，益虚补血气而复脉。

【校】

[1] 脉结代　《总录》卷二十五"结"下无"代"字。

[2] 心动悸　《玉函》卷三作"心中惊悸"。

【注】

①伤寒　首曰伤寒，是指明尚有邪气未解。

②脉结代　结代脉，现称歇上脉。山田业广曰："本条结代，亦结止之义，恐非二脉兼现之谓。盖析言则结代自二脉，浑言则不别，下条岂析言说其法欤？不然，则别是一家言，后人误附本条之后也。"张介宾曰："脉来复止，止而复起，总谓之结。"滑寿曰："代，更代也，动而自止，不能自还，因而复动，由是复止，寻之良久，乃复强起为代。"

③心动悸　即心脏跳动加剧而不安也。本论所及心悸一证，有六十四条"心下悸"之桂枝甘草汤证；一百〇二条"心悸而烦"之小建中汤证。但均无结代之脉。本条证气血衰微而脉结代，是其特征。临证应加区别。

【白话解】

伤寒而见脉结代，心中跳动不宁的，应当用炙甘草汤治疗。

炙甘草汤方：

甘草四两，炙。味甘平　**生姜**三两，切。味辛温　**桂枝**三两，去皮。味辛热　**人参**二两。味甘温　**生地黄**一斤。味甘寒　**阿胶**二两。味温甘（医统本作甘温）　**麦门冬**半升，去心。味甘平　**麻子人**（赵本作"仁"）半升。味

甘平 **大枣**十二（赵本医统本并作三十）枚，擘。味甘温

【成注】

补可以去弱，人参、甘草、大枣之甘，以补不足之气；桂枝、生姜之辛，以益正气。《圣济经》曰：津耗散为枯，五脏痿弱，荣卫涸流，温剂所以润之。麻人、阿胶、麦门冬、地黄之甘，润经益血，复脉通心也。

右九味，以清酒[①]**七升。水八升，先煮八味，取三升，去滓，内胶烊消尽，温服一升，日三服。一名复脉汤。**

【注】

①清酒　山田业广曰："清酒，醇酒也。"

（178）脉按之来缓[3]，而赵本无"而"字时一止复来者，名曰结[①]。又脉来动而中止，更来小数，中有还者反动[1]，名曰结[②]，阴也[2]；脉来动而中止，不能自还[③]，因而复动，赵本有"者"字名曰代[④]，阴也，得此脉者，必难治[3]。

【成注】

结代之脉，一为邪气留结，一为真气虚衰。脉来动而中止，若能自还，更来小数，止是邪气留结，名曰结阴；若动而中止，不能自还，因其呼吸，阴阳相引复动者，是真气衰极，名曰代阴，为难治之脉。经曰：脉结者生，代者死，此之谓也。

【校】

[1] 更来小数，中有还者反动　"更来"十字，难解，盖有讹误，录出俟订。

[2] 结阴也　方有执曰："'结阴也'下，当有代脉一段。"

[3] 脉按之来缓……必难治　《玉函》卷三无"脉按"六十三字。

【注】

①脉按之来缓……名曰结　按结脉两"名曰结"，代脉仅一

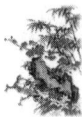

"名曰代"，故方有执疑漏"代"一节，否则结脉有两种脉象，不可解。但细核之"脉按之来缓"一节是衍文，成注未加解释，是成注本原无此一节。吴谦以"脉来动而中止"节二十字为衍文，似未细审。

②脉动而中止，更来小数，中有还者反动，名曰结　钱潢曰："结者，邪结也，脉来停止暂歇之名，犹绳之有结也，凡物之贯于绳上者，过结必碍，虽流走之甚者，亦必少有逗留，乃得过也，此因气虚血涩，邪气间隔于经脉之间耳。'更来小数者，言止后更勉强作小数，小数者，郁而复伸之象也，小数之中，有脉还而反动者，名曰结阴。'"

③不能自还　谓脉来中止，止后不久又动，若有不复动之状，故曰"不能自还"，俟须臾，然后又动，故曰"因而复动"。

④名曰代　钱潢曰："代，替代也，气血虚惫，力不支给，如欲求代也。"李中梓曰："代者，禅代之义，结脉之止，一止即来，代脉之止，良久方来。"

【白话解】

脉在搏动中出现歇止，再开始搏动时稍加速，其中补偿了歇止的时间就恢复原有搏动速度，名为结脉，属阴脉；脉在搏动中出现歇止，不能自行补偿，于是就恢复了原有搏动速度，名为代脉，属阴脉，见有这种脉象的，必定难治。

卷四

辨阳明病脉证并治法第四

（179 - 1）问曰：病有太阳阳明，有正阳阳明，有少阳[1]
阳明，何谓也？答曰：太阳阳明者，脾约^①赵本注："一云络"
是[2]也。

【成注】

阳明胃也。邪自太阳经传之入腑者，谓之太阳阳明。
经曰：太阳病，若吐、若下、若发汗后，微烦，小便数，
大便因硬者，与小承气汤，即是太阳阳明脾约病也。

【校】

[1] 少阳 《翼方》卷九作"微阳"。

[2] 是 《九十论》第八十二无"是"字。

【注】

①脾约 由于津液素亏，或发汗过多，以致肠胃燥热，大便
秘结。钱潢所谓"胃无津液，脾气无以转输，故为穷约，而不能
舒展"是也。孙鼎宜曰："'脾'当作'肠'字误。脾主消磨水
谷，其于人身也，犹钟之摆然，约之不动，则胃气竭矣。约而使
之少动，则当便泄清谷，不能成便坚。唯肠中热结，约其矢如弹
丸，故名'肠约'也。"其说辩而无证，存备参考。

【白话解】

问：病有太阳阳明，有正阳阳明，有少阳阳明，指的是什么
呢？答：太阳阳明，就是"脾约"。

（179 - 2）**正阳阳明者，胃家实**^①赵本注："一作寒"**是也。**

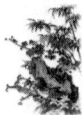

【成注】

邪自阳明经传入腑者，谓之正阳阳明。经曰：阳明病，脉迟，虽汗出不恶寒，其身必重，短气，腹满而喘，有潮热者，外欲解可攻里也。手足濈濈然汗出者，此大便已硬也，大承气汤主之，即是正阳阳明胃家实也。

【注】

①胃家实　尤怡曰："胃家实者，邪热入胃，与糟粕相结而成，实非胃气自盛也。凡伤寒腹满便闭，潮热，转失气，手足濈濈然汗出等证，皆是阳明胃实之证。"陆懋修曰："阳明属胃，故曰胃家。邪之所到，即谓之'实'，而必以坚满燥实之当下者，方谓之实，'实'字之不解，误即自此而起。"丹波元坚曰："正阳阳明之胃家实，专指大承气汤证也。"

【白话解】

正阳阳明，就是"胃家实"。

（179－3）少阳阳明者，发汗[1]、利小便已[2]①，胃中燥烦实[3]②，大便难是也。

【成注】

邪自少阳经传之入腑者，谓之少阳阳明。经曰：伤寒，脉弦细，头痛发热者，属少阳。少阳不可发汗，发汗则谵语，此属胃，即是少阳阳明病也。

【校】

［1］发汗　《玉函》卷三"发"下有"其"字；《九十论》第六十八无"发汗"二字。

［2］利小便已　《玉函》卷三作"若利其小便"。

［3］胃中燥烦实　《玉函》卷三、《翼方》卷九"燥"下并无"烦实"二字；《九十论》第六十八"烦"上无"燥"字，"烦"下无"实"字。

【注】

①发汗、利小便已　"已"，毕也，犹俗言"完了"。

②胃中燥烦实　此谓初由发汗、利小便过，伤津液，以致胃燥，继由胃燥而成"烦实"。孙鼎宜《伤寒论章句》将"燥烦"二字互乙，作"胃中烦，躁实"，注云："烦"犹"翻"。未知所据。

【白话解】

少阳阳明，就是经发汗、利小便后，胃中燥热结实，大便困难。

（180）**阳明之为病，胃家实**[1]①赵本有"是"字也。

【成注】

邪传入胃，热毒留结，则胃家为实。华佗曰：热毒入胃要须下去之，不可留于胃中。是知邪在阳明，为胃家实也。

【校】

[1] 胃家实　《翼方》卷九作"胃中寒"。

【注】

①胃家实　《灵枢·本输》："小肠大肠皆属于胃。"盖据疗效而言者。柯琴曰："阳明为传化之腑，当更实更虚，食下肠实而胃虚，食入胃实而肠虚，若但实不虚，斯为阳明之病矣。胃实不是阳明病，而阳明之为病，悉从胃实上得来，故以胃家实，为阳明一经之总纲。然致'实'之由，最宜详审，有实于未病之先者，有实于得病之后者，有风寒外束，热不得越而实者，有妄汗吐下，重亡津液而实者；有从本经热盛而实者，有从他经转属而实者，此只举其病根在实耳。"丹波元坚曰："胃家实，该诸病在胃宜下证之称。"

【白话解】

阳明经受病，表现为肠胃但实不虚。

（181）**问曰：何缘得阳明病？答曰：太阳病**赵本有"若"字**发汗**[1]**、若下、若利小便**[2]**，此亡**[3]**津液，胃中干燥，因转属**

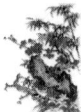

阳明①。不更衣②，内实[4]③，大便难者，此名阳明[5]也。

【成注】

本太阳病不解，因汗、利小便，亡津液，胃中干燥，太阳之邪入腑，转属阳明。古人登厕必更衣，不更衣者，通为不大便。不更衣，则胃中物不得泄，故为内实。胃无津液，加之畜热，大便则难，为阳明里实也。

【校】

[1] 发汗　《玉函》卷三"发"下有"其"字。

[2] 若下、若利小便　《玉函》卷三"下"下有"之"字，无"若利"四字。

[3] 此亡　《玉函》卷三、《翼方》卷九、《总录》卷二十六并作"亡其"。

[4] 内实　《翼方》卷九无"内实"二字。

[5] 此为阳明　《玉函》卷三作"为阳明病"；《总录》卷二十六作"此阳证"。

【注】

①因转属阳明　尤怡曰："胃者，津液之腑也。汗下利小便，津液外亡，胃中干燥，此时寒邪已变为热，热犹火也，火必就燥，所以邪气转属阳明也。"

②不更衣　"更衣"即大便托称，古往厕曰更衣。《论衡·四讳》："更衣之室，可谓臭矣。"

③内实　谓肠中有燥屎结滞。

【白话解】

问：因为什么患阳明病？答：太阳病经发汗、或下、或利小便，这就耗伤了津液，使胃肠干燥，因此病转属阳明。不大便，胃中燥热结实，大便困难，这种病证就称为阳明病。

（182）问曰：阳明病，外证①云何？答曰：身热，汗自出[1]②，不恶寒[2]，反恶热[3]③也。

【成注】

阳明病，为邪入腑也。邪在表，则身热，汗出而恶寒；邪既入腑，则表证已罢，故不恶寒，但身热，汗出，而恶热也。

【校】

[1] 汗自出 《玉函》卷三、《活人书》卷一"汗"下并无"自"字。检成注本亦无"自"字。

[2] 不恶寒 《玉函》卷三"不"上有"而"字。

[3] 反恶热 《玉函》卷三"反"上有"但"字。

【注】

①外证 按一八一条不更衣，内实，大便难，为阳明之里证，与此相对为说。

②身热，汗自出 汪琥曰："身热与发热异，以其热在肌肉之分。（非仅皮肤以外）汗自出者，胃中实热，则津液受其蒸迫，故其汗自出。"

③不恶寒，反恶热 柯琴曰："表寒已散，故不恶寒；里热闭结，故反恶热。"

【白话解】

问：阳明病，外在表现是什么？答：身热，汗出，不恶寒，反而恶热。

（183）问曰：病有得之一日，不发热[1]而恶寒①者，何也？答曰：虽得之[2]一[3]日，恶寒将[4]自罢，即自[5]汗出而恶热也。

【成注】

邪客在阳明，当发热而不恶寒，今得之一日，犹不发热而恶寒者，即邪未全入腑，尚带表邪；若表邪全入，则更无恶寒，必自汗出而恶热也。

【校】

[1] 不发热 《玉函》卷三"发"作"恶"；《翼方》卷九

"发"上无"不"字。

[2] 得之 《玉函》卷三无"得之"二字。

[3] 一 《翼方》卷九作"二"。

[4] 将 《玉函》卷三无"将"字。

[5] 自 《玉函》卷三无"自"字。

【注】

①恶寒 柯琴曰:"本经(阳明)受病之初,其恶寒虽与太阳同,而无头项强痛为可辨,即发热汗出,亦同桂枝太阳证,但不恶寒反恶热之病情,是阳明一经之枢纽。"按阳明病始虽恶寒,其脉必应指有力,舌质必红,或苔燥黄厚腻。

【白话解】

问:阳明病有的在得病第一天,不发热而恶寒的,会怎么样呢?答:虽得病仅一日,恶寒也将自止,旋即就会汗出而恶热。

(184)问曰:恶寒何故自罢①?答曰:阳明居中,赵本有"主"字土也②,万物所归,无所复传③。始虽恶寒,二日自止[1]④,此为阳明病也。

【成注】

胃为水谷之海,主养四旁。四旁有病,皆能传入于胃。入胃则更不复传,如太阳医统本有"病"字传之入胃,则更不传阳明;阳明病传之入胃,则更不传少阳;少阳病传之入胃,则更不传三阴。

【校】

[1] 始虽恶寒,二日自止 柯琴曰:"'始虽恶寒'二句,语意在'阳明居中'句上。"

【注】

①恶寒何故自罢 柯琴曰:"太阳病八九日,尚有恶寒证;若少阳寒热往来,三阴恶寒转甚,非发汗温中,何故自罢?唯阳明恶寒,未经表散,即能自止,与他经不同。"

②阳明居中,土也 土为五行之一,位居中央,阳明为胃,

214

属土，故曰："阳明居中，土也。"但可异者，本论不言五行，仅本条涉及之，可疑。

③万物所归，无所复传　程应旄曰："六经虽分阴阳，而宰之者胃，一有燥热，无论三阳传来之表寒，从而归热，即三阴未传之阴寒，亦归而变热，故曰'万物所归，无所复传'。"

④始虽恶寒，二日自止　吴谦曰："阳明初病一日，虽仍恶寒，是太阳之表未罢也。至二日恶寒自止，则是太阳之邪悉归并阳明，此为阳明病也。"程应旄曰："胃有燥热，无论三阴三阳，表寒里寒，皆从热化，所谓万物所归，无所复传，任尔寒势方张，一见阳明，自当革面，故曰：'始虽恶寒，二日自止'。"

【白话解】

问：恶寒为什么会自止呢？答：阳明居中央，属土，是万物所归之处，而无所再传变。因此开始虽有恶寒，至第二天就会自止，这就形成了阳明病。

（185-1）**本太阳初得病时**[1]**，发其汗，汗先出**①**不彻**[2]②**，因转属**[3]**阳明也**③。

【成注】

伤寒传经者，则一日太阳，二日阳明。此太阳传经，故曰转属阳明。

【校】

［1］本太阳初得病时　《翼方》卷九"太阳"上无"本"字。**按**："初得"二字，与"病"字误倒，本句似应作"太阳病，初得时"。

［2］不彻　《翼方》卷九"不"上有"复"字。

［3］属　《翼方》卷九作"在"。

【注】

①汗先出　孙鼎宜曰："'先'，读曰洗，声误。《汉书·百官公卿表》上集注引如淳：'先，或作洗。'是'先'、'洗'古通用字。'洗出'者，谓汗出如洗也，即淋漓义。"

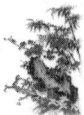

②不彻　言汗出虽多，而病不除，《仪礼·大射仪》郑注："彻，除出也。"

③因转属阳明也　汗出不如法，邪未能去，津液已伤，入里化热，因而转属阳明。

【白话解】

太阳病，初得时，用发汗法治疗，汗出如洗而病邪未除，于是病转属阳明。

（185－2）伤寒[1]发热无汗①，呕不能食②，而反汗出濈濈然③者，是[2]转属④阳明也。

【成注】

伤寒发热，无汗，呕不能食者，太阳受病也；若反汗出濈濈然者，太阳之邪转属阳明也。经曰：阳明病法多汗。

【校】

[1]伤寒　《玉函》卷三、《翼方》卷九并作"病"。

[2]是　《玉函》卷三"是"后有"为"字。

【注】

①发热无汗　是太阳病。

②呕不能食　是少阳病。

③反汗出濈濈（jí及）然　濈濈，状汗出之多，极言汗流如雨也。《集韵·二十六缉》："濈与湒同。"《说文·水部》："湒，雨下也。"（按"下"后脱"貌"字，唐写本《玉篇》残卷引《说文》有。）陆懋修曰："凡勘阳明证，首当察其汗。如汗出不通达，及始无汗而继濈濈然者，皆非解病之汗，而为加病之汗也。"山田正珍曰："伤寒无汗，呕不能食者，是为少阳病小柴胡汤证；若其人反汗出濈濈然者，是转属于阳明，即少阳、阳明之并病也，当与大柴胡汤或柴胡加芒硝汤以润下之。"

④转属　山田宗俊曰："凡伤寒中风，既离于太阳，而纯于阳明或少阳，此之为转入也。既转而未纯。此之为转属转系，皆并病也。"

216

【白话解】

伤寒发热无汗，呕吐不能进食，反而汗出连绵不断，这是病转属阳明。

（186）**伤寒三日^①，阳明脉大^②。**

【成注】

伤寒三日，邪传阳明之时，经曰：尺寸俱长者，阳明受病，当二三日发。阳明气血俱多，又邪并于经，是以脉大。

【注】

①伤寒三日　一日、二日、三日乃《素问·热论》传经之说，吴谦谓不必以日数拘是也。

②阳明脉大　《脉经》卷一第一罗列二十四种脉形，并无"大"脉。元·滑寿《诊家枢要》中始出"大"脉。"大"指脉形，而非指脉之气势力量。阳明乃气血俱多之腑，风寒传入，邪盛于中，故脉显大，是为阳明邪实之正脉，既不兼太阳阳明之浮大，亦不兼少阳阳明之弦大，应加区别。柯琴曰："脉大者，两阳合明，内外皆阳之象也。阳明受病之初，病为在表，脉但浮而未大，至二日恶寒自止，而反发热，三日来热势大盛，故脉亦应其象而洪大也。"

【白话解】

伤寒第三日，病入阳明就会出现脉洪大。

（187）**伤寒脉浮而缓^①，手足自温^②者，是为系在太阴。太阴者^③，身当发黄；若小便自利者，不能发黄^④。至七八日大便硬者^⑤，为阳明病也^[1]。**

【成注】

浮为阳邪，缓为脾脉。伤寒脉浮缓，太阴客热。邪在三阳，则手足热；邪在三阴，则手足寒。今手足自温，是知系在太阴也。太阴土也，为邪蒸之，则色见于外，当发

身黄。小便自利者，热不内畜，不能发黄，至七八日，大便硬者，即太阴之邪入腑，转属阳明也。

【校】

[1] 阳明病也 《玉函》卷三作"属阳明"。

【注】

①脉浮而缓 吴谦曰："太阴脉当沉缓，今脉浮缓，乃太阳脉也，证太阴而脉太阳，是邪由太阳传太阴也。故曰'系在太阴'也。"按："伤寒"至"七八日"三十八字，与二七八条相同，其中必有致误之由，姑阙疑。

②手足自温 方有执曰："缓以候脾，脾主四末，故手足自温为系在太阴。"吴谦曰："伤寒脉浮缓，手足热者，太阳也。今手足自温，非太阳证，是为系在太阴也。"

③太阴者 本论第二七八条无"者"字。本条之"者"字，应作"则"解，连下"身当发黄"读。盖太阴喜燥而恶湿，若寒湿瘀滞，湿盛阳微，不能温运，身当发黄。

④小便自利者，不能发黄 小便自利，湿从下泄，则不能发黄。

⑤至七八日大便硬者 喻昌曰："脾湿既行，胃益干燥，胃燥则大便必硬，因复转为阳明内实，而成可下之证也。"

【白话解】

伤寒脉浮而缓，手足温暖的，这是病连及太阴，病入太阴，身体就会发黄；如果小便通利如常，就不会发黄。至第七八日，如果大便干硬，就形成了阳明病。

(188) 伤寒转系①**阳明者，其人濈**[1]**然微**[2]**汗出**②**也。**

【成注】

伤寒则无汗，阳明法多汗，此以伤寒邪转系阳明，故濈然微汗出。

【校】

[1] 濈 《玉函》卷三"濈"下叠"濈"字。

【注】

①转系　即转属。《鬼谷子·中经》陶注："系，属也。"

②濈然微汗出　沈明宗曰："邪气转入阳明。热蒸腾达，肌腠疏，濈濈然微汗自出。"舒诏曰："此条但据汗出濈濈一条，便是转属阳明，恐不能无疑。若热退身凉，饮食有味，岂非病自解之汗乎？必其人恶热，不恶寒，腹满按痛，谵语，诸证错见，方为有据，否则不足凭也。"

【白话解】

伤寒转系阳明的，病人就会感觉湿润似的微微汗出。

（189）阳明中风，口苦[1]咽干，腹满微喘[2]，发[3]热恶寒，脉浮而[4]紧。若下之[5]①，则腹满、小便难也[6]。

【成注】

脉浮在表，紧为里实。阳明中风，口苦咽干，腹满微喘者，热传于里也；发热恶寒者，表仍未解也。若下之，里邪虽去，表邪复入于里，又亡津液，故使腹满而小便难。

【校】

〔1〕口苦　《圣惠方》卷八"口"上有"头痛"二字。

〔2〕微喘　《病源》卷七、《总录》卷二十二并无"微喘"二字。

〔3〕发　《病源》卷七、《总录》卷二十二并作"微"。

〔4〕而　《病源》卷七作"若"。

〔5〕若下之　《总录》卷二十二"下"上无"若"字。

〔6〕小便难也　《圣惠方》卷八"难也"下有"宜桂枝麻黄汤"五字。

【注】

①若下之　按此条为三阳合病，阳明热而未实，示人攻下宜慎。从全条文看，口苦、咽干是少阳证，腹满、微喘是阳明证，

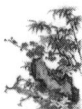

发热恶寒、脉浮而紧是太阳证。但阳明热而未实，太少之表邪犹重，故不可下。若误下，表邪乘虚内陷，而腹满小便难矣。

【白话解】

阳明中风证，表现为口苦咽干，腹部胀满而微喘，发热恶寒，脉浮而紧。如果用下法治疗，就会更使腹部胀满、小便也不通利了。

（190）**阳明病，若能食**[1]，**名中风**[2]①；**不能食，名中寒**②。

【成注】

阳明病，以饮食别受风寒者，以胃为水谷之海，风为阳邪，阳医统本有"邪"字杀谷，故中风者能食；寒为阴邪，阴邪不杀谷，故伤寒者不能食。

【校】

[1] 若能食　《玉函》卷三、《翼方》卷九"能"上并无"若"字。

[2] 名中风　《玉函》卷三"名"作"为"，下"名中寒"同；《九十论》第六十八"名"下有"曰"字，下"名中寒"同。

【注】

①若能食，名中风　尤怡曰："此条盖阳明胃腑自中风寒之辨也。太阳主肌表，故有有汗无汗之分；阳明为胃腑，故有能食不能食之辨，风为阳而寒为阴，阳能消谷而阴不能消谷之意也。"（**按**：初得阳明时，宜有此辨别，此陆懋修说。）程应旄曰："阳明经病，不一之病也，错综之邪，从何辨？辨之于本因之寒热耳。本因有热，则阳邪应之；阳化谷，故能食；就能食者名之曰中风，犹云热则生风，其实乃瘀热在里证也。本因有寒，则阴邪应之；阴不化谷，故不能食；就不能食者名之曰中寒，犹云寒则召寒，其实乃胃中虚冷证也。"

②名中寒　汪琥曰："仲景'中寒'与'伤寒'同义，非真

220

寒证也。若是真中寒，是胃家虚冷，药宜理中汤之类。"

【白话解】

阳明病，如果能进食，名为中风；不能进食，名为中寒。

（191）阳明病，若中寒[1]，赵本有"者"字不能食，小便不利[2]①，手足濈然汗出，此[3]欲作固瘕[4]②，必大便初硬后溏。所以然者，以[5]胃中冷③，水谷不别[6]④故也。

【成注】

阳明中寒不能食者，寒不杀谷也。小便不利者，津液不化也。阳明病法多汗，则周身汗出，此手足濈然而医统本无"而"字汗出，而身无汗者，阳明中寒也。固瘕者，寒气结积也。胃中寒甚，欲留结而为固瘕，则津液不得通行，而大便必硬者，若汗出小便不利者，为实也。此以小便不利，水谷不别，虽大便初硬，后必溏也。

【校】

［1］若中寒　《玉函》卷三、《翼方》卷九"中"上并无"若"字。

［2］小便不利　《玉函》卷三"小"上有"而"字。

［3］此　《翼方》卷九"此"下有"为"字。

［4］固瘕　《玉函》卷三、《翼方》卷九"固"并作"坚"；《明理论》卷上"固"作"痼"。

［5］以　《翼方》卷九无"以"字。

［6］别　《圣惠方》卷八作"化"。

【注】

①小便不利　柯琴曰："大肠小肠俱属于胃，欲知胃之虚实，必于二便验之，小便利，屎定硬；小便不利，必大便初硬后溏。"

②固瘕　注家对"固瘕"有异说，其实本句后之"大便初硬后溏"即是确解。"固瘕"者，谓溏泄久而不愈也。

③胃中冷　胃阳不足，势必导致消化机能减退。

④水谷不别　此谓消化不净的食物和积水相混。《广雅·释

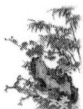

诂》："别，分也。"旧注释"不别"为"不化"，仍嫌未恰。

【白话解】

阳明病，如果中寒，不能进食，小便不利，手足汗出，这是将形成"固瘕"，必定大便开始干硬而后段溏软。之所以这样，是因为胃中虚寒，水谷不能泌别的缘故。

（192） 阳明病，赵本有"初"字欲食，小便[1]反不利[2]①，大便自调，其人骨节疼②，翕翕如有热状，奄然③发狂[3]，濈然汗出④而解者，此[4]水不胜谷气⑤，与汗共并，脉紧则愈⑥。

【成注】

阳病客热，初传入胃，胃热则消谷而欲食。阳明病热为实者，则小便当数，大便当硬，今小便反不利，大便自调者，热气散漫，不为实也。欲食，则胃中谷多，《内经》曰：食入于阴，长气于阳。谷多则阳气胜，热消津液则水少。经曰：水入于经，其血乃成，水少则阴血弱。《金匮要略》曰：阴气不通，即骨疼。其人骨节疼者，阴气不足也。热甚于表者，翕翕发热；热甚于里者，蒸蒸发热。此热气散漫，不专著于表里，故翕翕如有热状。奄，忽也。忽然发狂者，阴不胜阳也。《内经》曰：阴不胜其阳者，则脉流薄疾，并乃狂。阳明蕴热为实者，须下之愈；热气散漫，不为实者，必待汗出而愈，故云濈然而汗出医统本作"汗出而"解也。水谷之等者，阴阳气平也。水不胜谷气，是阴不胜阳也。汗出则阳气衰，脉紧则阴气生。阴阳气平，两无偏胜则愈，故云与汗共并，脉紧则愈。

【校】

[1] 小便　《玉函》卷三"小"上有"食之"二字。

[2] 利　《翼方》卷九作"数"。

[3] 狂　四库本作"汗"。

[4] 此　《玉函》卷三"此"下有"为"字。

【注】

①小便反不利　阳明病，应小便利而大便硬，今大便调而小便不利，与阳明病不合，故谓之反。

②骨节疼　风湿胜也。

③奄然　猝然，《方言·二》："奄，遽也。"

④濈然汗出　尤怡曰："谷气内盛，汗出于谷也。"

⑤此水不胜谷气　"此"犹"以"也。喻昌曰："胃气有权，能驱阳明之水与热，故水热不能胜，与汗共并而出也。"

⑥脉紧则愈　脉紧疾有力，则里气充实，故病可愈。

【白话解】

阳明病，初起时思饮食，小便反而不利，大便调和如常，病人骨节疼痛，翕翕然像是有热，突然发狂，汗出而病解的，这是水湿之邪不能战胜谷气，与汗液一同出于体外，脉坚紧有力就会病愈。

（193）阳明病欲解时，从申至戌上①。

【成注】

四月为阳，土旺于申、酉、戌，向王时，是为欲解。

【注】

①欲解时，从申至戌上　申酉戌时，为阳明气旺之时，此时正气得助，故病其时而解。舒诏曰："申酉戌时，阳明之旺时也。凡病欲解之时，必从其经气之旺；以正气得所旺之时，则能胜邪，故病解。乃阳明之潮热独作于申酉戌者，又以腑邪实盛，正不能胜，唯乘旺时而仅与一争耳。是以一从旺时而病解，一从旺时而热潮，各有自然之理也。"

【白话解】

阳明病将解的时间，是从午后三时至九时以前。

（194）阳明病[1]，不能食[2]①，攻其热必哕②。所以然[3]者，胃中虚冷故也[4]。以[5]其人本虚，故赵本无"故"字攻其热必哕③。

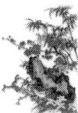

【成注】

不能食，胃中本寒，攻其热，复虚其胃，虚寒相搏，故令哕也。经曰：关脉弱，胃气虚，有热不可大攻之，热去则寒起。此之谓也。

【校】

[1] 阳明病　《圣惠方》卷八"病"下有"能食，下之不解"六字。

[2] 不能食　《脉经》卷七"食"下有"下之不解，其人不能食"九字。

[3] 然　《病源》卷七作"哕"。

[4] 也　《圣惠方》卷八"也"下有"宜半夏汤"四字。

[5] 以　《玉函》卷三无"以"字。

【注】

①阳明病，不能食　按"不能食"有寒、有热，但阳明病只有实证、热证，无虚证、寒证。本条言"不能食"，由于"胃中虚冷"，乃太阴病，故本条系太阴病而见阳明证者，所以然者，由脾胃相表里也。林澜曰："阳明谵语、潮热、不能食者，可攻，由燥屎在内也；乃亦有胃中虚冷、不能食之证，须详别之。"

②攻其热必哕（yuě）　"哕"，干呕。慧琳《音义》卷四十八引《通俗文》："气逆曰哕。"魏荔彤曰："以为胃实之热而攻之，则胃阳愈陷而脱，寒邪愈盛而冲，必作哕证，谷气将绝矣。"

③以其人本虚，故攻其热必哕　此十一字疑与上重复。

【白话解】

阳明病不能食，用攻治邪热的方法治疗，就会出现干呕。之所以这样，是因为胃中虚冷的缘故。

（195）阳明病脉迟[1]，食难用饱①，饱则微烦[2]，头眩，必小便难，此欲作[3]谷疸②。虽下之[4]③，腹满如故[5]，所以然者，脉迟故也。

阳明病脉迟，则邪方入里，热未为实也。食入于阴，长气于阳。胃中有热，食难用饱，饱则微烦而头眩者，谷气与热气相搏也。两热相合，消搏津液，必小便难。利者不能发黄，言热得泄也。小便不利，则热不得泄，身必发黄。疸，黄也。以其发于谷气之热，故名谷疸。热实者，下之则愈；脉迟为热气未实，虽下之，腹满亦不减也。经曰：脉迟尚未可攻。

【校】

[1] 脉迟　《来苏集》中"脉迟"下有"腹满"二字。**按**：柯似以下有"腹满如故"之句，故于此增"腹满"二字，是。

[2] 食难用饱，饱则微烦　《玉函》卷三、《病源》卷十二"微"并作"发"；《圣惠方》卷八"食难"八字作"发热"。

[3] 作　《病源》卷十二作"为"。

[4] 虽下之　《圣惠方》卷八"下"上无"虽"字。

[5] 腹满如故　《脉经》卷七"腹"上有"其"字；《病源》卷十二作"其腹必满"；《圣惠方》卷八作"必腹满，宜柴胡汤"。

【注】

①食难用饱　"用"，以也，见《古书虚字集释》卷二。柯琴曰："食难用饱者，脾不磨也。"

②欲作谷疸　"疸"，黄病，见《广韵·二十三旱》。程应旄曰："欲作谷疸者，中焦升降失职，则水谷之气不行，郁积而成黄也。曰'谷疸'者，明非邪热也。"

③下之　程应旄曰："'下之'兼前后部言，茵陈汤、五苓散之类也。"

【白话解】

阳明病脉迟，腹满，食不能吃饱，饱食就会微烦，头眩，必定小便不利，这是将形成"谷疸"。虽用下法治疗。腹满如旧，之所以这样，是因为脉迟的缘故。

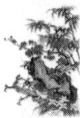

（196）阳明病，法多汗[1]①，反无汗[2]，其身如虫行皮中状者[3]②，此④ _{医统本作"以此"} 久虚③故也[5]。

【成注】

胃为津液之腑，_{医统本作"本"}气虚津液少，病则反无汗。胃候身之肌肉，其身如虫行皮中者，知胃气久虚也。

【校】

[1]法多汗　《玉函》卷三作"久久而坚者"；《翼方》卷九"法"作"当"。

[2]反无汗　《玉函》卷三、《翼方》卷九"反"上并有"而"字。

[3]如虫行皮中状者　《玉函》卷三、《翼方》卷九"中"下并有"之"字。

[4]此以　元刻本、同德本"此以"二字并互乙；《圣惠方》卷八"以"作"为"。

[5]也　《圣惠方》卷八"也"下有"宜术附汤"四字。

【注】

①法多汗　方有执曰："'法多汗'，言阳明热郁肌肉，腠理反开，应当多汗。"

②其身如虫行皮中状者　谓身痒似有虫行皮中的感觉。其因则由胃阳久虚，不能使汗透达肌表，故出现此种现象，按本条证"身痒"与《太阳篇》二十三条"以其不能得汗出，身必痒"症状相同，病理则异，此乃正虚，彼则余邪未解也。

③久虚　程应旄曰："'虚'字指胃言，兼有寒。'久'字指未病时言。"汪琥曰："按此条仲景无治法。常器之云：'可用桂枝加黄芪汤。'郭雍云：'宜用桂枝麻黄各半汤。'不知上二方皆太阳经药，今系阳明无汗证，仍宜用葛根汤主之。"

【白话解】

阳明病，按规律应当多汗，如果反而无汗，病人身上像有小虫爬行于皮中的，这是因为久虚的缘故。

（197）阳明病^[1]，反无汗^①，而^[2]小便利^②，二三日呕而咳^③，手足厥者^{[3]④}，必苦头痛^{[4]⑤}；若不咳不呕，手足不厥者，头不痛^[5]。赵本注："一云：冬阳明"

【成注】

阳明病法多汗，反无汗，而小便利者，阳明伤寒，而寒气内攻也。至二三日，呕咳而支厥者，寒邪发于外也，必苦头痛；若不咳不呕，手足不厥者，是寒邪但攻里而不外发，其头亦不痛也。

【校】

[1] 阳明病　《玉函》卷三、《翼方》卷九"阳明"上并有"冬"字。

[2] 而小便利　《玉函》卷三"而"下有"但"字；《圣惠方》卷八"而"作"但"。

[3] 手足厥者　《玉函》卷三、《翼方》卷九"足"下并有"若"字。

[4] 必苦头痛　《圣惠方》卷八作"其头必痛"。

[5] 头不痛　《玉函》卷三"头"上有"其"字。

【注】

①反无汗　阳明病法多汗，今无汗，故谓之"反"。

②而小便利　寒盛于内，阳从下泄。

③二三日呕而咳　章楠曰："至二三日寒邪内侵肺、胃，故呕而咳。"舒诏曰："阳明病无汗，兼见呕咳厥，法宜葛根合附术姜半以治之。"

④手足厥者　阳虚不能温及手足。章楠曰："四肢皆禀气于胃，寒遏胃阳，故手足厥冷。"

⑤必苦头痛　由于寒气上干，故头痛。章楠曰："经气因之（寒）上逆，则头痛。"

【白话解】

阳明病，反而无汗，且小便通利，至二三日呕吐而咳嗽，手足厥冷的，必然会剧烈头痛；如果不咳嗽不呕吐，手足不厥冷

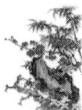

的，头就不会痛。

（198）阳明病^[1]，但头眩，不恶寒，故能食而咳^①，其人必咽_{赵本作"咽必"}痛^②；若不咳者，咽不痛^[2]。_{赵本注："一云冬阳明"}

【成注】

阳明病，身不重痛，但头眩而不恶寒者，阳明中风而风气内攻也。经曰：阳明病，若能食，名中风。风邪攻胃，胃气上逆则咳。咽门者，胃之系，咳甚则咽伤，故必咽痛；若胃气不逆，则不咳，其咽亦不痛也。

【校】

［1］阳明病　《玉函》卷三"阳明"上有"各"字。

［2］咽不痛　《玉函》卷三"咽"上有"其"字。

【注】

①故能食而咳　"故"与"固"通用，"固"犹"乃"也。见《古书虚字集释》卷五。

②咽痛　尤怡曰："阳明风邪变热，聚于胃而逆于肺，咽居肺上，故必咽痛。"

【白话解】

阳明病，只是头眩，不恶寒，能进食，但有咳嗽，这样的病人就会咽痛；如果不咳嗽的，就不会咽痛。

（199）阳明病无汗^①，小便不利^②，心中懊忱^{[1]③}者，身必发黄^[2]。

【成注】

阳明病无汗，而小便不利者，热蕴于内而不得越；心中懊忱者，热气郁蒸，欲发于外而为黄也。

【校】

［1］懊忱　《圣惠方》卷八作"热壅"。

［2］身必发黄　《玉函》卷三、《病源》卷八、《翼方》卷

九"必"上并无"身"字;《圣惠方》卷八"身必发黄""必发黄也",下有"宜茵陈汤"四字。

【注】

①无汗　湿热不得越。

②小便不利　湿热不得泄。柯琴曰:"'无汗'、'小便不利'是发黄之原。"

③心中懊恼　柯琴曰:"是发黄之兆。然口不渴,腹不满,非茵陈汤所宜,与栀子柏皮汤,黄自解。"

【白话解】

阳明病无汗,小便不利,心中极为烦乱的,身体就会发黄。

（200）**阳明病**①,**被火**[1]②,**额上微汗出**③,赵本有"而"字**小便不利者,必发黄**[2]④。

【成注】

阳明病则为内热,被火,则火热相合而甚。若遍身汗出而小便利者,热得泄越不能发黄,今额上微汗出,而小便不利,则热不得越,郁烝于胃,必发黄也。

【校】

[1] 被火　《圣惠方》卷八"火"下有"灸"字。

[2] 必发黄　《圣惠方》卷八"黄"下有"宜茵陈汤"四字。

【注】

①阳明病　程知曰:"太阴发黄,由寒郁湿,湿不得解。阳明病黄,内湿郁热,热不得越,故宜分经论治。"

②被火　内不湿热,外复被火,则热益甚。陈念祖曰:"误服羌防姜桂,得以被火概之。"

③额上微汗出　阳明脉,起于鼻,循发际,至额颅,故"额汗出"。程应旄曰:"汗仅微见于额上,津液被束,无复外布与下渗矣,湿热交蒸,必发黄。"

④必发黄　曹家达曰:"发黄有数证,一为发汗太过,劫血

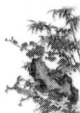

液外泄皮中，隐隐见黄色；一为风湿内阻，身如熏黄；一为阳明之燥已成太阴之湿未化，而为湿热内实之发黄；一为胆汁外溢，郁于皮里膜外，而成阳热无实之发黄。若汗不外泄、小便不利者，则为水郁之发黄。即因火熏而额上微汗，而余证依然不减，其为水郁之发黄如故也。得此证者，唯栀子豉汤足以清里而达表。若不解，则宜栀子厚朴枳实汤，使热从下泄而黄自退，要未可以发汗利小便之治治也。"

【白话解】

阳明病，用火法治疗，额头微有汗出，而小便不利的，必然会发黄。

（201）**阳明病，脉浮而紧**①**者，必潮热**[1]②**，发作有时。但浮**③**者，必盗汗出**[2]。

【成注】

浮为在经，紧者里实。脉浮而紧者，表热里实也，必潮热，发作有时。若脉但浮而不紧者，止是表热也，必盗汗出。盗汗者，睡而汗出也。阳明病里热者自汗，表热者盗汗。

【校】

［1］必潮热　《玉函》卷三、《翼方》卷九并作"其热必潮"。

［2］必盗汗出　《圣惠方》卷八作"宜黄芩汤"。吴谦曰："'盗汗'当是'自汗'，文义始属。盖自汗是阳明证，盗汗是少阳证。"

【注】

①脉浮而紧　尤怡曰："阳明脉紧为实在里，里实则潮热，发作有时也。"

②潮热　喻昌曰："申酉戌间独热，余时不热者，为潮热。"

③但浮　"但浮"乃阳明经脉热甚，蒸熬津液，阴为所迫而不内守，故寐则汗出。尤怡曰："脉但浮而不紧者，为里未实而

经有热，经热则盗汗出。"

【白话解】

阳明病，脉浮而紧的，必然会出现潮热，发作有定时。脉只浮不紧的，就会出现盗汗。

（202）**阳明病，口燥**[1]**，但欲**[2]**漱**[3]**水不**[4]**欲咽**①**者，此必衄**[5]②**。**

【成注】

阳明之脉起于鼻，络于口。阳明里热，则渴欲饮水，此口燥但欲漱水不欲咽者，是热在经而里无热也。阳明气血俱多，经中热甚，迫血妄行，必作衄也。

【校】

[1] 口燥　《圣惠方》卷八"燥"作"干"；《总病论》卷一"口"下有"鼻"字。

[2] 但欲　《总病论》卷一"但"下无"欲"字。

[3] 漱　《九十论》第六十二作"饮"。

[4] 不　《总病论》卷一、《九十论》第六十二"不"上有"而"字。

[5] 此必衄　《玉函》卷三、《病源》卷八、《总病论》卷一"必"上并无"此"字；《圣惠方》卷八"此必衄"作"必鼻衄也"，下有"宜黄芩汤"四字；《九十论》第六十二"此必衄"作"必发衄"。

【注】

①欲漱水，不欲咽　上部充血，故口燥而欲漱水；因充于上而胃中不燥，故漱水不欲咽。喻昌曰："阳明气血俱多，以漱水不欲咽，知邪入血分。"

②此必衄　陆懋修曰："此言热甚致衄而病，亦有可解之机也。血之与汗异名同类，不得汗而得衄，郁热一清，病亦可解，凡病之有斑疹者，未始不因不衄之故。"柯琴曰："此条但言病机，不及脉法、主治，宜桃仁承气、犀角地黄辈。"

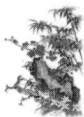

【白话解】

阳明病，口干燥，只想漱水而不愿咽的，这必然会衄血。

（203）阳明病，本自汗出^①，医更^[1]重发汗^[2]，病已差^{[3]②}，尚^[4]微烦^③不了了者，此大便必^[5]<small>赵本作"此必大便"</small>硬故^[6]也。以亡津^[7]液，胃中干燥，故令大便^[8]硬^④。当问其小便日几行。若本^⑤小便^[9]日三四行，今日再行^⑥，故^[10]知大便不久出。今为小便数少，以^[11]津液当还入胃中，故知不久必大便^{[12]⑦}也。

【成注】

先亡津液，使大便硬，小便数少，津液分别，大便必自下也。

【校】

［1］更　《玉函》卷三、《百证歌》第五十八证注并作"复"。

［2］发汗　《脉经》卷七、《翼方》卷九、《百证歌》第五十八证注"发"下并有"其"字。

［3］病已差　《百证歌》第五十八证注无"病已差"三字。

［4］尚　《玉函》卷三、《脉经》卷七、《百证歌》第五十八证注并作"其人"。

［5］必　《玉函》卷三、《百证歌》第五十八证注并无"必"字。

［6］故　《玉函》卷三、《百证歌》第五十八证注并无"故"字。

［7］津　《玉函》卷三作"精"。

［8］大便　《玉函》卷三、《脉经》卷七并作"其"。

［9］小便　《玉函》卷三、《脉经》卷七、《翼方》卷九并无"小便"二字。

［10］故　《玉函》卷三无"故"字。

［11］以　《玉函》卷三、《脉经》卷七并无"以"字。

［12］不久必大便　《脉经》卷七、《翼方》卷九"必"上并无"不久"二字；《脉经》卷七"必"下有"当"字。

【注】

①本自汗出　阳明病濈濈自汗出，为其本证，不应重发汗。

②差　病愈，指身热汗出言。

③微烦　即微热。

④以亡津液，胃中干燥，故令大便硬　此三句是承释上文，若云大便所以致硬，乃由屡次亡其津液，热邪内蕴，肠中干燥故耳。

⑤本　先，原来。

⑥再行　指小便两次。

⑦以津液当还入胃中，故知不久必大便　柯琴曰："大便硬，小便少，皆因胃亡津液所致，不是阳盛于里，因胃中干燥，则饮入于胃，不能上输于肺，通调水道，下输膀胱，故小便反少，而游溢之气，尚能输精于脾，津液相成，还归于肺，胃气因和，则大便自出，更无用导法矣。"

【白话解】

阳明病，原本自汗出，医生又重发汗，病初愈，病人仍感微热不爽的，这是大便干硬的缘故。因为损伤了津液，胃肠干燥，所以使大便干燥，在诊病时，应当询问病人小便一日几次，如果原来小便一日三四次，现在是二次，由此可知不久将排出大便。现在小便次数减少，是因为津液还入胃中，所以知道不久必然排大便。

（204）**伤寒呕多**^①，**虽有阳明证**^②，**不可攻之**^{[1]③}。

【成注】

呕者，热在上焦，未全入腑，故不可下。

【校】

［1］不可攻之　《总录》卷二十五作"慎不可下"。

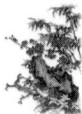

【注】

①伤寒呕多　方有执曰："'呕'属太阳，故曰'呕多'不可攻，以'多'，则太阳证犹有未除可知也。"沈明宗曰："恶寒发热之呕属太阳，寒热往来之呕属少阳，但恶热不恶寒之呕属阳明，然多则气上逆，邪气偏侵上脘。"

②虽有阳明证　"阳明证"指身热、自汗、腹满等症。

③不可攻之　呕者，邪滞胸膈，妄攻，恐邪陷于里。章楠曰："若胃寒而攻之，必下利清谷，兼少阳而攻之，必挟热下利矣。"吴谦曰："'呕多'者，胃气虚寒之征，且其气逆而不降，故曰虽有阳明证，不可攻之。"

【白话解】

伤寒呕吐频繁的，虽然有阳明证，也不可攻下。

（205）**阳明病，心下硬满**[1]①**者，不可攻**[2]**之**②**。攻**[2]**之，利遂不止者死**[3]**，利止**[4]**者愈**③**。**

【成注】

阳明病腹满者，为邪气入腑，可下之。心下硬满，则邪气尚浅，未全入腑，不可便下之。得利止者，为邪气去，正气安，正气安则愈；若因下利不止者，为正气脱而死。

【校】

［1］心下硬满　《脉经》卷七"心"上有"当"字；《病源》卷七"硬"作"牢"。

［2］攻　《病源》卷七作"下"。

［3］利遂不止者死　《病源》卷七作"遂利，杀人"。

［4］利止　《玉函》卷三"止"上无"利"字。

【注】

①心下硬满　"心下"指胃之部位。

②不可攻之　证见硬满而未兼痛，可知并非胃实，肠无燥屎热结，自不可遽加攻下。

③利止者愈　"利止"则胃气渐复，故有向愈之望。

【白话解】

阳明病，心下部硬满的，不可攻下。用了攻下，因而下利不止，就是死证；如果下利能止，就可以治愈。

（206）阳明病，面[1]合赤色[2]①，赵本作"色赤" 不可攻之，必发热[3]色黄②，赵本有"者"字 小便不利也。

【成注】

合，通也。阳明病面色通赤者，热在经也，不可下之。下之虚其胃气，耗其津液，经中之热，乘虚入胃，必发热色黄，小便不利也。

【校】

［1］面 《脉经》卷七作"身"。

［2］赤色 《脉经》卷七"赤色"作"色赤"。

［3］必发热 《玉函》卷三"必"上有"攻之"二字。

【注】

①面合赤色 即面作赤色。《汉书·律历志上》颜注引孟康云："合，作也。"张志聪曰："面合赤色，此阳气怫郁在表。"（因此，下云"不可攻之"。）

②必发热色黄 "必"有"如"义，见《古书虚字集释》卷十。柯琴曰："仲景治阳明发黄有二法：但头汗出、小便不利、腹满者，茵陈大黄以下之；身热发黄与误治而致者，栀子柏皮以清之。总不用渗泄之剂。要知仲景治阳明，重在存津液，不欲利小便，唯恐胃中燥耳，所谓治病必求其本。"

【白话解】

阳明病，面色红赤，不可攻下，如果攻下，就会发热，肌肤发黄，小便不利。

（207）阳明病，不吐不下[1]，心[2]烦①者，可与②调胃承气汤。赵本有"调胃承气汤方"，详见卷二

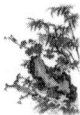

【成注】

吐后心烦，谓之内烦；下后心烦，谓之虚烦。今阳明病不吐不下心烦，则医统本作"即"是胃有郁热也，与调胃承气汤，以下郁热。

【校】

［1］不下　《脉经》卷七"下"上无"不"字。

［2］心　《玉函》卷三、《翼方》卷九并作"而"。《脉经》卷七"心"上有"而"字。

【注】

①心烦　由于热在胃中，郁蒸于上所致。故柯琴谓是为"胃火乘心，调其胃而心自和"。周扬俊曰："未经吐下，忽然心烦，则其烦为热邪内陷。"

②可与　周扬俊曰："不言'宜'而言'可与'者，以若吐后则肺气受伤，若下后则胃气已耗，其不可与之意已在言外。虽然，调胃亦有在吐下后可与者正多，且又戒未极吐下者反不可与，岂仲景自相反耶？但吐下后可与，必有腹满便硬等证也；不吐下者反不可与，必有干呕、欲吐等证也。"

【白话解】

阳明病，没有吐也没有下，心烦的，可给与调胃承气汤。

（208）阳明病脉迟[1]①，虽[2]汗出②，不恶寒者，其身必重，短气，腹满而喘，有潮热者，此外欲解[3]③，可攻里也[4]。手足濈然而赵本无"而"字汗出[5]者，此大便已硬也，大承气汤主之；若汗多，微发热恶寒者，外未解也[6]，赵本注："一法与桂枝汤"其热不潮④，未可与承气汤；若腹大满不通[7]者，可与小承气汤，微和胃气[8]，勿令赵本有"至"字大泄下[9]⑤。

【成注】

阳明病脉迟，若汗出多，微发热恶寒者，表未解也；若脉迟，虽汗出而不恶寒者，表证罢也。身重、短气、腹满而喘，有潮热者，热入腑也。四肢诸阳之本，津液足，为热烝之，则周身汗出；津液不足，为热烝之，其手足濈然而汗出，知大便已硬也，与大承气汤，以下胃热。经曰：潮热者，实也。其热不潮，是热未成实，故不可便与大承气汤，虽有腹大满不通之急，亦不可与大承气汤。与小承气汤微和胃气。

【校】

[1] 脉迟　《玉函》卷三、《脉经》卷七"脉"上有"其"字。

[2] 虽　《来苏集》卷三作"微"。

[3] 此外欲解　《玉函》卷三作"如此者，其外欲解"。《脉经》卷七、《翼方》卷九作"如此者，其外为解"。

[4] 里也　《玉函》卷三、《翼方》卷九作"其里"。

[5] 手足濈然而汗出者　《脉经》卷七"手"上有"若"字；《千金》卷九"濈"作"戢"；《玉函》卷三、《圣惠方》卷八"然"下并无"而"字。

[6] 若汗多微发热恶寒者，外未解也　《玉函》卷三"汗"下有"出"字，"外未解也"作"外为未解"；《脉经》卷七无"若汗"十三字。

[7] 腹大满不通　《脉经》卷七"大满"作"满大"，"通"作"大便"；《千金》卷九、《百证歌》第四十五证注"不通"并作"而不大便"。

[8] 胃气　《玉函》卷三、《百证歌》第四十五证注"胃"上并有"其"字。

[9] 大泄下　《玉函》卷三作"至大下"；《翼方》卷九、《百证歌》第四十证注"大"下并无"泄"字。

【注】

①脉迟　"脉迟"为不可下之脉候，本条用大承气汤攻下，与脉不合。但"脉迟"亦有热邪内结，亦有气滞痰凝，闭塞隧道，其说分见《诊宗三昧》及《脉学正义》，故用大承气汤似不悖。

②虽汗出　"虽"，但也。"虽"或作"惟"，"惟"有"但"义，见《古书虚字集释》卷三、卷八。

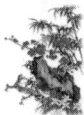

③此外欲解　外证将去，里实之证已具。

④其热不潮　柯琴曰："胃实诸证，以手足汗出为可据，而潮热尤为亲切，以四肢为诸阳之本，而日晡潮热；为阳明主时也。"

⑤勿令大泄下　由于"脉迟"，故不宜大下，故林澜谓此节辨脉迟内结，或宜大承气攻之，或但可以小承气和之。盖示人于临证时，应参酌变化，不可泥而不化。

【白话解】

阳明病，脉迟，汗出而不恶寒，这样的病人就会感到身体沉重，短气，腹部胀满而喘，有潮热，这是表证将解，可以攻治里实了。手濈然汗出的，这是大便硬结，应当用大承气汤治疗；如果汗多，轻微发热恶寒的，是表证未解，其发热没有定时，就不可与承气汤；如果腹部非常胀满而大便不通，可给与小承气汤，轻微地调和胃气，不要使病人大泄下。

大承气汤方：

大黄四两，酒洗。苦寒　厚朴半斤，炙，去皮。苦温　枳实五枚，炙。苦寒　芒硝三合。咸寒

【成注】

《内经》曰：燥淫所胜，以苦下之。大黄、枳实之苦，以润燥除热。又曰：燥淫于内，治以苦温。厚朴之苦，下结燥。又曰：热淫所胜，治以咸寒，芒硝之咸，以攻蕴热。

右四味，以水一斗，先煮二物，取五升，去滓，内大黄，赵本有"更"字煮取二升，去滓，内芒硝，更上微火一两沸，分温再服。得下，余勿服。

小承气汤方：

大黄四两（赵本有"酒洗"二字）　厚朴二两，炙，去皮。　枳实三枚，大者，炙

【成注】

大热结实者，与大承气汤；小热微结者，与小承气汤。以热不大甚，故于大承气汤去芒硝；又以结不至坚，故不_熊

校记：故亦减厚朴、枳实也，汪本亦改不。按汪以方内仍有枳实，故云不减，殊不思改半斤或二两；五枚为三枚，乃所谓减也，且以上句文义推之，正是亦，非不减厚朴，枳实也。

已上_{赵本作"右"}三味，以水四升，煮取一升二合，去滓，分温二服。初服汤，当更衣，不尔者，尽饮之；若更衣者，勿服之。

（209）阳明病，潮热，大便微硬[1]者，可与大承气汤；不硬者，不[2]_{赵本有"可"字}与之。若不大便六七日，恐有燥屎，欲知之法，少[3]与小承气汤，汤入腹中[4]，转失[5]气①者，此[6]有燥屎，_{赵本有"也"字}乃可攻之；若不转失气者，此但初[7]头硬，后必溏[8]，不可攻之[9]，攻之，必胀满[10]不能食②也。欲饮水者，与水则哕。[11]。其后发热[12]者，必大便复硬[13]而少也，以小承气汤和之。不转失气[14]者，慎不可攻也。

【成注】

潮热者实，得大便微硬者，便可攻之；若便不硬者，则热未成实，虽有潮热亦未可攻。若不大便六七日，恐有燥屎，当先与小承气汤渍之，如有燥屎，小承气汤药势缓，不能宣泄，必转气下失；若不转失气，是胃中无燥屎，但肠间少硬尔，止初头硬，后必溏，攻之则虚其胃气，致腹胀满不能食也。胃中干燥，则欲饮水，水入胃中，虚寒相搏，气逆则哕。其后却发热者，则热气承虚还复聚于胃中，胃燥得热，必大便复硬，而少与小承气汤，微利与和之，故以重云不转失气，不可攻内，慎之至也。

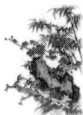

【校】

[1] 微硬　《来苏集》卷三无"微"字。

[2] 不　《玉函》卷三作"勿"。

[3] 少　《玉函》卷三、《脉经》卷七并作"可"。

[4] 汤入腹中　《脉经》卷七、《千金》卷九"腹"上并无"汤入"二字，"腹中"二字连下读；《翼方》卷九"汤八"作"若"，"若腹中"连下读。

[5] 失　舒诏曰："'失'字误，'矢'误为出头。'矢'与'屎'同，矢气为屁，乃矢之气。"**按：**《说文·艸部》："菡，粪也。"徐锴谓"矢"为"菡"之假借字。查经传子史中皆用借字，不用本字。"矢"俗作"屎"。见《广韵·五旨》。

[6] 此　《玉函》卷三、《千金》卷九并作"为"；《脉经》卷七、《翼方》卷九"此"下有"为"字。

[7] 初　《百证歌》第三十二证注无"初"字。

[8] 后必溏　《玉函》卷三"后"下无"必"字；《百证歌》第三十二证注"溏"下有"泄"字。

[9] 攻之　《总录》卷二十六"攻"下无"之"字；《百证歌》第三十二证注"攻之"作"下"。

[10] 胀满　《脉经》卷七"胀"作"腹"；《总录》卷二十六作"腹胀"。

[11] 与水则哕　《脉经》卷七"则"上无"与水"二字。山田正珍曰："'欲饮水'以下三十八字，系王叔和所掺，当删之。"按舒诏亦有此说。

[12] 发热　《玉函》卷三"发"下有"潮"字。

[13] 大便复硬　《脉经》卷七、《翼方》卷九"复"上并无"大便"二字。

[14] 不转失气　《玉函》卷三、《脉经》卷七"不"上并有"若"字。

【注】

①转失气　喻昌曰："转失气者，屁出也。"按《伤寒论条

辨》卷四引黄氏说谓："'矢'、'屎'通，'矢'传写误。""失"非误字。章炳麟曰："作'矢气'误。《风俗通》：'失气由于肠痛'。"

②必胀满不能食　喻昌曰："腹中之气得攻药，不为转动，则属虚寒，所以误攻，而证变胀满不能食。"

【白话解】

阳明病，潮热，大便微硬的，可给与大承气汤；大便不硬的，不可服用。如果不大便六七日，恐怕已有燥屎，测知的方法，是少量给与小承气汤，药进腹中后，失气转动的，这表明有燥屎，才可以攻下；如果没有失气转动，这只是大便初头硬结，而后必然溏软，不可攻下，攻下就会腹部胀满而不能进食。

（210）夫实则谵语[1]，虚则郑声[2]。郑声[1]赵本有"者"字重语[3]也[2]。

【成注】

《内经》曰："邪气盛则实，精气夺则虚，谵语由邪气盛，而神识昏也；郑声，由精气夺而声不全也。谵语者，言语不次也；郑声者，郑音不正也。"《论语》云："恶郑声之乱雅乐。"又曰："放郑声，远佞人。郑声淫，佞人殆。言郑声不正也。今新差气虚，人声转者，是所谓重语者也。若声重亦声转之。"

【校】

［1］郑声　《百证歌》第五十七证注作"者"属上读。

［2］重语也　《玉函》卷三"语"下有"是"字。

【注】

①谵语　是神志昏乱，语无伦次，声粗有力。按"谵语"应辨虚实。实证是热犯神明，虚证是心神将脱。谵语之虚证，实际即是郑声。

②郑声　是语言重复，声微无力。

③重（chóng 崇）语　"重语"谓说了又说，细语呢喃，声

低息短。《广韵·三钟》："重，复也，叠也。"周杨俊曰："重语者，字字重叠，不能转出下语，真气尽夺之象。"

【白话解】

实证则谵语，虚证则郑声。所谓郑声，就是语言重复。

直视[1]谵语，喘满者[1]死，下利者[2]亦死。

【成注】

直视谵语，邪胜也。喘满为气上脱；下利为气下脱，是皆主死。

【校】

[1] 喘满者 《百证歌》第五十七证注"喘"上有"而"字。

[2] 下利者 《玉函》卷三、《脉经》卷七"下"上并有"若"字；《百证歌》第五十七证注"者"作"不止"。

【注】

①直视：目睛不转。张锡驹曰："直视者，精不灌目。目系急而不转也。"舒诏曰："'直视'一证，亦有阴阳之分：若阳明胃实，火亢水亏，外见口臭、恶热等证，最患直视。直视者，肾水垂绝之征也，法当急夺其土，以救肾水；其少阴中寒，真阳埋没，津液上腾而直视者，津不营目也，外见身重恶寒等证，此则不患水绝，最患亡阳，法当补火填土，以回其阳。"

【白话解】

病人两目直视、谵语，气喘满闷的是死证，下利的也是死证。

(211) 发汗多，若重发汗者[1]，亡其阳[2]，谵语，脉短①者死，脉自和②者不死。

【成注】

亡阳胃燥，谵语者脉短，津液已绝，不可复治；脉自和，为正气未衰而犹可生也。

[1] 若重发汗者 《玉函》卷三作"重发其汗",下有"若已下,复发其汗"七字。

[2] 阳 舒诏曰:"'阳'字误,应作'阴'。病在少阴,汗多则亡阳,病在阳明,汗多则亡阴。"

【注】

①脉短 《脉经》卷一、《千金方》卷二十八均未列"短"脉,高阳生《脉诀》始及之,其云:"短者阴也,指下寻之,不及本位。"据此则"短"脉是以部位言,不以体势言,亦不以大小言其主病。《素问·脉要精微论》云:"短则气病。"则此谵语脉短,为邪盛正气衰,乃阳证见阴脉,故死。吴谦曰:"谵语者,胃热阳也;脉短者,气衰阴也。阳病见阴脉,为阴胜于阳,故死。"

②脉自和 汪琥曰:"谵语者,脉当弦实或洪滑,为自和。自和者,言脉与病不相背也。"

【白话解】

已发汗过多,如果再发汗,损伤病人阳气,就会出现谵语,脉短的是死证,脉与证相符的不是死证。

(212) **伤寒若吐、若下后**[1],**不解**[2],**不大便五六日,上**[3]**至**①**十余日,日晡所**[4]**发潮热,不恶寒,独语**②**如见鬼状**[5]。**若剧者,发**[6]**则不识人,循衣摸床**[7],**惕**③**而**[8]**不安,**_{赵本注:"一云:顺衣妄撮,怵惕不安"}**微喘直视**[9],**脉弦者生**[10],**涩者死**[11]④。**微者**[12]⑤**但发热谵语者,大承气汤主之**[13]。**若一服利,**_{赵本有"则"字}**止后服。**

【成注】

若吐、若下,皆伤胃气,不大便五六日上至十余日者,亡津液,胃气虚,邪热内结也。阳明王于申酉戌,日晡所发潮热者,阳明热甚也;不恶寒者,表证罢也。独语如见鬼状者,阳明内实也,以为热气有余。若剧者,是热气甚大也,热大甚于内,昏冒正气,使不识人,至于循衣摸床,

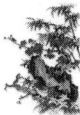

惕而不安，微喘直视。伤寒阳胜而阴绝者死，阴胜而阳绝者死。热剧者，为阳胜。脉弦为阴有余，涩为阴不足。阳热虽剧，脉弦，知阴未绝而犹可生；脉涩则绝阴，医统本作"阴绝"故不可治。其邪热微而未至于剧者，但发热谵语，可与大承气汤，以下胃中热。经曰：凡服下药，中病即止，不必尽剂。此以热未剧，故云若一服利，则止后服。

【校】

[1] 若吐、若下后 《外台》卷一作"吐下之后"，《总病论》卷二作"若吐下后"。

[2] 不解 《外台》卷一无"不解"二字。

[3] 上 《脉经》卷七、《翼方》卷十、《外台》卷一并无"上"字；《总病论》卷二"上"上有"攻"字，与上句连读。

[4] 所 《玉函》卷三作"时"；《总病论》卷二作"则"。

[5] 独语如见鬼状 《脉经》卷七"鬼"下有"神之"二字；《翼方》卷七"独语"六字作"犹如见鬼神之状"。

[6] 发 四库本无"发"字。

[7] 摸床 元刻本"摸"作"横"；《玉函》卷三"摸床"作"撮空"；《脉经》卷七"摸床"作"妄撮"；《翼方》卷十作"妄掇"。

[8] 惕而 《玉函》卷三、《脉经》卷七、《翼方》卷十并作"怵惕"。

[9] 直视 《外台》卷一无"直视"二字。

[10] 脉弦者生 《外台》卷一无"脉弦"四字。吴谦曰："'弦'当为'滑'，否则'弦'为阴负之脉，岂有必生之理。滑脉为阳，始有生理。"

[11] 涩者死 《外台》卷一无"涩者死"三字；《总病论》卷二"涩"上有"脉"字。

[12] 微者 《外台》卷一无"微者"二字。

[13] 大承气汤主之 《总病论》卷二作"可下之"。

【注】

①上至　甚至。《淮南·说山》高注："上，大也。""大"有"甚"意。

②独语　即谵语。

③惕　恐惧。慧琳《音义》卷十引孔注《尚书》云："惕，惧也。"

④脉弦者生，涩者死　张志聪曰："弦乃春生之象，得阴中生阳之脉，故主生；涩则无血，心气虚寒，故主死。"柯琴曰："弦者是邪气实，不失为下证，故生；涩者是正气虚，不可更下，故死。"

⑤微者　病势较轻。

【白话解】

伤寒或吐或下以后，病仍不解，不大便五六日，甚至十余日，午后三时至五时左右有潮热，不恶寒，谵语如同见到鬼的样子。如果病情严重的，发病时神昏不识人，沿着被角床边乱摸，惊惕不安，微喘而两目直视，脉象见弦的是可治之证，脉象见涩的是死证。病情较轻的，只有发热、谵语，应当用大承气汤治疗。如果一服药后大便通利，则停止服后面的药。

（213）阳明病，其人多汗[1]，以[2]津液外出①，胃中燥，大便必硬，硬则[3]谵语，小[4]承气汤主之。若[5]一服谵语止②，赵本有"者"字更莫复服[6]。

【成注】

亡津液胃燥，大便硬而谵语，虽无大热内结，亦须与小承气汤和其胃气。得一服谵语止，则胃燥以润，更莫复与承气汤，以本无实热故也。

【校】

[1] 多汗　《脉经》卷七"多汗"作"汗多"。

[2] 以　《百证歌》第五十七证注无"以"字。

[3] 则　《百证歌》第五十七证注作"者"。

[4] 小　《圣惠方》卷八作"大"；《百证歌》第五十七证

注无"小"字。

[5] 若 《玉函》卷三无"若"字。

[6] 更莫复服 《玉函》卷三"莫"上无"更"字；《总录》卷二十三"莫"下无"复"字。

【注】

①其人多汗，以津液外出 "以"犹"使"也。阳明病汗出，是由里热盛，使津液被迫外泄。尤怡曰："汗生于津液，津液资于谷气，故阳明多汗，则津液外出也。"

②一服谵语止 柯琴曰："便硬是谵语之根，一服谵语止。大便虽未利，而胃濡可知矣。"

【白话解】

阳明病，病人多汗，因为津液外泄，胃肠中干燥，大便必然硬结，便硬就会发生谵语，应当用小承气汤治疗。如果一服药后谵语停止，就不要再服了。

(214) 阳明病，谵语[1]发潮热，脉滑而[2]疾①者，小承气汤主之。因与承气汤一升，腹中转失赵本无"失"字气②者，更服[3]一升；若不转失气，赵本作"转气者"勿更[4]与之。明日赵本有"又"字不大便，脉反微涩③者，里虚[5]也，为难治，不可更与承气汤也。

【成注】

阳明病谵语，发潮热，若脉沉实者，内实者也，则可下；若脉滑疾，为里热未实，则未可下，先与小承气汤和之。汤入腹中转失气者，中有燥屎，可更与小承气汤一升以除之；若不转失气者，是无燥屎，不可更与小承气汤。至明日邪气传时，脉得沉实紧牢之类，是里实也；反得微涩者，里气大虚也。若大便利后，脉微涩者，止为里虚而犹可，此不曾大便，脉反微涩，是正气内衰，为邪气所胜，故云难治。

[1] 谵语　《翼方》卷九、《圣惠方》卷八"谵语"下并有"妄言"二字。

[2] 而　《总病论》卷二无"而"字。

[3] 更服　《玉函》卷三作"复与"。

[4] 更　《翼方》卷九无"更"字。

[5] 里虚　《脉经》卷七"里虚"上有"此为"二字。

【注】

①脉滑而疾　即脉象滑利快速。《诊家枢要》："滑，往来流利，如盘走珠。"

②转失气　程应旄曰："主以小承气汤，尚在试法之列，果转失气，则知肠中有燥屎，因剂小未能遽下，所下者屎之气耳。"

③脉反微涩　即脉象微而无力，来去涩滞。《素问·脉要精微论》王注："涩者，往来时蹇涩而不利也。"程应旄曰："微为阳虚，涩为液竭。脉反变化，则前之滑疾，乃假阳泛上之假象，而今之微涩，乃里气内虚之真形。"舒诏曰："微为阳虚，涩为液竭，方中（承气汤）宜加参附以补阳气，归地以助阴精，此又法中之法。若只据腹满便闭等症，毋论里虚里实，即妄投承气等汤，而酿不治之证。"

【白话解】

阳明病，谵语而发潮热，脉滑而疾的，应当用小承气汤治疗。如果给服了小承气汤一升后，腹中矢气转动的，再服一升；如果无矢气转动，就不要再给服用。次日不大便，脉象反而微涩的，是里虚，为难治之证，不可再给服承气汤。

（215）阳明病，谵语有潮热，反不能食[1]①者，胃中[2]②必有燥屎五六枚也。若能食者，但硬耳③，宜大承气汤下之[3]。

【成注】

谵语潮热为胃热，当消谷引食；反不能食者，胃中有

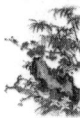

燥屎，而胃中实也。若能食者，胃中虚热，虽硬不得为有燥屎。杂病虚为不欲食，实为欲食；伤寒则胃实热甚者，不能食，胃中虚热甚者能食，与杂病为异也。医统本有"与"字大承气汤以下燥屎，逐结热。

【校】

〔1〕反不能食　《玉函》卷三、《脉经》卷七"反"上并有"而"字。

〔2〕胃中　《玉函》卷三、《脉经》卷七、《翼方》卷九并无"胃中"二字。

〔3〕宜大承气汤下之　尤怡曰："'宜大承气汤'句，应在'必有燥屎五六枚'之下始合。"

【注】

①反不能食　张璐曰："胃热则能消谷，今反不能食，此必热伤胃中津液，气化不能下行，燥屎逆攻于胃之故。"山田正珍曰："'反'当作'烦'，因声近而误。所谓心中懊恼而烦，胃中有燥屎可攻。"

②胃中　即肠中，山田业广谓"脾胃腹肠，古人不甚分别"。

③若能食者，但硬耳　如饮食尚可，胃中气化自行，津液不致大伤，仅大便硬而未燥结，可用药微和之。

【白话解】

阳明病，谵语并有潮热，反而不能进食的，肠中必是有燥屎五六枚，适宜用大承气汤泻下。如果能进食的，就只是大便硬结罢了。

(216) **阳明病，下血**[1]**谵语者，此为热入血室**①**，但头**[2]**汗出者；刺期门**[3]②**，随其实而泻**赵本作"写"字**之，濈然汗出则愈。**

【成注】

阳明病热入血室，迫血下行，使下血谵语。阳明病法多汗，以夺血者无汗，故但头汗出也。刺期门以散血室之热，随其实而泻之，以除阳明之邪热，散邪除热，荣卫得

248

通，津液得复，溅然汗出而解。

【校】

[1] 下血 《病源》卷七"血"下有"而"字。

[2] 头 元刻本无"头"字。

[3] 刺期门 《玉函》卷三、《脉经》卷七"刺"上并有"当"字。

【注】

①热入血室 汪琥曰："此条当是妇人病。邪郁于阳明之经，迫血从下而行。仲景于《太阳篇》中，一则曰'妇人中风云云，经水适来，此为热入血室'。再则曰'妇人中风云云，经水适断，此为热入血室'。三则曰'妇人伤寒云云，经水适来，此为热入血室'。明系妇人之证，至此实不待言而可知矣。且此条言'下血'，当是经水及期，而交错妄行，以故血室有亏，而邪热得以乘之，故成热入血室之证。"

②刺期门 陆渊雷曰："若不用刺法，则服小柴胡取效。"

【白话解】

阳明病，下血而谵语的，这是热入血室，只头部汗出的，应当针刺期门穴，随病证的里实情况而泻邪气，针后溅然汗出病就会好的。

(217) 汗赵本注："一作卧"出[1]谵语①者，以有燥屎在胃中，此为风也，须下之[2]，赵本作："者"过经②乃可下之。下之若早，语言必乱，以表虚里实故也③。下之则赵本无"则"字愈，宜大承气汤[3]。

【成注】

胃中有燥屎则谵语，以汗出为表未罢，故云风也。燥屎在胃则当下，以表未和则未可下，须过太阳经，无表证，乃可下之。若下之早，燥屎虽除，则表邪乘虚复陷于里，为表虚里实，胃虚热甚，语言必乱。与大承气汤，却下胃中邪热则止。

【校】

[1] 汗出 《脉经》卷七、《翼方》卷九"出"下并有"而"字。

[2] 须下之 《脉经》卷七、《翼方》卷九并无"须下之"三字。

[3] 下之则愈，宜大承气汤 曹家达曰："'下之'两句，当与'须下之'直接，不当隶于节末。"

【注】

①汗出谵语 尤怡曰："谓风未去表，而已成实也，故曰'有燥屎在胃中'，又曰'此为风也'。"柯琴曰："汗出谵语有二义，有阳明本病，多汗亡津而谵语者，有中风汗出，早下而谵语者。"（此似属前者。）

②过经 曹家达曰："过经，为太阳证罢不恶风之谓也。"

③下之若早，语言必乱，以表虚里实故也 曹家达曰："此三句至为难解，汗出原属表虚，胃燥本为里实，若谓表虚里实。为不当早下，岂一候已过，而作再经，即不为表虚里实乎？何谓过经乃可下乎？且未下已发谵语，又何谓下之太早，语言必乱乎？盖仲师所谓表虚，特以太阳风邪未解言之，风主疏泄，故汗常出而表之为虚，若风邪外解，即表汗当止，但存里实肌腠之间，既不为风邪留恋，乃不至随下后虚气上攻神经，卒然瞀乱。故前此之谵语出于胃中燥热，后此语言之乱，由于风邪未解。并下后燥气而上攻，谵语者不死，语言之乱，为脑受冲激，或不免于死。微甚之间，判若天渊，早下之为禁例，实由于此。此即表解乃可攻里之义也。"

【白话解】

汗出而且谵语的，是因为有燥屎在肠中，这种病证是有中风表证未解，应当泻下，要待病邪离太阳经后才可以解下，泻下就会病愈，适宜用大承气汤。如果泻下过早，语言就会错乱，这是因为表虚里实的缘故。

250

（218）伤寒四五日，脉沉而喘满^{[1]①}。沉为在里^[2]，而反发其汗^[3]，津液^[4]越出^②。大便为难，表虚里实，久则谵语^③。

【成注】

邪气入内之时，得脉沉而喘满，里证具也，则当下之；反发其汗，令津液越出，胃中干燥，大便必难，久则屎燥胃实，必发谵语。

【校】

［1］脉沉而喘满　《脉经》卷七"脉"上有"其"字，"而"上有"烦"字。

［2］沉为在里　《脉经》卷七作"脉沉者，病为在里"。

［3］反发其汗　《病源》卷七"发"上无"反"字，"汗"上无"其"字；《千金》卷九"发"下无"其"字。

［4］津液　《病源》卷七"津"上有"其"字。

【注】

①喘满　方有执曰："满，胃实也，逆溢则喘。"柯琴曰："喘而满者，满而实矣，因转属阳明。"

②津液越出　"越"有"发"义，"发越"，连绵字，慧琳《音义》卷二十二有"发越"条。此"津液外发"与二百十三条"津液外出"之意同。旧注"越出，枉道而出"说似未合。

③久则谵语　津液损，大便难，燥结成，致谵语。舒诏曰："津液便难，而成实矣。至久则谵语者，自宜大承气汤，此因夺液而成燥者，原非大热入胃者比，故仲景不出方。"

【白话解】

伤寒四五日，脉沉而气喘满闷。脉沉为病在里，却反用发汗法治疗，使津液发越于外，大便因而困难，时间一长就会出现谵语。

（219）三阳合^[1]病^①，腹满身重，难以^[2]转侧^②，口不仁^③而_{赵本无"而"字}面垢^{[3]④}，_{赵本注："又作枯，一云向经"}谵语遗尿^[4]。发汗则谵语^[5]，下之^[6]则额上生汗^[7]，手足逆冷^{[8]⑤}。

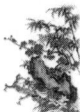

若自汗出者[9]，**白虎汤主之。**赵本有"白虎汤方"详见卷四

【成注】

腹满身重，难以反侧，口不仁谵语者，阳明也。《针经》曰：少阳病甚则面微尘。此面垢者，少阳也；遗尿者，太阳也。三者以阳明证多，故出阳明篇中。三阳台病，为表里有邪，若发汗攻表，则燥热益甚，必愈谵语；若下之攻里，表热乘虚内陷，必额上汗出，手足逆冷；其自汗出者，三阳经热甚也。《内经》曰：热则腠理开，荣卫通，汗大泄，与白虎汤，以解内外之热。

【校】

[1] 合　《病源》卷七作"并"。**按：**本条下"二阳并病"取以例此，则作"并"是。

[2] 以　《九十论》第三十五无"以"字。

[3] 口不仁而面垢　《百证歌》第十七证注、《九十论》第三十五"仁"下并无"而面垢"三字。

[4] 遗尿　《伤寒论述义补》云："三阳合病'遗溺'，似非白虎证所有，此二字疑当在'发汗则谵语'下。风温被下，则直视失溲，其汗下虽殊，为上盛下虚则一也。"

[5] 发汗则谵语　《玉函》卷三"谵语"下有"甚"字；《九十论》第三十五"发"上有"不可"二字；"汗"下叠"汗"字。

[6] 下之　《九十论》第三十五"下"下无"之"字。

[7] 生汗　《九十论》第三十五作"汗出"。

[8] 逆冷　《玉函》卷三作"厥逆"；《翼方》卷九、《九十论》第六十一"逆"并作"厥"。

[9] 若自汗出者　《脉经》卷七、《百证歌》第十七证注并作"自汗"。

【注】

①三阳合病　即太阳、少阳、阳明合而为病。

②身重，难以转侧　吴谦曰："太阳主背，阳明主腹，少阳

主侧，今一身尽为三阳熯邪所困，故身重难以转侧也。"

③口不仁　谓口歪斜，食不知味。《后汗书·班超传》贤注："不仁，犹不遂也。"《文选·闲居赋》善注引《声类》："遂，从意也。"方有执曰："口不仁，谓不正而饮食不利便无口之知觉也。"

④面垢　面部如蒙污尘。《广韵·四十五厚》："垢，尘垢。"

⑤发汗则谵语，下之则额上生汗，手足逆冷　柯琴曰："无表证则不宜汗，胃未实则不当下。若妄汗则津竭而谵语，误下则亡阳而额汗出，手足厥也。"

【白话解】

太阳、少阳、阳明经同时发病，腹部胀满而身体沉重，难以转侧，食不知味而面部如蒙污尘，谵语遗尿。发汗就会谵语，攻下就会额头出汗，手足厥冷。如果有自汗出的证象，应当用白虎汤治疗。

（220）**二阳并病**①，**太阳证罢**②，**但发潮热，手足漐漐汗出，大**[1]**便难而谵语者，下之则愈，宜大承气汤。**

【成注】

本太阳病并于阳明，名曰并病。太阳证罢，是无表证；但发潮热，是热并阳明。一身汗出为热越，今手足漐漐汗出，是热聚于胃也，必大便难而谵语。经曰：手足漐然而汗出者，必大便已硬也，与大承气汤，以下胃中实热。

【校】

[1] 大　《翼方》卷九作"三"。

【注】

①二阳并病　谓既有太阳表证，复有阳明里证。孙鼎宜曰："'并'通作'并'，两《汉书》注，凡'并'字通训合，是汉人语本如此也。'并病'、'合病'实即一证，读《论》中并合病诸章自见，必分同起者为合病，归并者为并病，殊失。观太阳、少阳并病，《病源》作合病，其明证也。"

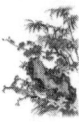

②太阳证罢　柯琴曰："太阳证罢，是全属阳明矣。先揭二阳并病者，见未罢时便有可下之证，今太阳一罢，则种种皆下证矣。"

【白话解】

太阳、阳明并病，太阳证已除，只发潮热，手足不断地出汗，大便困难而谵语的，泻下就能病愈，适宜用大承气汤。

（221）阳明病，脉浮而紧①，咽燥[1]口苦，腹满而喘，发热汗出，不恶寒[2]，反恶热[3]，身重[4]②。若发汗③则躁[5]，心愦愦[6]④，反谵语[7]⑤；若加烧赵本作"温"针[8]，必怵惕[9]⑥烦躁，不得眠；若下之，则胃中空虚，客气动膈⑦，心中懊恼，舌上胎者⑧，栀子豉汤主之。赵本有"栀子豉汤方"详见卷三

【成注】

脉浮发热，为邪在表；咽燥口苦，为热在经；脉紧腹满而喘，汗出，不恶寒，反恶热，身重，为邪在里，此表里俱有邪，犹当双医统本作"和"解之。若发汗攻表，表热虽除，而内热益甚，故躁而愦愦，反谵语。愦愦者，心乱。经曰：荣气微者，加烧针则血不行，更发热而躁烦。此表里有热，若加烧针，则损动阴气，故怵惕烦躁不得眠也；若下之，里热虽去，则胃中空虚，表中客邪之气乘虚陷于上焦，烦动于膈，使心中懊恼而不了了也。舌上苔黄者，热气客于胃中；舌上苔白，知热气客于胸中，与栀子豉汤，以吐胸中之邪。

【校】

[1] 燥　《玉函》卷三、《脉经》卷七、《翼方》卷九并作"干"。

[2] 不恶寒　《脉经》卷七"不"上有"而"字。

[3] 反恶热　《脉经》卷七"反"下有"偏"字。

[4] 身重　舒诏曰："'身重'二字误，三阳实热，法多身轻，必无'身重'之理。"

254

［5］躁　丛刊本作"燥"。

［6］心愦愦　《翼方》卷九"心"下有"中"字。

［7］反谵语　《脉经》卷七"反"上有"而"字。

［8］烧针　《玉函》卷三作："温针"。

［9］必怵惕　《脉经》卷七"怵惕"下有"又"字。

【注】

①脉浮而紧　"浮"为里热外达，紧为邪气实。故"脉浮紧"乃阳明热实之征。

②身重　热盛伤气，因之身重。

③若发汗　此谓以脉浮紧为太阳表证而误发汗。

④心愦愦　心中烦乱不安。《广韵·十八队》："愦，心乱也。"

⑤反谵语　山田正珍曰："谓之'反'者，乃其发汗，非徒无益，反使增剧也。"

⑥怵惕　惊惧。慧琳《音义》卷三十二："怵惕，惧也。"

⑦客气动膈　孙世扬曰："误发汗吐下而血气反应者为客气。"

⑧舌上胎者　"胎"即"苔"。热气微甚，以舌苔之厚薄，色之浅深征之，此"舌上胎"者，谓舌上有黄白薄腻苔垢。

⑨栀子豉汤主之　柯琴曰："本汤是胃家初受，双解表里之方，不只为误下后立法。盖阳明初病，不全在表，不全在里，诸证皆在里之半表间，汗下温针，皆在所禁。将何以治之？唯有吐之一法，为阳明表邪之出路耳。然病在胸中，宜瓜蒂散。此已在腹中，则瓜蒂散不中与也。栀子豉汤主之，外而自汗、恶热、身重可除，内而喘满、咽干、口苦自解矣。"

【白话解】

阳明病，脉浮紧，咽喉干燥而口苦，腹部胀满而喘，发热汗出，不恶寒，反而恶热，身体沉重。如果发汗就会烦躁，心中烦乱不安，反而出现谵语；如果加用烧针，必然心中惊惧而烦躁，失眠；如果下之，就会使胃中空虚，邪气扰动胸膈，出现心中懊恼郁闷，舌上有黄白薄腻苔垢的，应当用栀子豉汤治疗。

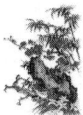

（222）若[1]渴欲饮水，口干舌燥①者，白虎加人参汤[2]主之。赵本有"白虎加人参汤方"详见卷十

【成注】

若下后，邪热客于上焦者为虚烦；此下后，邪热不客于上焦而客于中焦者，是为干燥烦渴，与白虎加人参汤，散热润燥。

【校】

[1] 若　《来苏集》卷三"若"上有"阳明病"三字。

[2] 白虎加人参汤　《玉函》卷三"白虎"下无"加人参"三字。

【注】

①若渴欲饮水，口干舌燥　陈念祖曰："此为阳明经气之燥热，承上栀子豉汤而进一步言也。"

【白话解】

如果口渴想饮水，口干舌燥的，应当用白虎加人参汤治疗。

（223）若脉浮发热，渴欲饮水，小便不利①者，猪苓汤主之。

【成注】

此下后，客热客于下焦者也。邪气自表入里，客于下焦，三焦俱带热也。脉浮发热者，上焦热也；渴欲饮水者，中焦热也；小便不利者，邪客下焦，津液不得下通也。与猪苓汤利小便，以泻下焦之热也。

【注】

①渴欲饮水，小便不利　吴谦曰："阳明病烦热有汗而渴、小便利者，宜白虎汤；小便不利者，宜猪苓汤。"

【白话解】

如果脉浮而发热，口渴想饮水，小便不利的，应当用猪苓汤治疗。

猪苓汤方：

猪苓去皮。甘平　茯苓甘平　阿胶甘平　滑石碎。甘寒　泽泻各一两。甘咸寒

【成注】

甘甚而反淡，淡味渗泄为阳，猪苓、茯苓之甘，以行小便；咸味涌泄为阴，泽泻之咸，以泄伏水；滑利窍，阿胶、滑石之滑，以利水道。

右五味，以水四升。先煮四味。取二升，去滓。内下赵本无"下"字阿胶烊消，温服七合，日三服。

（224）阳明病，汗出多而渴者，不可与猪苓汤[①]，以汗多胃中燥，猪苓汤复利其小便故也。

【成注】

《针经》曰：水谷入于口，输于肠胃，其液别为五，天寒衣薄则为溺，天热衣厚则为汗，是汗溺一液也。汗多为津液外泄，胃中干燥。故不可与猪苓汤利小便也。

【注】

①不可与猪苓汤　既然汗多口渴，水液已伤，即使小便不利，猪苓汤亦当戒用。周扬俊曰："邪出阳明，已劫其津，汗出复多，更耗其液，津液曾几，尚可下夺耶？倘以白虎加人参去其热，则不利小便而津回自利矣。"

【白话解】

阳明病，出汗多而口渴的，不可给服猪苓汤。这是因为汗多已使胃中津亏液燥，猪苓汤能利小便，所以不能给服啊。

（225）脉浮而迟[①]，表热里寒，下利清谷[②]者，四逆汤主之[1]。赵本有"四逆汤方"详见卷二

【成注】

浮为表热，迟为里寒。下利清谷者，里寒甚也，与四

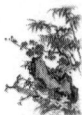

逆汤，温里散寒。

【校】

[1] 四逆汤主之　《阴证略例·仲景阴证例》引"四逆"五字下有"属少阴"三字。

【注】

①脉浮而迟　柯琴曰："'脉浮'为在表，'迟'为在脏，浮中见迟，是浮为表虚，迟为脏寒。"

②下利清谷　柯琴曰："未经妄下，而利清谷，是表为虚热，里有真寒矣。必其人胃气本虚，寒邪得以直入脾胃，不犯太少二阴，故无口苦、咽干、头眩、项强之表证，然全赖此表热，尚可救其里寒。"

【白话解】

脉浮而迟，表有热而里有寒，下利清谷的，应当用四逆汤治疗。

（226）若胃中虚冷，不能食①**者，饮水则哕**②**。**

【成注】

哕者，咳逆是也。《千金》曰：咳逆者，哕逆之名。胃中虚冷，得水则水寒相搏，胃气逆而哕。

【注】

①胃中虚冷，不能食　胃阳虚衰，寒邪充中，则谷无以腐熟，以致饮食减少或不能食。本条之不能食是由于胃有虚寒，二一五条之不能食是由于胃有实热，应对照看。

②哕　空呕，欲吐而吐不出。一谓呃逆。慧琳《音义》卷四十八引《通俗文》："气逆曰哕。"《伤寒明理论》卷上："哕，吃吃然有声者。"张锡钧曰："既不能食，则水必不化，两寒（指胃冷与寒水）相搏，是以发哕。"

【白话解】

若是胃中虚寒，不能进食的，饮水就会呃逆。

（227）脉浮发热①**，口干鼻燥，能食**②**者则衄**③**。**

【成注】

脉浮发热，口干鼻燥者，热在经也；能食者里和也。热甚于经，迫血为衄。胃中虚冷阴胜也，水入于经，其血乃成，饮水者助阴，气逆为哕。发热口干阳胜也，食入于阴，长气于阳，能食者助阳，血妄为衄。三者偏阴偏阳之疾也。

【注】

①脉浮发热　太阳余邪未尽。

②口干鼻燥，能食　三种征象，表明阳明内热太甚。

③衄　衄则热邪随之而泄。《太阳篇》四十六条"衄乃解"、四十七条"自衄者愈"，皆为邪热偏盛于上，与本条病理机制相同。舒诏曰："热病得衄则解，能食者胃气强，邪当自解，故曰：'能食者则衄'。"

【白话解】

脉浮而发热，口干鼻燥，能食的，就会衄血。

（228）**阳明病下之，其外有热，手足温①。不结胸，心中懊憹，饥[1]不能食②，但头汗出③者，栀子豉汤主之④。**

【成注】

表未罢而下者，应邪热内陷也。热内陷者，则外热而无手足寒；今外有热而手足温者，热虽内陷，然而不深，故不作结胸也。心中懊憹，饥不能食者，热客胸中为虚烦也。热自胸中熏蒸于上，故但头汗出而身无汗。与栀子豉汤，以吐胸中之虚烦。

【校】

[1] 饥　《脉经》卷七"饥"上有"若"字。

【注】

①外有热，手足温　柯琴曰："'外有热'是身热未除，'手足温'尚未溅然汗出，此犹未下前证，见不当早下也。"

②饥不能食　言懊憹之甚，似饥非饥，心中烦闷，因而饥不欲食。

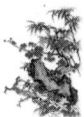

③但头汗出　言热由胃上蒸而出头汗。

④栀子豉汤主之　柯琴曰："病属阳明，本有可下之理，然外证未出，下之太早，胃虽不伤，而上焦火郁未达，仍与栀子豉汤吐之，心清而内外自和矣。"按下之过早，实去而热未除，病犹带表，不可再下，邪已入里，不可复汗，主以栀子豉汤，以清内外之热。

【白话解】

阳明病，用下法治疗后，病人肌表有热，手足温暖，无结胸症状，心中懊恼郁闷，腹饥却不能进食，只头部汗出的，应当用栀子豉汤治疗。

（229）阳明病，发潮热[1]，大便溏①，小便自可[2]②，胸胁满不去③者，小柴胡汤主之。赵本作"与小柴胡汤"，又有"小柴胡汤方"详见卷三。

【成注】

阳明病潮热，为胃实，大便硬而小便数；今大便溏，小便自可，则胃热未实，而水谷不别也。大便溏者，应气降而胸胁满去；今反不去者，邪气犹在半表半里之间，与小柴胡汤，以去表里之邪。

【校】

[1] 发潮热　《总病论》卷二"潮"上无"发"字。

[2] 可　《总病论》卷二作"如"；《准绳》作"利"。

【注】

①大便溏　邪虽入于阳明，犹未结实。

②小便自可　"自可"谓小便不频数。

③胸胁满不去　钱潢曰："胸胁满者，邪在少阳之经也。盖阳明虽属主病，而仲景已云：'伤寒中风，有柴胡证，但见一证便是，不必悉具。'故凡见少阳一证，便不可汗下，唯宜以小柴胡汤和解之也。"按阳明病，若大便硬，小便数，胸胁满不去，可考虑用柴胡加芒硝汤。

【白话解】

阳明病，发潮热，大便溏软，小便如常，胸胁满闷不除的，应当用小柴胡汤治疗。

（230）阳明病，胁下硬满，不大便而呕①，舌上白胎②者，可与小柴胡汤。上焦得通，津液得下③，胃气因和④，身濈然而汗出[1]解也。赵本作"汗出而解"

【成注】

阳明病，腹满，不大便，舌上苔黄者，为邪热入腑可下；若胁下硬满，虽不大便而呕，舌上白苔者，为邪未入腑，在表里之间，与小柴胡汤以和解之。上焦得通，则呕止；津液得下，则胃气因和，汗出而解。

【校】

[1] 而汗出　《翼方》卷九作"汗出而"。

【注】

①不大便而呕　张锡驹曰："不大便者，下焦不通，津液不得下也。'呕'者，中焦不治，胃气不和也。"

②舌上白胎　钱潢曰："热邪实于胃，则舌苔非黄即黑，或干硬，芒刺。'舌上白胎'，为白苔之初现，邪初在表，舌尚无苔。既有白苔，邪未必全在于里，故为半表半里之证。"张锡驹曰："'舌上白胎'者，上焦不通，火郁于上也。"唐宗海曰："病在三焦膜膈之中，则舌色必白。'白胎'只是应在三焦，并不以此辨寒热。"

③上焦得通，津液得下　喻昌曰："'上焦'八字，关系病机最切。风寒之邪，挟津液而上聚于膈中，为喘，为呕，为水逆，为结胸，常十居六七。且是风寒不解，则津液必不得下，倘误行发散，不唯津液不下，且转增上逆之势。"

④胃气因和　张志聪曰："与小柴胡汤，从胁下出中胃，而上达于膺胸，故上焦得通于上，津液得行于下，胃气得和于中，上中下气机旋转，则身濈然汗出，内外交通而病解矣。"

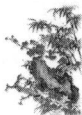

【白话解】

阳明病，胁下部硬满，不大便而呕吐，舌上有白苔的，可给与小柴胡汤。服药后上焦气机通畅，津液得以下达，胃气随之调和，周身濈然汗出而病以解。

（231）阳明中风，脉弦浮[1]大①而短气②，腹都[2]满，胁下及心痛③，久按之气不通，鼻干不得汗，嗜卧[3]，一身及面[4]赵本无"面"字目悉黄，小便难，有潮热，时时哕，耳前后肿④，刺之小差⑤，外不解⑥，病过十日，脉续⑦浮[5]者，与小柴胡汤。

【成注】

浮大为阳，风在表也；弦则为阴，风在里也。短气腹满，胁下及心痛，风热壅于腹中而不通也。若寒客于内而痛者，按之则寒气散而痛止；此以风热内壅，故虽久按而气亦不通。阳明病，鼻干不得卧，自汗出者，邪在表也；此鼻干不得汗而嗜卧者，风热内攻，不干表也。一身面目悉黄，小便难，有潮热，时时哕者，风热攻于胃也。阳明之脉出大迎，循颊车，上耳前过客主人，热胜则肿，此风热在经，故耳前后肿，刺之经气通，肿则小差。如此者，外证罢则可攻。若外证不解，虽过十日，脉续浮者，邪气犹在半表半里，与小柴胡汤以和解之。

【校】

[1] 弦浮　《百证歌》第四十五证注作"浮弦"。

[2] 都　《总病论》卷二无"都"字。**按**：核成注亦无"都"字。《来苏集》卷三"都"作"部"，乃以意改字。

[3] 嗜卧　《玉函》卷三"嗜卧"上有"其人"二字。

[4] 面　《总病论》卷二、《百证歌》第四十五证注并无"面"字。

[5] 浮　吴谦曰："'浮'当作'弦'，始与文义相属。"

【注】

①脉弦浮大 "弦"属少阳，"浮"属太阳，"大"属阳明，为三阳合病之脉。以下"短气"等症，亦为三阳合病之证。冠以"阳明中风"，实为三阳合病。

②短气 尤怡曰："阳明闭郁，故短气，腹满，鼻干，不得汗，嗜卧，一身及面目悉黄，小便难，有潮热。"

③胁下及心痛 尤怡曰："少阳闭郁，故胁下及心痛，久按之气不通，时时哕，耳前后肿。"

④耳前后肿 三阳之脉，循绕耳前后，邪盛于经，故肿。

⑤刺之小差 孙鼎宜曰："此当取之太少两经。或谓刺耳前后，其肿小差，谬，以所重不在耳肿一证也。"柯琴曰："刺之，是刺足阳明，随其实而泻之。'小差'言内证悉减，但外证未解耳。"

⑥外不解 孙鼎宜曰："'外'谓太少。内谓阳明，则由小差而尽解也，据下节，知是谓小便难，腹满，时时哕三证已愈。"

⑦续 孙鼎宜曰："'续'犹仍也。"

【白话解】

阳明中风，脉弦浮大，而且气短，腹部胀满，胁下及心胸部疼痛，长时间按摩气仍不通，鼻腔干燥，无汗，嗜卧，全身及面目都发黄，小便困难，有潮热，常常呃逆，耳前后部位肿胀，经针刺治疗病势稍减，外证不解，病已超过十日，脉象仍浮的，给服小柴胡汤。

（232）脉但浮，无余证①者，与麻黄汤；若不尿[1]，腹满加哕[2]②者，不治。赵本有"麻黄汤方"详见卷三

【成注】

若其脉但浮而不弦大，无诸里证者，是邪但在表也，可与麻黄汤以发其汗；若不尿腹满加哕者，关格之疾也；故云不治，《难经》曰：关格者，不得尽其命而死。

伤寒论校注白话解

【校】

［1］若不尿　《玉函》卷三作"不溺"。

［2］哕　《玉函》卷三作"喘"。

【注】

①无余诸证　指无少阳诸证。

②不尿，腹满加哕　小便不利，腹部膨满，"加哕"则较前（二三一条）"时时哕"者更甚，是里气不通，胃气败竭，邪实正虚，故不治。

【白话解】

只是脉浮，无其他症状的，给服麻黄汤；如果无尿，腹满而又出现呃逆的，是不治之症。

（233）阳明病，自汗出[1]，若发汗①，小便自利者，此为津液[2]内竭②，虽硬[3]不可攻之，当须自欲大便③，宜蜜煎导而通之。若④土瓜根及与_{赵本无"与"字}大猪胆汁[4]，皆可为导。

【成注】

津液内竭，肠胃干燥，大便因硬，此非结热，故不可攻，宜以药外治而导引之。

【校】

［1］自汗出　《翼方》卷九"汗"上无"自"字；《总录》卷二十六"汗"下无"出"字。

［2］津液　《脉经》卷七、《翼方》卷九并无"津液"二字。

［3］虽硬　方有执曰："'虽'上当有'大便'二字。"

［4］及与大猪胆汁　《脉经》卷七、《翼方》卷九"猪"上并无"大"字。

【注】

①若发汗　此"若"字，应作"更"解。《古书虚字集释》卷七："若犹尚也。""尚"有"更"义，见《词诠》卷五。

②小便自利者，此为津液内竭　柯琴曰："本自汗，更发汗，

264

则上焦已外竭；小便自利，则下焦之液又内竭，胃中津液两竭，大便之硬可知，虽硬而小便自利，是内实而非内热矣。"

③当须自欲大便　程应旄曰："自欲大便，但苦不能出，须有此光景时，方可从外导法，渍润其肠。"

④若　犹"或"也。

【白话解】

阳明病，虽自汗出，却又发汗，小便通利的，这会使体内津液亏耗，虽大便干硬也不可攻下，应等待病人自己想要大便时，用蜜煎导通大便。或者土瓜根、大猪胆汁，都可以用作导药。

蜜煎导赵本无"导"字方：

蜜赵本作"食蜜"七合赵本"七合"作小字一味，内铜器中微火煎之，稍凝似饴状，赵本作"右一味，于铜器内，微火煎，当须凝如饴状"搅之勿令焦著，欲可丸，并手捻作挺，令头锐，大如指，长二寸许，当热时急作，冷则硬。以内谷道中，以手急抱，欲大便时乃去之。赵本有"疑非仲景意，已试甚良"九字

猪胆汁方赵本无此四字：

大赵本大上有"又"字猪胆一枚，泻汁，和醋少许，以灌谷道中，赵本作"和少许法醋，以灌谷道内"如一食顷，当大便出。赵本有"宿食恶物，甚效"六字

（234）阳明病脉迟[①]，汗出多[1]，微恶寒[②]者，表未解也[2]，可发汗，宜桂枝汤[3]。赵本有"桂枝汤方"详见卷二

【成注】

阳明病脉迟，汗出多，当责邪在里，以微恶寒知表未解，与桂枝汤和表。

【校】

[1]汗出多　吴谦曰："'汗出多'下，当有'发热'二字。否则，脉促、汗出多、微恶寒，乃是表阳虚，桂枝附子汤证，岂

有用桂枝汤之理乎?"

［2］表未解也　《玉函》卷三作"表为未解"。

［3］宜桂枝汤　《脉经》卷七作"属桂枝汤证"。

【注】

①脉迟　"迟"脉一般属于虚寒，然多有热邪内结，寒气外郁，而见气口迟滑者，岂可概谓之寒。如二○八条："阳明病脉迟，虽汗出不恶寒"是迟之属于实热者，其迟必有力；一九五条："阳明病脉迟，食难用饱"是迟之属于虚寒者，其迟必无力。本条"脉迟"与前两证均异，乃形容脉象缓慢。章楠曰："'迟'与'缓'相类。"其说近之。

②微恶寒　汪琥曰："微恶寒者，在表风邪未尽也，故乃从太阳中风例治，宜桂枝加葛根为是。"

【白话解】

阳明病，脉迟，汗出多，微恶寒的，是表证未解，可以发汗，适宜用桂枝汤。

（235）阳明病①脉浮，无汗而喘②者[1]，发汗则愈，宜麻黄汤。

【成注】

阳明伤寒表实，脉浮，无汗而喘也，与麻黄汤以发汗。

【校】

［1］而喘者　《玉函》卷三、《脉经》卷七并作"其人必喘"。

【注】

①阳明病　柯琴曰："此阳明之表证、表脉也，二证全同太阳，而属之阳明者，不头项强痛故也。要知二方专为表邪而设，不为太阳而设，见麻黄证即用麻黄汤，见桂枝证即用桂枝汤，不必问其为太阳阳明也。若恶寒一罢，则二方所必禁也。"

②无汗而喘　章楠曰："肺为华盖而朝百脉，阳明经脉连肺故喘，肺与皮毛相合故无汗，必尚从麻黄例发汗则愈，是麻黄汤

为开达营卫肌肉，发表祛邪之总法，非独治太阳病也。"

【白话解】

阳明病，脉浮，无汗而喘的，发汗就会病愈，适宜用麻黄汤。

（236）**阳明病，发热汗出**[1]，赵本有"者"字**此为热越**①**，不能发黄也。但头汗出**②**，身无汗，剂颈而还**[2]③**，小便不利**[3]**，渴引水浆**[4]④**者，此为瘀热在里**⑤**，身必发黄**[5]**，茵陈**赵本医统本并有"蒿"字**汤主之**[6]⑥。

【成注】

但头汗出，身无汗，剂颈而还者，热不得越也；小便不利；渴引水浆者，热甚于胃，津液内竭也；胃为土而色黄，胃为热蒸，则色夺于外，必发黄也。与茵陈汤，逐热退黄。

【校】

[1] 发热汗出　《玉函》卷三"热"下有"而"字。

[2] 身无汗，剂颈而还　《玉函》卷三、《脉经》卷七、《翼方》卷九"剂"并作"齐"；《总录》卷二十八无"身无汗"七字；《总病论》卷二"身"上有"其"字。**按**："身无汗"七字，似系"头汗出"之旁注，误入正文。

[3] 小便不利　《来苏集》卷三"小便不利"句上有"腹满"二字。孙鼎宜曰："据方下云'宿腹减'，则兼有腹满可知。"

[4] 渴引水浆　《总病论》卷二"水"下无"浆"字；《补亡论》卷六"引"作"饮"。

[5] 身必发黄　《千金》卷九"身"句下有"宜下"二字。

[6] 茵陈汤主之　同德本"茵陈"下有"蒿"字；《总病论》卷二无"茵陈"五字。

【注】

①热越　《广韵·十月》："越，扬也。"引申有"散"义，

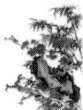

"热越"，即热散也。尤怡曰："随汗而外越也。热越则邪不蓄而散，安能发黄哉？"山田正珍曰："阳明病，发热汗出而渴者，白虎加人参汤证也。若发热汗多而不渴者，此为有燥屎，大承气汤证也。二证俱不能发黄，以其热发扬也。"

②但头汗出　热势不得外达，上蒸攻头，故头汗出。汪昂曰："头为诸阳之会，热蒸于头，故但头汗，而身无汗。夫热外越则不里郁，下渗则不内存（故不发黄）。"

③剂颈而还　"剂"是"齐"之误字。谓头汗至颈而退。《仪礼·乡饮酒礼》郑注："还犹退也。"旧注训"还"为"止"，恐无据。

④渴引水浆："引"疑作"饮"，声误，尤注即作"饮"。孙鼎宜谓"引"作"求"解，亦备一说。

⑤此为瘀热在里　孙鼎宜曰："'里'谓皮肤之里，对黄色发见于外而言。"

⑥茵陈汤主之　柯琴曰："身无汗，小便不利，不得用白虎，瘀热发黄，内无津液，不得用五苓，故制茵陈汤，以佐栀子、承气之所不及也。"

【白话解】

阳明病，发热而汗出，这是热散，不会发黄。只头部汗出，齐颈而止，小便不利，口渴想饮汤水的，身体必然发黄，应当用茵陈蒿汤治疗。

茵陈蒿汤方：

茵陈蒿六两。苦微寒　**栀子**十四枚，擘。苦寒　**大黄**二两，去皮。苦寒

【成注】

小热之气，凉以和之；大热之气，寒以取之。茵陈、栀子之苦寒，以逐胃燥；宜下必以苦，宜补必以酸。大黄之苦寒，以下瘀热。

右三味，以水一斗，<small>赵本医统本并有"二升"二字</small>先煮茵陈，减六升，内二味，煮取三升，去滓，分温<small>赵本无"温"字</small>三服，小便当利，尿如皂角<small>赵本作"荚"</small>汁状，色正赤，一宿腹减，黄从小便去也。

（237）阳明证，其人喜忘[1]者，必有畜血[2]。所以然者，本有久瘀血[1]，故令喜忘。屎虽硬[2]，大便反易[3]，其色必黑[3][4]，<small>赵本有"者"字</small>宜[4]抵当汤下[5]之。<small>赵本有"抵当汤方"详见卷三</small>

【成注】

《内经》曰：血并于下，乱而喜忘，此下本有久瘀血，所以喜忘也。津液少，大便硬，以畜血在内。屎虽硬，大便反易，其色黑也。与抵当汤，以下瘀血。

【校】

[1] 血　《圣惠方》卷八作"热"。

[2] 屎虽硬　《总录》卷三十"屎"作"大便"。

[3] 大便反易，其色必黑　《脉经》卷七、《千金》卷九、《翼方》卷九"大便"下并无"反易其色"四字，"必黑"与上"大便"连读；《总录》卷三十"反"上无"大便"二字。

[4] 宜　《玉函》卷三无"宜"字。

[5] 下　《玉函》卷三作"主"。

【注】

①其人喜忘　"喜忘"即好忘。《易·蹇》释文："喜犹好。"方有执曰："喜忘，好忘前言往事也。"柯琴曰："瘀血是病根，喜忘是病情，此阳明未病前证，前此不知，今阳明病而究其自来也。"

②畜（xù 续）血　"畜"与蓄同。《易·小畜》释文："畜本作蓄。""畜血"即瘀血停聚。

③屎虽硬，大便反易　因瘀血浸润，故屎虽硬，排便反易。

④其色必黑　王肯堂曰："邪热燥结，色未尝不黑，但瘀血

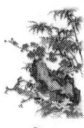

则溏而黑粘如漆，燥结则硬，而黑晦如煤。"张志聪曰："太阳蓄血，验其小便（即小便之利与不利）；阳明蓄血，验其大便（即大便之黑与不黑，难与不难）。"

【白话解】

阳明证，如果病人健忘，体内必有蓄血。之所以这样，是本来早就有瘀血，所以使病人健忘。这种病人屎虽干硬，排便反而容易，大便颜色必然是黑的，适宜用抵当汤攻下。

（238）阳明病，下之①，心中[1]懊𢙐而烦[2]，胃中有燥屎者可攻②。腹微满[3]，初[4]头硬，后必溏[5]，不可攻[6]之。若有燥屎③者，宜大承气汤[7]。

【成注】

下后，心中懊𢙐而烦者，虚烦也，当与栀子豉汤。若胃中有燥屎者，非虚烦也，可与大承气汤下之。其腹微满，初硬后溏，是无燥屎，此热不在胃而在上也，故不可攻。

【校】

[1] 中　《百证歌》第五十九证注作"下"。

[2] 而烦　《百证歌》第五十九证注"而"作"微"；《九十论》第八十五"而"下有"微"字。

[3] 腹微满　《玉函》卷三、《脉经》卷七"腹"上并有"其人"二字。

[4] 初　《玉函》卷三无"初"字。

[5] 后必溏　《玉函》卷三作"后溏者"。

[6] 攻　《脉经》卷七作"下"。

[7] 宜大承气汤　按："宜大"五字，误窜于下。成注"若胃中有燥屎者，非虚烦也，可与大承气汤下之"是"宜大"五字，原在"胃中"句下，成本不误。自误抄后，又增"若有燥屎者"五字，而"宜大"句亦移植矣。

【注】

①下之　此有两说，喻昌以"下之"即指用大承气汤言，周

270

扬俊则以"下之"是用小承气汤试服。但本条未明言"下之"所用何物，喻、周两说均系测度，此似不可胶柱，当从临床证情实际考虑。

②胃中有燥屎者可攻　恽铁樵曰："燥屎当结于肠间，而本证云在'胃中'者，以伤寒系在足经故也，其为病由胃及肠，故但言胃不言肠也。"

③燥屎　程知曰："便硬与燥屎不同。便硬者，大便实满而硬；燥屎者，胃中宿食因胃热而结为燥丸之屎也。"

【白话解】

阳明病，下之后，心中懊恼郁闷而心烦，肠中有燥屎的，可以攻下，适宜用大承气汤。腹部微觉胀满，大便初头硬结，后面溏软的，不可攻下。

（239）病人^①不大便五六日，绕脐痛^②，烦躁[1]^③，发作有时者，此有燥屎，故使不大便也[2]。

【成注】

不大便五六<small>医统本作"六七"</small>日者，则大便必结为燥屎也。胃中燥实，<small>医统本作"其"</small>气不得下通，故绕脐痛，烦躁，发作有时也。

【校】

[1]躁　丛刊本作"燥"。

[2]故使不大便也　《总病论》卷二"故"下无"使"字。按："使不大便"四字，似蒙上文"不大便"衍。"故也"二字，属"此省"句读。

【注】

①病人　方有执曰："谓凡有病之人，皆当如此而治之，非独以风寒之病为言而已也。"

②绕脐痛　程应旄曰："由绕脐痛，则知胃中，屎无去路，滞涩在一处而作痛。"

③烦躁　邪热在里，浊气蒸扰，故烦躁不安。程应旄曰：

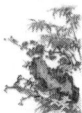

"烦躁，有时因屎气攻动，则烦躁发作，有时伏而不动，烦躁亦不作。"

【白话解】

病人不大便已五六日，绕脐周围疼痛，烦躁，发作有定时的，这是肠中有燥屎，所以使病人不大便。

（240）病人[1]烦热①，汗出则解[2]，又如疟状[3]②，日晡所[4]发热[5]③者，属阳明也。脉实者宜下之[6]；脉浮虚④者，宜发汗[7]。下之与大承气汤[8]，发汗宜桂枝汤⑤。

【成注】

虽得阳明证，未可便为里实，审看脉候，以别内外。其脉实者，热已入腑为实，可与大承气汤下之；其脉浮虚者，是热未入腑，犹在表也，可与桂枝汤，发汗则愈。

【校】

[1] 人 《总病论》卷二作"者"。

[2] 汗出则解 《总病论》卷二"出"下无"则解"二字。

[3] 又如疟状 《总病论》卷二"如"上无"又"字，"如疟状"三字与上"汗出"连读。《活人书》卷八同。

[4] 所 《总病论》卷二作"则"。

[5] 发热 《翼方》卷九"发"下无"热"字；《总病论》卷二"发"下有"潮"字。

[6] 脉实者，宜下之 《总病论》卷二作"其脉必实，当下之而愈"。

[7] 宜发汗 《脉经》卷七作"当发其汗"。

[8] 与大承气汤 《玉函》卷三"与"作"宜"。

【注】

①烦热 属太阳。

②又如疟状 方有执曰："如疟状，谓热之往来，犹疟之作辍有时而不爽也。"

③日晡所发热 "晡"为申时（午后三时至五时）。《广

272

韵·十一模》："晡，申时。""所发"即"若发"，"所"训
"若"，见《经传释词》。

④脉浮虚　钱潢曰："浮虚者，言浮脉按之本空，非虚弱之
虚也，若虚弱则不宜于汗下矣。"

⑤宜桂枝汤　喻昌曰："'宜'字最妙，见前既得汗而烦热
解，此番只宜用桂枝和营卫，以尽阳明兼带之邪，断不可用麻
黄汤。"

【白话解】

病人高热，汗出后已经解退，又出现像疟疾一样，午后三时
至五时左右定时发热的，是病属阳明。脉实的适宜泻下，脉浮虚
的适宜发汗。泻下给与大承气汤，发汗宜用桂枝汤。

**（241）大下后，六七日不大便①，烦不解[1]，腹满痛②者，
此有燥屎也。所以然者，本有[2]宿食故也③，宜大承气汤④。**

【成注】

大下之后，则胃弱不能消谷，至六七日不大便，则宿
食已结不消，故使烦热不解而腹满痛，是知有燥屎也。与
大承气汤以下除之。

【校】

[1]烦不解　《病源》卷八"烦"下有"热"字。

[2]本有　《病源》卷八作"挟"字。

【注】

①六七日不大便　陈念祖曰："此证着眼在六七日，以六七
日不大便，则六七日所食之物，又为宿食，所以用得大承气。"

②烦不解，腹满痛　方有执曰："'烦不解'则热未退可知；
腹满痛则胃实可诊，故曰有燥屎。"

③本有宿食故也　"宿食"因热复结为燥矢。

④宜大承气汤　本条首言"大下后"，则已用大承气方，此
复言"宜"该方者，与四十八条"若发汗不彻，更发汗"，五十
七条"伤寒汗后，解半日许，复烦，可更发汗"义同。彼因表邪

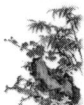

不解，可更发汗；此则宿燥未尽，可更攻下。汗下虽殊，病不尽则一，治虽不同，其理则同。

【白话解】

峻下以后，六七日不大便，烦躁不解，腹部胀满而疼痛的，这是肠中有燥屎。之所以这样，是本来就有宿食的缘故，适宜用大承气汤。

（242）病人[1]小便不利，大便乍难乍易①，时有微热②，喘冒[2]不能卧[3]者③，有燥屎也[4]，宜大承气汤[5]。

【成注】

小便利，则大便硬；此以有燥屎，故小便不利，而大便乍难乍易。胃热者，发热，喘冒无时及嗜卧也；此燥屎在胃，故时有微热，喘冒不得卧也，与大承气汤以下燥屎。

【校】

[1] 人 《九十论》第八十五作"者"。

[2] 喘冒 《翼方》卷九、《百证歌》第六十证注、《九十论》第八十五并作"怫郁"。

[3] 能卧 《百证歌》第六十证注"能"作"得"。《九十论》第八十五作"眠"。

[4] 不燥屎也 《玉函》卷三"屎"下有"故"字。

[5] 宜大承气汤 《总病论》卷二"大承气汤"作"下之"。

【注】

①大便乍难乍易 "乍"，忽然。慧琳《音义》卷五十引《仓颉篇》："乍，两词也。"所云"两词"，即难易不定之谓。汪琥曰："大便为燥矢壅塞，其未坚结者，或有时而并出，故乍易；其极坚结者，终著于大肠之中，故乍难。"

②微热 程应旄曰："微热者，以屎燥胃干，三焦不通而菀热，非阳明邪盛之热，故'微'。"

③喘冒不能卧者 钱潢曰："喘者，中满而气急也。冒者，

热邪不得下泄，气蒸而郁冒也。胃邪实满，喘冒不宁，故不得卧，《经》所谓胃不和则卧不安也。"

【白话解】

病人小便不利，大便忽而困难忽而容易，有时轻微发热，气喘昏眩不能安卧的，是肠中有燥屎，适宜用大承气汤。

（243）食谷欲呕①**者，**赵本无"者"字**属阳明也**[1]**，吴茱萸汤主之**②**。得汤反剧**③**者，属上焦也**[2]**。**

【成注】

上焦主内，胃为之市，食谷欲呕者，胃不受也，与吴茱萸汤以温胃气。得汤反剧者，上焦不内也，以治上焦法治之。

【校】

[1] 属阳明也　山田正珍曰："'阳明'二字，本当作'中焦'，乃对下文之'上焦'句，王叔和妄改。"

[2] 属上焦也　《阴证略例·仲景阴证例》中"属上"四字下有"治上焦"三字，核之成注似应有。

【注】

①食谷欲呕　谓食毕就愿吐出。

②吴茱萸汤主之　吴谦曰："此非阳明里寒，乃太阳之表热，吴茱萸气味俱热，药物不合，故得汤反剧，宜葛根加半夏汤。"

③得汤反剧　舒诏曰："胃有实燥，热势弥满，不能容纳，故食谷欲呕，复得吴萸之燥人参之补，所以反剧也。"又曰："胃寒者，当恶寒，胃热者，当恶热，以此辨明，而后用药。"唐宗海曰："'得汤反剧'，则非胃中之寒，乃上焦膈膜中之热也，膈中得汤，反助其热，热熏入胃，则更加呕矣。"

【白话解】

进食就想呕吐，是病属阳明，应当用吴茱萸汤治疗。如果服汤药后病情反加重了，是病属上焦，应当治疗上焦。

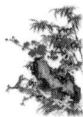

吴茱萸汤方：

吴茱萸一升，洗。辛热　人参三两。甘温　生姜六两，切。辛温　大枣十二枚，擘。甘温

【成注】

《内经》曰：寒淫于内，治以甘热，佐以苦辛。吴茱萸、生姜之辛以温胃，人参、大枣之甘以缓脾。

右四味，以水七升，煮取二升，去滓，温服七合，日三服。

（244）太阳病，寸缓[1]、关浮[2]、尺弱[3]，其人发热汗出，复恶寒，不呕，但心下痞者，此以[4]医下之也。如其[5]不下者，病[6]人不恶寒[7]而渴①者[8]，此转属阳明也。小便数者，大便必硬，不更衣十日②，无所苦也。渴欲饮水，少少[9]与之，但[10]以法救之[11]③。渴者[12]，宜五苓散[13]。赵本有"五苓散方" 详见卷三

【成注】

太阳病脉阳浮阴弱，为邪在表；今寸缓、关浮、尺弱，邪气渐传里，则发热汗出，复恶寒者，表未解也。传经之邪入里，里不和者必呕；此不呕但心下痞者，医下之早，邪气留于心下也。如其不下者，必渐不恶寒而渴，太阳之邪转属阳明也。若吐、若下、若发汗后，小便数，大便硬者，当与小承气汤和之；此不因吐下、发汗后，小便数，大便硬，若是无满实，虽不更衣十日无所苦也，候津液还入胃中，小便数少，大便必自出也。渴欲饮水者，少少与之，以润胃气，但审邪气所在，以法救之。如渴不止，与五苓散是也。

【校】

［1］寸缓　《脉经》卷七、《翼方》卷九"寸"下并有"口"字。

〔2〕关浮　《玉函》卷三"关"下有"小"字；《脉经》卷七、《翼方》卷九"关"下并有"上小"二字。

〔3〕尺弱　《脉经》卷七、《翼方》卷九"尺"下并有"中"字。

〔4〕以　《脉经》卷七作"为"。

〔5〕其　《玉函》卷三作"若"。

〔6〕病　《玉函》卷三作"其"。

〔7〕不恶寒　《玉函》卷三、《脉经》卷七"不"上并有"复"字。

〔8〕者　**按**："者"字衍，应据汪琥说删。

〔9〕少少　《脉经》卷七作"但"。

〔10〕但　《脉经》卷七、《总病论》卷二并作"当"。

〔11〕救之　《翼方》卷九、《总病论》卷二"救"下并无"之"字，"救"字连下读。

〔12〕渴者　舒诏曰："本句误，应是'小便不利'，与上'小便数者'相对。"**按**："渴者"二字似衍，上文已曰"渴欲饮水"，则此不宜再云"渴者"。

〔13〕宜五苓散　《总病论》卷二"宜五苓散"作"五苓散主之"。

【注】

①病人不恶寒而渴　由恶寒转为不恶寒，由口不渴变为口渴，是由太阳转属阳明，表邪传里化热。

②不更衣十日　张兼善曰："十日不更衣，而不用攻伐，何也？此非结热，乃津液不足，虽不大便，而无潮热谵语可下之证。勿以日数久，而辄为攻下也。"

③但以法救之　吴谦曰："'但以法救之'五字，当是'若小便不利'，方与上文'小便数'、下文'渴者'之义相合。"

【白话解】

太阳病，寸脉缓，关脉浮，尺脉弱，病人发热汗出，又恶寒，不呕吐，而心下部痞闷的，这是因为医生误下所致。如果未

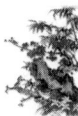

经误下，病人不恶寒而口渴，这是病转属阳明。小便频数的，大便必然干硬，十余日不排便，也无痛苦。如果口渴想饮水，可少量给喝一些，要按辨证论治的原则救治，适宜用五苓散。

(245) 脉阳微[1]而汗出少②者，为自和[2]赵本注："一作如"也；汗出多②者，为太过。

【成注】

脉阳微者，邪气少，汗出少者为适当，故自和；汗出多者，反损正气，是汗出太过也。

【校】

[1] 阳脉微 《病源》卷七作"伤寒阳脉微"。

[2] 和 《百证歌》第七十五证注作"如"。

【注】

①阳脉微 吴谦曰："脉阳微，谓脉浮无力而微也。"

②汗出少、汗出多 尤怡曰："汗出少者，邪适去而正不伤，为自和；汗出多者，邪虽却而正亦衰，为太过也。"

【白话解】

脉浮无力而汗出少的，是自和；汗出多的，是太过。

阳脉实[1]①，因发其汗出多者[2]，亦为太过②。太过赵本有"者"字为[3]阳绝于里[4]，亡津液③，大便因硬也[5]。

【成注】

阳脉实者，表热甚也。因发汗，热乘虚蒸医统本作"烝"津液外泄，致汗出太过。汗出多者，亡其阳，阳绝于里，肠胃干燥，大便因硬也。

【校】

[1] 阳脉实 《病源》卷八"阳"下有"明"字。

[2] 因发其汗出多者 《病源》卷八"汗"下重"汗"字。

[3] 为 《玉函》卷三、《百证歌》第七十五证注并作"者"。

［4］阳绝于里　《玉函》卷三、《百证歌》第七十五证注"里"并作"内"；《病源》卷八"阳"下有"气"字。

［5］亡津液，大便因硬也　《病源》卷八作"则津液竭，热结在内，故大便牢而不通也"。

【注】

①阳脉实　按"阳脉实"与上"脉阳微"对文，则作"阳脉"者，乃倒文，应改作"脉阳"，俾上下一律。吴谦曰："脉阳实，谓脉浮有力而盛也。"

②因发其汗出多者，亦为太过　脉浮取而实，是伤寒脉候，因发其汗，如出汗多，乃为太过。

③阳绝于里，亡津液　魏荔彤曰："经文'阳绝'之义，似是阻绝，盖谓阳盛阻阴也。《内经》言绝，多如此。'绝'亦可作'极'字解，即阳热亢极之意。"喻昌曰："伤寒发太阳膀胱经之汗，即当顾虑阳气，以膀胱主气化故也；发阳明胃经之汗，即当顾虑阴津，以胃中藏津液故也。所以阳明有热越之证。"

【白话解】

脉浮有力，因发汗使汗出多的，也是太过。太过是阳独盛于里，耗损津液，大便因而干硬。

（246）脉浮而芤①，浮为阳[1]，芤为阴，浮芤相搏[2]②，胃气生热[3]，其阳则绝③。

【成注】

浮芤相搏，阴阳不谐，胃气独治，郁而生热，消烁津液，其阳为绝。

【校】

［1］浮为阳　《玉函》卷三"为"上有"则"字。下"芤为阴"同。

［2］搏　《翼方》卷九作"抟"。

［3］胃气生热　《翼方》卷九"气"下有"则"字。

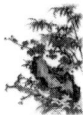

伤寒论校注白话解

【注】

①芤 "芤"，脉形。《脉经》卷一第一："芤脉浮大而软，按之中央空，两边实。"《诊家枢要》："芤主气有余血不足。"

②浮芤相搏 沈明宗曰："浮为阳气强，芤为阴血虚，阳邪盛而阴血虚，为浮芤相搏。"舒诏曰："此脉法不合理，阴阳相转，何以致胃气生热耶？"

③其阳则绝 钱潢曰："绝者，非断绝败绝之绝，言阳邪独治，阴气虚竭，阴阳不相为用，故阴阳阻绝，而不相流通也。"沈明宗曰："'其阳则绝'，即亡津液之互词也。"其说与方有执："胃中生热者，阴不足以和阳，津液干而成枯燥"之意近。

【白话解】

脉浮而芤，浮是由于阳气盛，芤是由于阴血虚，阳气盛与阴血虚相互作用，使胃气生热，阳邪就会独盛。

（247）趺阳脉①浮而涩，浮则胃气强，涩则小便数，浮涩相搏[1]，大便则难[2]，赵本作"硬"其脾为约[3]②，麻赵本有"子"字仁丸主之。

【成注】

趺阳者，脾胃之脉，诊浮为阳，知胃气强；涩为阴，知脾为约。约者，俭约之约，又约束之约。《内经》曰：饮入于胃，游溢精气，上输于脾，脾气散精，上归于肺，通调水道，下输于膀胱，水精四布，五经并行，是脾主为胃行其津液者也。今胃强脾弱，约束津液，不得四布，但输膀胱，致小便数，大便难，与脾约丸，通肠润燥。

【校】

[1] 搏 《翼方》卷九作"抟"。

[2] 难 《玉函》卷三、《翼方》卷九、《九十论》第八十二并作"坚"。

[3] 其脾为约 《伤寒类书活人总括》卷五作"是为脾约"。

【注】

①跌阳脉　属足阳明胃经动脉，其位置相当于冲阳穴。在胫骨下端，陷中前四寸足背上，古人常用以诊察肠胃疾病。

②其脾为约　程应旄曰："脾约者，脾阴外渗，无液以滋，脾家先自干槁，何能以余阴荫及肠胃，所以胃火而肠枯，大便坚而粪粒小也。"按《说文·系部》："约，缠束也。"段注："束者，缚也。"盖胃气强则阳热盛，小便数则阴津少，以致脾之功能为所束缚，失其散精作用，故以麻仁丸润之、导之。旧注谓约其食物，如一二弹丸，似不当。

【白话解】

跌阳脉浮而涩，浮是由于胃气亢盛，涩是由于小便数而伤津，胃气亢盛与便数津伤相互作用，大便就会困难，这就形成了"脾约"，应当用麻仁丸治疗。

麻赵本有"子"字仁丸方：

麻子仁二升。甘平　芍药半斤。酸平　枳实半斤，炙。苦寒　大黄一斤，去皮。苦寒　厚朴一尺（赵本医统本并作尺），炙，去皮。苦寒（医统本作"温"）　杏仁一斤（赵本作"升"），去皮尖，熬，别作脂。甘温

【成注】

《内经》曰："脾欲缓，急食甘以缓之。"麻仁、杏仁之甘，缓脾而润燥；津液不足，以酸收之，芍药之酸，以敛津液；肠燥胃强，以苦泄之，枳实、厚朴、大黄之苦，下燥结而泄胃强也。

右六味，为末，炼蜜为丸，桐子大，赵本作"右六味，蜜和丸，如梧桐子大"饮服十丸，日三服，渐加，以知为度。

(248) 太阳病三日，发汗[1]不解[2]①，蒸蒸[3]发热②者，属胃也[4]③，调胃承气汤主之[5]。

【成注】

蒸蒸_{医统本作"烝烝"}者，如热熏蒸，_{医统本作"熏烝"}言甚热也。太阳病三日，发汗不解，则表邪已罢，蒸蒸_{医统本作"烝烝"}发热，胃热为甚，与调胃承气汤下胃热。

【校】

[1] 发汗　《玉函》卷三、《外台》卷一"发"下并有"其"字。

[2] 不解　《外台》卷一"不"上有"病"字。

[3] 蒸蒸　《玉函》卷三"蒸蒸"下有"然"字。

[4] 属胃也　《翼方》卷九无"属胃也"三字；《外台》卷一"属"下无"胃也"二字，"属"字连下读。

[5] 调胃承气汤主之　《脉经》卷七作"属承气汤"；《外台》卷一"主之"作"方"。

【注】

①发汗不解　"不解"，谓热状不解，非太阳病不解。

②蒸蒸发热　"蒸"本作"烝"，《说文·火部》："烝，火气上行也。"方有执曰："蒸蒸，热气上行貌，言热自内腾达于外，犹蒸炊然，故曰属胃也。"尤怡曰："蒸蒸发热者，热聚于内，而气蒸外，与太阳邪郁于外而热盛于表者不同。"

③属胃也　程应旄曰："何以'发汗不解'便属胃也？盖以胃燥素盛，第征其热，连绵溅溅而来，此即大便已硬之征，故曰属胃也。"

【白话解】

太阳病已三日，经发汗而病不愈，蒸蒸发热的，是病已转属阳明胃腑，应当用调胃承气汤治疗。

(249) 伤寒吐后，腹胀满^{[1]①}者，与调胃承气汤^[2]。

【成注】

《内经》曰：诸胀腹大，皆属于热。热在上焦则吐，吐后不解，复腹胀满者，邪热入胃也，与调胃承气汤下其胃热。

【成注】

蒸蒸医统本作"烝烝"者，如热熏蒸，医统本作"熏烝"言甚热也。太阳病三日，发汗不解，则表邪已罢，蒸蒸医统本作"烝烝"发热，胃热为甚，与调胃承气汤下胃热。

【校】

[1] 发汗　《玉函》卷三、《外台》卷一"发"下并有"其"字。

[2] 不解　《外台》卷一"不"上有"病"字。

[3] 蒸蒸　《玉函》卷三"蒸蒸"下有"然"字。

[4] 属胃也　《翼方》卷九无"属胃也"三字；《外台》卷一"属"下无"胃也"二字，"属"字连下读。

[5] 调胃承气汤主之　《脉经》卷七作"属承气汤"；《外台》卷一"主之"作"方"。

【注】

①发汗不解　"不解"，谓热状不解，非太阳病不解。

②蒸蒸发热　"蒸"本作"烝"，《说文·火部》："烝，火气上行也。"方有执曰："蒸蒸，热气上行貌，言热自内腾达于外，犹蒸炊然，故曰属胃也。"尤怡曰："蒸蒸发热者，热聚于内，而气蒸外，与太阳邪郁于外而热盛于表者不同。"

③属胃也　程应旄曰："何以'发汗不解'便属胃也？盖以胃燥素盛，第征其热，连绵溅溅而来，此即大便已硬之征，故曰属胃也。"

【白话解】

太阳病已三日，经发汗而病不愈，蒸蒸发热的，是病已转属阳明胃腑，应当用调胃承气汤治疗。

(249) 伤寒吐后，腹胀满[1]①者，与调胃承气汤[2]。

【成注】

《内经》曰：诸胀腹大，皆属于热。热在上焦则吐，吐后不解，复腹胀满者，邪热入胃也，与调胃承气汤下其胃热。

[1] 腹胀满 《脉经》卷七"腹"下无"胀"字。

[2] 与调胃承气汤 《总录》卷二十一"与"上有"可"字。

【注】

①腹胀满 伤寒吐后，胃肠之气不和，致腹胀满，是在上之邪已去，在里之实热不解故也。第六十六条："发汗后腹胀满者，厚朴生姜半夏甘草人参汤主之"之症状与此相似。但一为吐后，一为汗后，虚实不同，故治法亦异，似宜细究。尤怡曰："吐后腹胀满者，邪气不从吐而外散，反因吐而内陷也，然胀形已具，自必攻之使去，而吐后气畅，又不可以大下，故亦宜大黄甘草芒硝调之，俾反于利而已，设遇庸工，见其胀满必以枳朴为急矣。"舒诏曰："此证乃吐伤上焦清阳之气，不能宣化，而浊阴之气壅塞胸中，而为胀满，法当健脾和胃，宣畅胸膈，则浊阴自化，腹满自消，岂可复用下法，以重伤其正。"

【白话解】

伤寒经用吐法治疗后，腹部胀满的，可给服调胃承气汤。

（250）太阳病，若吐、若下、若发汗[1]，赵本有"后"字微烦，小便数①，大便因硬[2]②者，与小承气汤和之③愈[3]。

【成注】

吐下发汗，皆损津液，表邪乘虚传里。大烦者，邪在表也；微烦者，邪入里也。小便数，大便因硬者，其脾为约也。小承气汤和之愈。

【校】

[1] 若吐、若下、若发汗 《玉函》卷三、《圣惠方》卷八"汗"下并有"后"字；《总病论》卷二"若吐"七字作"若吐下发汗后"。

[2] 大便因硬 《玉函》卷三、《圣惠方》卷八、《总病论》卷二"便"下并无"因"字，《玉函》卷三"硬"作"难"。

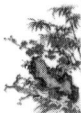

［3］和之愈 《总病论》卷二"和"作"利"，"愈"上有
"则"字。

【注】

①小便数 张志聪曰："本论中凡言'小便数'，有频数、短
数二意，学者随所宜而属解焉。"

②大便因硬 徐大椿曰："'因'字，当着眼大便之硬由小便
之数所致，盖吐、下、汗已伤津液，而又小便太多，故而微硬，
非实邪也。"

③与小承气汤和之 柯琴曰："小承气和之，润其燥也，此
见小承气亦和剂，不是下剂。"按小承气汤较大承气攻下之势为
缓，"和之"即程应旄所谓"微荡其硬"。如依字书"和"作
"调"解，嫌与上文"大便因硬"之文意不承。

【白话解】

太阳病，或吐、或下、或发汗以后，微觉心烦，小便频数，
大便因而干硬的，可给服小承气汤以缓病邪。

（251）得病①二三日，脉弱，无太阳柴胡证②，烦躁[1]，
心下硬③，至四五日[2]，虽能食④，以小承气汤少少与[3]，微
和之⑤，令小安，至六日，与承气汤一升。若不大便六七日，
小便少者，虽不能赵本作"受"食，赵本注："一云：不大便"但初[4]头
硬，后必溏[5]，未定成硬，攻之必溏，须小便利⑥，屎定硬，
乃可攻之⑦，宜大承气汤。

【成注】

《针经》曰：脉软者，病将下。弱为阴脉，当责邪在
里，得病二三日脉弱，是日数虽浅，而邪气已入里也。无
太阳证，为表证已罢；无柴胡证，为无半表半里之证。烦
躁心下硬者，邪气内甚也。胃实热甚，则不能食；胃虚热
甚，至四五日虽能食，亦当与小承气汤微和之，至六日则
热甚，与大承气汤一升。若不大便六七日，小便多者，为
津液内竭，大便必硬，则可下之。小便少者，则胃中水谷

284

不别，必初硬后溏，虽不能食，为胃实，以小便少则未定成硬，亦不可攻，须小便利，屎定硬，乃可攻之。

【校】

[1] 烦躁　丛刊本"躁"作"燥"；《脉经》卷七"烦"上有"而"字；《翼方》卷九"烦躁"作"而烦"。

[2] 四五日　《脉经》卷七、《翼方》卷九"四"下并无"五"字。

[3] 少少与　《脉经》卷七"少"字不重，"少与"连下读。

[4] 初　《玉函》卷三无"初"字。

[5] 后必溏　《玉函》卷三"后"下无"必"字。

【注】

①得病　程应旄曰："病，指不便言。"

②无太阳柴胡证　谓无太阳之恶寒发热或少阳之往来寒热，乃在表与半表半里之证。

③烦躁，心下硬　"烦躁"是热已入里，"心下硬"是胃腑热结。

④能食　汪琥曰："能食者，其人不痞不满，结于肠间，而胃火自盛。"

⑤微和之　徐彬曰："和者缓也，谓微通其气，略解其热，缓以待之，故亦曰微和胃气。"

⑥须小便利　唐宗海曰："'须'是须辨别，不是须等待，安有病浅而待病深之理？"

⑦屎定硬，乃可攻之　舒诏曰："此条并无阳明胃实见证，但据'屎定硬'三字，即用大承气汤，吾不敢从。"

【白话解】

出现不大便的症状已二三日，脉弱，无太阳、少阳证，烦躁，心下部硬，至四五日，虽然能食，也只能使病人服少量小承气汤。微微地调和一下，使病情稍微稳定些，至第六天，给服大承气汤一升。如果不大便六七日，小便少的，虽然不能食，也只

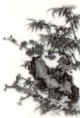

是大便初头干硬，而后面必然溏软，不一定形成硬屎，此时用攻下必然会溏泄，待小便通利，屎必定已干硬，才可以攻下，适宜用大承气汤。

（252）伤寒六七日^[1]，目中不了了^①，睛不和^{[2]②}，无表里证^③，大便难，身^[3]微热者，此为实也^[4]。急下之^{[5]④}，宜大承气汤。赵本注："一云：大柴胡汤"

【成注】

《内经》曰：诸脉者，皆属于目。伤寒六七日，邪气入里之时，目中不了了，睛不和者，邪热内甚上熏于目也。无表里证，大便难者，里实也。身大热者，表热也，身微热者，里热也。《针经》曰：热病目不明，热不已者死。此目中不了了，睛不和，则证近危恶也，须急与大承气汤下之。

【校】

[1] 六七日　《翼方》卷九作"七八日"。

[2] 睛不和　《伤寒类书活人总括》卷一引无"睛不和"三字。疑此三字为"目中不了了"之旁记字。

[3] 身　《脉经》卷七、《百证歌》第八证注并无"身"字。

[4] 此为实也　《百证歌》第八证注无"此为"四字。

[5] 急下之　《活人书》卷三"急"作"当"。

【注】

①目中不了了　即眼暗，视物不清楚。

②睛不和　即目珠转动不灵活。钱潢曰："目中不了了，是邪热扰于里而耗竭其津液也。热邪内灼，津液枯燥，则精神不得上注于目，故目不了了，睛不和也。"

③无表里证　谓既无头痛恶寒表证，又无腹满潮热谵语等里证。

④急下之　"急"者，急不可待也。本条为急下存阴之一例。《灵枢·热病》："目不明、热不已者死。"但此有两说，如吴谦谓："'目中不了了，眼不合者'是肾水为胃阳所竭，水既不能

制火，则火上蒸于目，而眸子朦胧，为之不了了也，此热结中昏之渐，危恶之候，急以大承气汤下之，泻阳救阴，以全未竭之水。"是以此为阳明热证。章楠谓："仲景恐人误作阳明，故申言无表里证，但云'六七日'者，邪热由少阴入肾，连及与肝，瞳神属肾，目睛属肝，故目不了了而睛不和也。热深入里，身表之热反微；热在下焦，故大便难，不在中焦，故为腹满实痛之里证。邪热入脏，岂不危殆，故当急下，迟则不救。"是以热伤少阴连厥阴证，孰是？请俟高明。

【白话解】

伤寒六七日，双目视物不清，眼珠转动也不灵活，无表里证，大便困难，身有微热的，这是里实证，应急速泻下，适宜用大承气汤。

(253) 阳明[1]，赵本医统本皆有"病"字发热汗多①者，急下之②，宜大承气汤[2]。

【成注】

邪热入腑，外发热汗多者，热迫津液将竭，急与大承气汤以下其腑热。

【校】

[1] 阳明 四库本、同德本、天保本、《玉函》卷三、《九十论》第十五"阳明"下并有"病"字。

[2] 宜大承气汤 《脉经》卷七作"属大柴胡汤"。

【注】

①发热汗多 喻昌曰："汗多则津液外渗，加以发热，则津液尽随热势蒸达于外，更无他法，以止其汗，唯有急下一法，引热势从大肠而出，庶津液不致尽越外耳。"

②急下之 按阳明病，发热汗多，其里不实者，宜用白虎汤清之，如本条见证，仅"发热汗多"，即用急下之法，则如舒诏所谓"不能无疑"，是必有腹满痛、不大便、潮热、谵语等里实证，始可急下也。

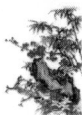

【白话解】

阳明病，发热汗多的，应急速泻下，适宜用大承气汤。

（254）**发汗不解**①，**腹满痛**②**者，急下之**③，**宜大承气汤**[1]。

【成注】

发汗不解，邪热传入腑，而成腹满痛者，传之迅也，是须急下之。

【校】

[1] 宜大承气汤　《伤寒类书活人总括》卷五"宜"作"可"。

【注】

①发汗不解　程应旄曰："发汗不解，津液已经外夺。"

②腹满痛　黄元御曰："燥屎阻其胃火，伤及太阴，故腹满而痛，阳亢阴亡，则成死证，故当急下之，此与少阴六七日，腹胀不大便章义同。"

③急下之　本论急下之证用大承气汤者凡六条，为二五二、二五三及本条、三二〇、三二一、三二二条。但叙证均不完备，临床运用，尚须仔细斟酌，唯去燥救阴之旨六条所同，此则所宜究心者也。

【白话解】

经发汗而病不解，腹部胀满疼痛的，应急速泻下，适宜用大承气汤。

（255）**腹满不减，减不足言**①，**当下之，宜大承气汤。**

【成注】

腹满不减，邪气实也。经曰：大满大实，自可除下之。大承气汤，下其满实。若腹满时减，非内实也，则不可下。《金匮要略》曰：腹满时减复如故，此为寒，当与温药。是减不足言也。

【注】

①减不足言 喻昌曰："'减不足言'四字，形容腹满如故，见满至十分，即减去二三分，不足以杀其势也。"

【白话解】

腹部胀满不减轻，即便减轻一些微不足道，这应当泻下，适宜用大承气汤。

（256）阳明[1]少阳合病，必下利[2]，其脉不负者，赵本有"为"字顺也[3]；负者，失也①。互相克贼，名为负也[4]②。脉[5]滑而数③者[6]，有宿食也，当下之，宜大承气汤[7]。

【成注】

阳明土，少阳木，二经合病，气不相和，则必下利。少阳脉不胜，阳明不负。是不相克为顺也；若少阳脉胜，阳明脉负者，是鬼贼相克，为正气失也。《脉经》曰：脉滑者，为病食也。又曰：滑数则胃气实。下利者，脉当微厥；今脉滑数，知胃有宿食，与大承气汤以下除之。

【校】

[1] 阳明 《翼方》卷九"阳明"下有"与"字。

[2] 必下利 《脉经》卷七作"而利"，属上读。

[3] 顺也 《玉函》卷三作"为顺"。

[4] 负者，失也。互相克贼，名为负也 《玉函》卷三"失也"作"为失"；《翼方》卷九无"负者"十二字。

[5] 脉 《玉函》卷三作"若"。

[6] 滑而数者 《翼方》卷十作"数而滑"。

[7] 宜大承气汤 《脉经》卷七作"属大柴胡承气汤证"。

【注】

①其脉不负者，顺也；负者，失也 柯琴曰："两阳合病，必见两阳之脉。阳明脉大，少阳脉弦，此为顺脉。若大而不弦，负在少阳；弦而不大，负在阳明。"

②互相克贼，名曰负也 孙鼎宜曰："释'负'字义，此仲

景自为注脚。"

③脉滑而数　程应旄曰："滑数是水谷有余之脉，土邪盛而无木制，反不能输化水谷，以致宿食留中，通因通用，宜大承气汤。"

【白话解】

阳明与少阳合病，必然下利，如果不出现肝木乘脾土的脉象，是顺证；所谓相乘的脉象，是胃气已虚损。肝脾互相克贼，称为负。脉滑而数的，是有宿食停积，应当泻下。适宜用大承气汤。

（257）病人无表里证①，发热七八日[1]，虽脉[2]浮数者[3]，可下之[4]②。假令已下[5]，脉数不解③，合[6]热④则消谷善[7]_{赵本医统本皆作"喜"}饥，至六七日，不大便者，有瘀血，宜抵当汤。

【成注】

七八日，邪入腑之时，病人无表里证，但发热，虽脉浮数，亦可与大承气汤下之。浮为热客于气，数为热客于血，下之，邪热去，而浮数之脉，俱当解。若下后，数脉去而脉但浮，则是荣血间热并于卫气间也，当为邪气独留，心中则饥，邪热不杀谷，潮热发渴之证。此下之后，浮脉去而数不解，则是卫气间热合于荣血间也，热气合并，迫血下行，胃虚协热，消谷善_{医统本作"喜"}饥。血至下焦，若大便利者，下血乃愈。若六七日不大便，则血不得行，畜积于下为瘀血，与抵当汤以下去之。

【校】

[1] 发热七八日　柯琴曰："'七八日'下，当有'不大便'句。故脉虽有浮数，有可下之理。"

[2] 虽脉　《脉经》卷七作"脉虽"；《百证歌》第八证注"脉"上无"虽"字。

[3] 浮数者　《翼方》卷九无"者"字。

［4］可下之　《翼方》卷九"可下"句下有"大柴胡汤主之"六字；《百证歌》第八证注"可"下有"与大柴胡汤"五字。

［5］已下　《玉函》卷三作"下已"。

［6］合　《脉经》卷七作"今"；《翼方》卷九"合"上有"而"字。

［7］善　元刻本、同德本、天保本并作"喜"。

【注】

①无表里证　是无头痛恶寒之太阳表证，又无腹满谵语之阳明里证。

②可下之　徐大椿曰："脉虽浮数而无表里证，则其热竟属里实矣，七八日故可下。"

③脉数不解　"脉数不解"谓浮去而脉数未去。《脉经》卷四"数为热"。

④合热　"合"犹"当"也，"当"犹"为"也。（见《古书虚字集释》卷六。）"合热"二字应属上读。"脉数不解为热"，语意简明。

【白话解】

病人无表证，发热七八日，虽然脉浮数，也可以下之。假如下后脉数仍不解，是里有热，就会出现消谷易饥的证象，至六七日，不大便的，是有瘀血，适宜用抵当汤。

（258）**若脉数不解，而下不止，必协**[1]**热而**_{赵本无"而"字}**便脓血**①**也。**

【成注】

下后，脉数不解，而不大便者，是热不得泄，畜血于下，为瘀血也。若下后，脉数不解而下利不止者，为热得下泄，迫血下行，必便脓血。

【校】

［1］协　《玉函》卷三作"挟"。

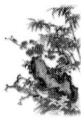

【注】

①协热便脓血　此为下后协热下利，治当清热止痢，似可酌用白头翁汤。

【白话解】

如果脉数不解，而且下利不止，必将协热下利而便脓血。

（259）伤寒，发汗已[1]，身[2]目为黄①，所以然者，以寒湿赵本注："一作温"在里[3]②，不解故也。以为不可下也[4]③，于寒湿中求之④。

【成注】

《金匮要略》曰：黄家所起，从湿得之。汗出热去，则不能发黄。发汗已，身目为黄者，风气去湿气在也。脾恶湿，湿气内著，脾色外夺者，身目为黄。若瘀血在里发黄者，则可下；此以寒湿在里，故不可下，当从寒湿法治之。

【校】

[1] 发汗已　《玉函》卷三、《脉经》卷七、《翼方》卷九"汗已"并作"其汗"。

[2] 身　《翼方》卷九"身"上有"则"字。

[3] 寒湿在里　《脉经》卷七、《翼方》卷九"寒湿"下并有"相搏"二字，"在里"连下读。

[4] 以为不可下也　按：核成注，"以为"二字似衍。《来苏集》卷三无"以为"二字。

【注】

①身目为黄　按"为"犹"均"也，见《古书虚字集释》卷二。身与目黄，故曰均黄，此以本论一九九条、二三六条、二六二条"身必发黄"，一七八条"身当发黄"核之，彼乃仅言"身黄"，此则兼"目"言之，而曰均黄，岂不更为切合。

②在里　喻昌曰："'里'者，在内之通称，身目正属躯壳，与脏腑无涉。"

③以为不可下也　孙鼎宜曰："'以为'者，商量之词，恐人

以为阳明湿热之黄而议下。"

④以寒湿中求之 孙鼎宜曰："寒湿中者，殆仲景原书杂病内有此一门。今经残缺，虽欲编之，不可得矣。"柯琴曰："寒湿不解，当温中散寒而除热，于真武五苓辈求之。"按寒湿在里发黄，病属太阴，一般称为阴黄。

【白话解】

伤寒发汗后，周身及面目均黄，之所以这样，是因为寒湿在里，不能解除的缘故。不可以用下法，应着眼于寒湿寻求治法。

（260）伤寒七八日，身黄如橘子色[1]①**，小便不利，腹微满**②**者，茵陈蒿汤主之。**

【成注】

当热甚之时，身黄如橘子色，是热毒发泄于外。《内经》曰：膀胱者，津液藏焉，气化则能出。小便不利，小腹满者，热气甚于外而津液不得下行也，与茵陈汤，利小便，退黄逐热。

【校】

[1] 橘子色 《脉经》卷七"橘"下无"子色"二字。

【注】

①身黄如橘子色 黄色鲜明光泽如橘子，一般称为阳黄。吴谦曰："湿盛于热，则黄色晦，热盛于湿，则黄色明。'如橘子色'者，谓黄色明也。"

②小便不利，腹微满 喻昌曰："'小便不利，腹微满'，乃湿家之本证，不得因此指为伤寒之里证。"

【白话解】

伤寒至七八日，周身发黄如橘子颜色，小便不利，腹部微觉胀满的，应用茵陈蒿汤治疗。

（261）伤寒身黄发热①**者**[1]，赵本无"者"字**栀子柏皮汤**[2]**主之**②**。**

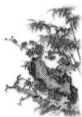

【成注】

伤寒身黄，胃有瘀热，当须下去之；此以发热，为热未实，与栀子柏皮汤解散之。

【校】

[1] 身黄发热者　《翼方》卷九作"其人发黄"。

[2] 栀子柏皮汤　元刻本、四库本"汤"下并有"方"字。

【注】

①身黄发热　汪琥引武林陈氏曰："发热身黄者，乃黄证中之发热，而非麻黄桂枝证之发热也。热既郁而为黄，虽表而非纯乎表证，但当清其郁以退黄，则发热自愈。"

②栀子柏皮汤主之　吴谦曰："伤寒身黄发热者，设有无汗之表，宜用麻黄连轺赤小豆汤汗之可也。若有成实之里，宜用茵陈蒿汤下之亦可也。今外无可汗之表证，内无可下之里证，故唯宜栀子柏皮汤清之也。"按本条证所以不用茵陈汤，即因无腹满，故不用大黄之苦泄，而以栀子柏皮清其郁热，则黄去热退。

【白话解】

伤寒，周身发黄而且发热的，应用栀子柏皮汤治疗。

栀子柏皮汤：

赵本"栀子"上有"肥"字栀子一十五个（赵本医统本皆有"擘"字）。苦寒　甘草一两（赵本有"炙"字）。甘平　　黄柏二两

右三味，以水四升，煮取一升半，去滓，分温再服。

（262）**伤寒瘀热在里**①，**身必发**赵本无"发"字**黄，麻黄**[1]**连轺赤小豆汤主之**②。

【成注】

湿热相交，民多病瘅。瘅，黄也。伤寒为寒湿在表，发黄为瘀热在里，与麻黄连轺赤小豆汤除热散湿。

[1] 麻黄　《玉函》卷三"麻黄"上有"宜"字。

【注】

①瘀热在里　钱潢曰："'瘀',留蓄壅滞也。言伤寒郁热,与胃中之湿气互结湿蒸,如淖泽中之瘀泥,水土粘泞而不分也,故曰瘀热。"唐宗海曰："'在里',言在肌肉中,对皮毛而言则为在里也。肌是肥肉,气分所居;肉,瘦肉,血分所居。若热入肌肉,令气血相蒸,则淤滞不行,是名瘀热。"

②麻黄连轺赤小豆汤主之　尤怡曰："茵陈蒿汤是下热之剂,栀子柏皮汤是清热之剂,麻黄连轺赤小豆汤是散热之剂。"按此阳黄三方之用法。

【白话解】

伤寒,热邪留滞在里,周身必然发黄,应当用麻黄连轺赤小豆汤治疗。

麻黄连轺赤小豆汤方：

麻黄二两,去节。甘温　赤小豆一升。甘平　连轺二两,连翘根也（赵本作是）。苦寒　杏仁四十个,去皮尖。甘温　大枣十二枚（赵本医统本皆有"擘"字）。甘温　生梓白皮一升（赵本有"切"字）。苦寒　生姜二两,切。辛温　甘草二两,炙。甘平

【成注】

《内经》曰：湿上甚而热,治以苦温,佐以甘辛,以汗为故止,此之谓也。又煎用潦水者,亦取其水味薄,则不助湿气。

已上赵本医统本皆作"右"八味,以潦水一斗,先煮麻黄再沸,去上沫,内诸药,煮取三升,赵本有"去滓"二字分温三服,半日服尽[1]。

【校】

[1] 服尽　熊本"服"作"则"。

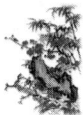

辨少阳病脉证并治法第五

（263）少阳之赵本医统本皆有"为"字病[1]，口苦、咽干、目眩[2]①也。

【成注】

足少阳胆经也。《内经》曰：有病口苦者，名曰胆瘅。《甲乙经》曰：胆者中精之腑，五脏取决于胆，咽为之使。少阳之脉，起于目锐眦。少阳受邪，故口苦、咽干、目眩。

【校】

[1] 少阳之病　同德本、天保本、《百证歌》第十三证注"之"下并有"为"字。

[2] 目眩　舒诏曰："'目眩'当是'目昏'，盖以少阳、厥阴脏腑相连，热乘肝胆而目昏蒙也。"

【注】

①口苦、咽干、目眩　"眩"，昏花，《说文·目部》："眩，目无常主也。"《释名·释疾病》："眩，县（悬）也，目视动乱，如县物摇摇然不定也。"所云与许义合。吴谦曰："口苦者，热蒸阳气上溢也；咽干者，热耗其津液也；目眩者，热熏眼发黑也。"柯琴曰："苦、干、眩者，皆相火上走空窍而为病也。"

【白话解】

少阳的病理表现是：口苦，咽干，目眩。

（264）少阳中风①，两耳无所闻[1]，目赤，胸中满而烦②者，不可吐下[2]，吐下[3]则悸而惊[4]③。

【成注】

少阳之脉，起于目眦，走于耳中；其支者，下胸中贯膈。风伤气，风则为热。少阳中风，气壅而热，故耳聋，目赤，胸满而烦。邪在少阳，为半表半里。以吐除烦，吐则伤气，气虚者悸；以下除满，下则亡血，血虚者惊。

【校】

[1] 无所闻　《玉函》卷三、《病源》卷七、《总录》卷二十二"无"下并无"所"字；《总病论》卷一"无所"作"微"。

[2] 不可吐下　《病源》卷七"下"作"之"；《总录》卷二十二"吐"下无"下"字。

[3] 吐下　《病源》卷七、《总录》卷二十二"下"并作"之"。

[4] 悸而惊　《圣惠方》卷八"惊"下有"宜柴胡汤"四字；《总病论》卷一"悸而惊"作"惊悸"，下有"小柴胡汤主之"六字。

【注】

①少阳中风　吴谦曰："'中风'，谓此少阳病是从中风之邪传来也。"

②胸中满而烦　此乃少阳半表半里之胸满而烦，应与太阳证具之邪陷胸满而烦相区别。喻昌以此烦满乃无形风热与有形痰饮相搏结也。

③吐下则悸而惊　方有执曰："少阳无吐下法，其经又多气少血，吐下复伤其经，则血愈少而虚，血虚则心虚，所以神识昏乱，怔忡而惊也。"程知曰："少阳唯宜和解，若吐之则虚其阳而悸，下之则虚其阴而惊。"

【白话解】

少阳中风，两耳听不清声音，两目红赤，胸中满闷而烦躁的，不可吐下，吐下就会心跳不宁而且惊惕不安。

（265）伤寒[1]①，脉弦细②，头痛[2]，发热者[3]，属少阳[4]③。少阳[5]不可发汗，发汗则谵语④，此属胃⑤，胃和⑥则愈，胃[6]不和⑥，则赵本无"则"字烦而悸[7]。赵本注："一云躁"

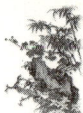

【成注】

经曰：三部俱弦者，少阳受病。脉细者，邪渐传里，虽头痛、发热，为表未解。以邪客少阳，为半在表半在里，则不可发汗，发汗亡津液，胃中干燥。少阳之邪，因传入胃，必发谵语，当与调胃承气汤下之，胃和则愈；不下，则胃为少阳木邪干之，故烦而悸。

【校】

[1] 伤寒　《总病论》卷一无"伤寒"二字。

[2] 痛　元刻本作"病"。

[3] 发热者　《脉经》卷七作"而反发热"。

[4] 属少阳　《脉经》卷七"属"上有"此"字；《总病论》卷一"属"句下有"宜小柴胡汤"五字。

[5] 少阳　《总病论》卷一无"少阳"二字。

[6] 胃　《总病论》卷一无"胃"字。

[7] 烦而悸　元刻本"烦"下无"而"字；《圣惠方》卷八"烦"句下有"宜柴胡汤"四字；《总病论》卷一"悸"作"躁"，下有"宜调胃承气汤，此属少阳阳明证也"十四字。

【注】

①伤寒　范式则曰："不曰少阳伤寒，而曰伤寒，略言之谓也。"

②脉弦细　"弦细"是少阳主脉，以此别于太阳之脉浮、阳明之脉大。

③属少阳　本句承上"头痛发热"言，盖三阳俱有头痛，少阳之痛在头侧，太阳之痛在头后，阳明之痛在头前。三阳俱有发热，少阳病寒热往来，太阳病翕翕发热，阳明病蒸蒸而发。然则曰"属少阳"者，以示人此云之头痛发热应与太阳、阳明有别也。

④少阳不可发汗，发汗则谵语　尤怡曰："少阳经兼半里，热气已动，是以不可发汗，发汗则津液外亡，胃中干燥，必致谵语。"

⑤此属胃　"此"犹"乃"也，"乃"有"提"之意。"此属胃"者，犹云谵语后，于是少阳邪气并于阳明胃气也。

⑥胃和、胃不和 周扬俊曰："'胃和'，以未至实言；'不和'，言实也。"

【白话解】

伤寒，脉弦细，头痛，发热的，属病在少阳。少阳病不可发汗，发汗就会出现谵语，谵语属病在胃，胃气调和则病愈，胃气不调和就会出现心烦，而且心跳不宁。

（266）本[1]太阳病不解，转入少阳[2]者，胁下硬[3]满，干呕不能食[4]，往来寒热，尚未吐下[5]，脉沉紧[6]①者，与小柴胡汤[7]。赵本有"小柴胡汤方"详见卷三

【成注】

太阳转入少阳，是表邪入于里。胁下硬满，不能食，往来寒热者，邪在半表半里之间。若已经吐下，脉沉紧者，邪陷入腑为里实；尚未经吐下，而脉沉紧为传里，虽深，未全入腑，外犹未解也，与小柴胡汤以和解之。

【校】

[1]本 《玉函》卷三、《翼方》卷九、《百证歌》第十三证注、《活人书》卷五并无"本"字。

[2]少阳者 《补亡论》卷六"少阳"下无"者"字。

[3]硬 《病源》卷八作"牢"。

[4]食 《翼方》卷九"食"下有"饮"字。

[5]尚未吐下 《总病论》卷一"未"下有"可"字。

[6]沉紧 《百证歌》第十三证注作"弦细"。吴谦曰："'紧'当作'弦'。若是'沉紧'是寒实在胸，当吐之诊也。惟'脉沉弦'，方与上文之义相属，始可与小柴胡汤。"

[7]与小柴胡汤 《总病论》卷一作"小柴胡汤主之"。

【注】

①脉沉紧 少阳脉应弦细，今反沉紧，脉证不符。尤怡曰："转入少阳，尚未吐下，不经药坏者，脉虽沉紧，可与小柴胡汤以和之，以证见少阳，舍脉而从证也。"

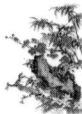

【白话解】

由于太阳病不解，而转入少阳，胁下痞硬满闷，干呕不能进食，恶寒发热交替发作，没有用过吐下，脉沉紧的，给服小柴胡汤。

（267）**若已吐、下、发汗、温针，谵语**[1]**，柴胡汤**[2]**证罢，此为坏病**①**，知犯何逆**②**，以法治之**③**。**

【成注】

少阳之邪，在表里之间，若妄吐、下、发汗、温针，损耗津液，胃中干燥，木邪干胃，必发谵语。若柴胡证不罢者，则不为逆；柴胡证罢者，坏病也，详其因何治之逆，以法救之。

【校】

[1] 温针，谵语　《病源》卷八、《活人书》卷五并无"温针"四字。

[2] 柴胡汤　《总录》卷二十九作"少阳"；《总病论》卷一"柴胡汤"上有"小"字。

【注】

①此为坏病　沈明宗曰："太阳不解，而传少阳，当与小柴胡汤和解，乃为定法，反以吐、下、发汗、温针，以犯少阳之戒，而邪热陷入阳明，故发谵语，已为坏证。"

②知犯何逆　如发谵语，乃阳明受病，即当知犯阳明之逆而治之。程应旄曰："此条云'知犯何逆，以法治之'，桂枝汤坏病（十六条）亦云'观其脉证，知犯何逆，随证治之'。只此一'观'字，一'知'字，已是仲景见病知源地位。"

③以法治之　即随证治之之互词。

【白话解】

如果已用过吐、下、发汗、温针，出现谵语，柴胡汤证消失，这是坏病，要辨明犯了什么误治，随证治疗。

（268）三阳合病，脉浮大，上关上^①，但欲眠睡^{[1]②}，目合则汗^③。

【成注】

关脉，以候少阳之气，太阳之脉浮，阳明之脉大。脉浮大，上关上，知三阳合病。胆热则睡，少阴病但欲眠睡，目合则无汗，以阴不得有汗。但欲眠睡，目合则汗，知三阳合病，胆有热也。

【校】

［1］眠睡　《玉函》卷三、《翼方》卷九并作"寐"。

【注】

①脉浮大，上关上　"浮"为太阳，"大"为阳明，"上关上"乃脉长直如弦，弦为少阳，是三阳之经同受邪，故三阳之脉同见。

②但欲眠睡　乃热盛神昏。

③目合则汗　是乃盗汗。

【白话解】

太阳、阳明、少阳合病，脉浮大，至关部以上，只愿睡眠，闭眼就出盗汗。

（269）伤寒六七^[1]日，无大热，其人躁烦^[2]者，此为阳去入阴^①故也^[3]。

【成注】

表为阳，里为阴，邪在表则外有热。六七日，邪气入里之时，外无大热，内有躁烦者，表邪传里也，故曰阳去入阴。

【校】

［1］六七　《圣惠方》卷八作"三"；《总病论》卷一"六"上有"四五日或"四字。

［2］躁烦　元刻本、丛刊本"躁"并作"燥"；《总病论》卷一"烦"作"闷"。

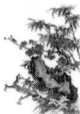

［3］故也　《圣惠方》卷八"故也"下有"宜茯苓汤"四字；《总病论》卷一"也"上无"故"字。

【注】

①阳去入阴　舒诏曰："但言燥烦，便指为'阳去入阴'，粗疏极矣。若无三阴征验，不得谓之入阴。"

【白话解】

伤寒至六七日，无高热，病人烦躁的，这是病邪由表入里的缘故。

（270）伤寒三日[1]，三[2]阳为尽，三阴当受邪。其人反能食而不呕①，此为三阴不受邪也。

【成注】

伤寒四日，表邪传里，里不和，则不能食而呕；今反能食而不呕，是邪不传阴，但在阳也。

【校】

［1］三日　《总病论》卷一"三"下有"四"字。

［2］三　《总病论》卷一无"三"字。

【注】

①反能食而不呕　尤怡曰："伤寒一日太阳，二日阳明，三日少阳，四日当传太阴，《内经》伤寒传变之常法然也。阳邪传阴，则当呕而不能食。若其人反能食，不呕，则邪气不传于阴，将从阳而解也。"陈恭溥曰："能食，太阴无邪，不呕，少阴、厥阴亦无邪。"

【白话解】

伤寒三日，是病邪已在三阳经行尽，三阴经理当受邪。病人却能饮食而不呕吐，这是三阴经不受邪。

（271）伤寒三日，少阳脉小①者，欲已[1]也。

【成注】

《内经》曰：大则邪至，小则平。伤寒三日，邪传少阳，脉当弦紧；今脉小者，邪气微而欲已也。

【校】

[1] 已 《总病论》卷一作"愈"。

【注】

①少阳脉小 "小"脉，《脉经》卷一《脉形状》未列。《诊家枢要》云："小者不大也，浮沉取之，悉皆损小。"曰"小"者，对"大"而言，《素问·离合真邪论》："大则邪至，小则平。"则"小"非谓细小，盖言大则邪盛病进，小则邪衰病退耳。

【白话解】

伤寒三日，少阳病而脉小的，是病将愈。

(272) 少阳病，欲解时，从寅至辰上[1]①。

【成注】

《内经》曰：阳中之少阳，通于春气。寅、卯、辰，少阳木王之时。

【校】

[1] 至辰上 《玉函》卷三作"尽辰"。

【注】

①欲解时，从寅至辰上 张志聪曰："日出而阳气微，少阳之所至也。少阳乃阴中之初阳，乘阳春之木兴，从寅至辰上，乃寅卯属木，只得少阳气旺之时而病解也。"

【白话解】

少阳病将解的时间，是从早晨三时至九时以前。